Susanne Schäfer

Die «Schlafkrankheit» Narkolepsie

«Wie ist das, wenn Sie lachen –
wird Ihnen da weich in den Knien?»

Susanne Schäfer

Die «Schlafkrankheit» Narkolepsie

Ein Erfahrungsbericht
über Lachschlag, Schrecklähmung
und Pennen in Pappkartons

mit einem Vorwort
von Dr. med. Geert Mayer,
Deutsche Gesellschaft für Schlafforschung
und Schlafmedizin

Verlag Freies Geistesleben

1. Auflage 1998
Verlag Freies Geistesleben
Landhausstraße 82, 70190 Stuttgart

ISBN 3-7725-1744-7

Einband: Walter Schneider unter Verwendung eines Fotos
von Bärbel Schäfer
Druck: Offizin Chr. Scheufele, Stuttgart

Für alle Menschen, die wegen Schlafkrankheit mißverstanden werden oder Unrecht erfahren haben.
Mit großem Dank an die Deutsche Narkolepsie-Gesellschaft, ganz besonders an Frau Marga Grimm,
Herrn Gerhard Steiner und Herrn Woll, und an
Dr. Geert Mayer und die Hephata-Klinik in Schwalmstadt.
An meine Mutter, die wieder einmal den ganzen Bericht abgetippt hat und jetzt meinen Schlaf verteidigt.
Und ganz besonders liebe Grüße an Gaby,
an Oberboß Hardy und
die Bande vom Zentrierraum,
die Löwen-Apotheke,
und an alle Menschen,
bei denen ich schlafen und lachen darf!

Susanne

Inhalt

Vorwort

von Dr. med. Geert Mayer

Susanne Schäfers Autobiografie über «ihre Narkolepsie» wird sicherlich nicht nur die betroffenen «Patienten» ansprechen, sondern auch die Ärzte. Was wir von Susanne Schäfers Leben erfahren, ist, wie eine chronisch Kranke, die weder von sich selbst noch von ihrer Umgebung als krank im Sinne der Organmedizin angesehen wurde, Verhaltensstrategien lernte, die sie zur «*Außenseiterin*» der Gesellschaft machten. Das Buch ist so interessant, weil Susanne die ganze Bizarrheit ihrer Entwicklung, ihres Verhaltens und ihrer Selbstwahrnehmung in Worte kleidet, die sie als Person authentisch spiegeln. Obwohl sie sich gegenüber ihren Mitmenschen sofort als «faules Schwein», als «pseudo-debil», «spastisch» und den Ärzten gegenüber als «Autistin auf hohem Niveau» präsentiert, ist sie über Jahre und Jahrzehnte hinweg auf der Suche nach einer Erklärung für ihr «Anderssein» geblieben. Hinter der Abwehr und der Fülle negativer Erfahrungen mit ihren Mitmenschen konnte jeder, der bereit war, sie ernst zu nehmen, einen anderen Menschen kennenlernen. Als Susanne in die Klinik kam, war ich erstaunt über ihre Kindlichkeit, ihre Naivität (bzw. ihre entwaffnende Offenheit) gegenüber Mitmenschen, ihre Fähigkeit zum Staunen und zum beharrlichen Nachbohren. Es hat Spaß gemacht, mit ihr zu arbeiten, weil sie immer genau nachfragte, sich nicht zufriedengab, wenn sie etwas nicht verstand, ihre eigenen Vorstellungen hatte, die sie, wenn sie sich als nicht angemessen erwiesen, mit der ihr eigenen Beharrlichkeit der Wirklichkeit anpaßte. Sie hat mich und die Mitarbeiter auf der Station oft zum Lachen gebracht, weil sie viele der Krankenhausroutinen auf subtile Weise persiflierte, ohne je kränkend zu wirken. Natürlich mit der entsprechenden Rückversicherung und dem entsprechenden um Verzeihung bittenden Kinderblick: Sie sind mir jetzt doch nicht böse! Sie konnte es manchmal gar nicht fassen, wenn ich nicht böse war. Es dauerte ein wenig, bis ich begriff, daß sie mit diesem Verhalten nicht kokettierte, sondern tatsächlich der Auffassung war, sie hätte sich jetzt «in Szene» gesetzt, so wie sie es von ihrem Vater berichtet hatte.

Die Unfähigkeit ihrer Umgebung, sogar der Eltern, der Mitschüler, Lehrer und letztendlich der Ärzte, die Symptome, die sie bot, überhaupt einer Erkrankung zuzuordnen, wurde abgewehrt in Form von Spott, Argwohn und Unterstellung willkürlichen Fehlverhaltens. Susanne beschreibt ihre permanente Kapitulation vor diesen Zuschreibungen, eine Kapitulation aus der Notwendigkeit, endlich dem Schlafbedürfnis nachgeben zu können, in Ruhe gelassen zu werden. Sie beschreibt auch sehr genau, wie es ist, im «Nebel» zu leben und an einem Großteil des aktiven Lebens nicht teilzuhaben. Es ist genau das, was Wissenschaftler als «Verstimmung», Einschränkung der Lebensqualität und Minderung sozialen Erfolgs bei Schlaf-WachGestörten mit Tagesschläfrigkeit beschreiben.

Das Fehlen eines Erklärungsmodells macht alle hilflos: die Betroffenen, die Umgebung und die potentiellen Helfer. Keiner kann Bewältigungsstrategien entwickeln. Was für eine Hilfe bot die Diagnose Asperger-Syndrom an! Endlich eine Erklärung, wenngleich nicht geholfen werden kann. Die Diagnose Narkolepsie muß für die Ärzte, die das Asperger-Syndrom feststellten, wie die Anmaßung eines Schlafmediziners gewirkt haben. Susanne hatte es da einfacher. Sie stellt sehr gewissenhaft und durchaus wissenschaftlich fest, daß zwar alle Verhaltensweisen zum Asperger-Syndrom passen, daß sie aber durch die Diagnose Narkolepsie subjektiv und objektiv viel besser belegt werden können. Wir können uns diesem Urteil nur anschließen.

Wie kann es passieren, daß eine so klare Diagnose wie die

der Narkolepsie erst nach so vielen Jahren erkannt wird? Ärzte können nur das diagnostizieren, was sie kennen. Die Narkolepsie müßte in Deutschland ca. bei 25.000 bis 100.000 Patienten diagnostiziert sein. Alle wissenschaftlichen und technischen Voraussetzungen liegen dafür vor. Vermutlich sind jedoch nur ca. 1000 Patienten in Deutschland sicher diagnostiziert. Der Rest schlägt sich wie Susanne mit einem mehr oder minder dramatischen Schicksal herum und verzweifelt an sich und seiner Umgebung. Viele Ärzte können Kataplexien nicht als solche erkennen, da sie noch nie Kataplexien gesehen haben. Oft ist der emotionale Auslöser so vollkommen ungewiß wie bei Susanne. Oft können die Betroffenen die Kataplexien gar nicht angemessen beschreiben, da sie für sie kein Symptom sind, sondern als Normalität zum Leben gehören. Susanne zeigt uns in ihrem Buch ganz eindringlich und dokumentiert mit Bildern, daß sie bereits seit ihrer Kindheit in den typischen monotonen Situationen einschläft, was offensichtlich keiner der Beteiligten als besonders anormal erlebt hat. Sie kann jetzt in Kenntnis der Erkrankung ihre Symptome zuordnen und benennen. Auch die Mutter hat sich ganz aktiv an der Aufdekkung der Erkrankung beteiligt und viel zum Verständnis der Krankheitsentwicklung beigetragen. Den größten Beitrag haben sicher Mitpatienten und Mitglieder der Deutschen Narkolepsiegesellschaft geleistet, die durch ihre Empathie und ihre Erfahrung Susanne auf den Weg brachten, ihre Erkrankung zu akzeptieren.

Ein letzter großer Schritt war noch zu leisten, bis Susanne bereit war, ihre Widerstände gegen eine medikamentöse Behandlung aufzugeben. Aus meiner beruflichen Erfahrung war es mir wichtig, einem Menschen, der noch nie «richtige Wachheit» erlebt hat, eine solche Wachheit medikamentös zu vermitteln. Die Ergebnisse waren nicht so überwältigend wie erwartet, aber sie haben Susanne und ihrer Umgebung unmißverständlich gezeigt, daß sie stundenweise ein hellwacher, hochaktiver, kontaktfreudiger Mensch sein kann. Weder hat Susanne sich selbst noch haben sie ihre Mitmenschen dabei als «Drogenzombie» erlebt.

Jeder Patient hat seine eigene Geschichte und seine eigene Faszination. Susanne ist faszinierend, weil sie sich beharrlich dagegen gewehrt hat und weiterhin wehrt, in ein bestimmtes Schema gesteckt zu werden. Sie hat es geschafft, mich von der Diagnose Narkolepsie auf eine zirkadiane Rhythmusstörung zu bringen und ihren Schlaf-Wach-Rhythmus im zeitgeberfreien Labor (Bunker) zu untersuchen. Und schließlich brachten mich die Mitglieder der Deutschen Narkolepsiegesellschaft wieder dazu, über Susannes Symptome neu nachzudenken. Manchmal ist auch das Einfache sehr kompliziert, vor allem, wenn sich im Laufe der Jahre Schichten von falschen Überzeugungen, Selbst- und Fremdwahrnehmungen angehäuft haben, durch die man sich mit den Betroffenen konsequent und mit einer großen Portion Einfühlungsvermögen und Humor hindurcharbeiten muß, bis ein neues Krankheitskonzept und neue Bewältigungsstrategien erarbeitet werden können.

Das Vertrauen in die eigenen Fähigkeiten des Patienten, die Hilfe, sie zu erkennen, und die Zusammenarbeit mit den Selbsthilfegruppen, die ihren Erfahrungsfundus und das Zusammengehörigkeitsgefühl vermitteln, kann uns Ärzten helfen, einen wesentlichen Beitrag zur Verbesserung der Lebensqualität von chronisch Kranken leisten zu können.

Dr. med. Geert Mayer
Deutsche Gesellschaft für Schlafforschung
und Schlafmedizin, Schwalmstadt-Treysa

Einige Worte vorab

Mein erstes Buch *Sterne, Äpfel und rundes Glas* beschreibt, wie ich nach fünfundzwanzig Jahren Chaos die Diagnose «high-functioning-Autismus» erhielt, wie ich innerlich weniger verzweifelte und mehr von meinem Leben und dem der anderen verstand, obwohl es nicht gerade ruhiger in meiner Umgebung wurde.

Es hat sich seitdem so viel Neues ereignet, daß es sich lohnt, damit ein zweites Buch zu füllen, obwohl ich eigentlich vom Schreiben die Nase mehr als voll gehabt hatte.

Der Autismus (vgl. auch die späteren Kapitel, in denen unser neues Bild von «Autismus» aufgezeigt wird) war nicht die einzige Ursache für meine Schwierigkeiten – er kaschierte bloß die Symptome meiner ausgeprägten «Schlafkrankheit».

Ja, heute muß man sich sogar fragen: Was ist eigentlich meine Grunderkrankung? Welche Symptome wurden vom Autismus, welche von der Narkolepsie verursacht? Die Auswirkungen beider «Macken» überlappen sich gegenseitig. Oder: Was war zuerst da – das Ei oder das Huhn?

Da ich ja sprechen kann und keine zusätzliche geistige Behinderung habe, äußert sich bei mir der Autismus vor allem im oft wörtlichen Verständnis von Sätzen – darin, daß ich nicht gut durchschauen kann, wie eine andere Person ihre Worte tatsächlich gemeint hat: scherzhaft oder ernst, ehrlich oder falsch.

«Mangel an Empathie» nennt man das, aber ich lerne immer noch dazu – langsam, aber ich lerne. Ich sehe meistens nur einzelne, scheinbar zusammenhanglos herausgesuchte Details und vermisse die Übersicht über das Gesamte, weil ich mich nicht auf alle Details gleichzeitig konzentrieren kann.

Außerdem kommt es vor, daß ich andere Dinge wichtig finde, vor anderen Ereignissen erschrecke oder Angst habe, über andere «Witze» lachen muß als die meisten Leute. (Vielleicht, weil ich eben doch alles etwas anders wahrnehme?) Okay, aber wie stark wirkt sich das auf mein Leben aus? Alle meine übrigen «Absonderlichkeiten» können genau so gut von der Narkolepsie herrühren! Beeinflußt die Sache mit dem Schlaf & Co. meinen Alltag nicht viel gravierender?

Dieses Buch wird sich mehr mit letztgenannter Problematik befassen. Es ist die Autobiografie derselben Person, die auch *Sterne, Äpfel und rundes Glas* geschrieben hat, doch dieses Mal unter ganz anderen Aspekten und Prioritäten.

Es soll außerdem eine Warnung sein, über einer bereits diagnostizierten Behinderung oder Krankheit zu vergessen, daß ein Übel nicht immer allein kommen muß.

Stichwort Differentialdiagnostik: Ob bei Autismus oder etwas anderem – man sollte es sich nie so einfach machen und annehmen, wenn der Betroffene die eine Behinderung hat, dann sei er automatisch vor einer anderen gefeit. «Jedes zusätzliche Handicap muß auch getrennt diagnostiziert werden» – das hat Christopher Gillberg schon vor vielen Jahren geschrieben und sich dann später selbst nicht an diesen Grundsatz gehalten!

Doch im Falle Susanne war es stets nur allzu bequem, alles Merkwürdige und nicht Erklärbare dem Autismus in die sprichwörtlichen Schuhe zu schieben. Ob's im Lehrbuch stand oder nicht, das schien dabei keine Rolle zu spielen.

Hier folgen nun die verschiedenen Abenteuer eines «Penner»-Lebens, das letztendlich – wieder mal – nur durch eine Verkettung von Zufällen und die Hilfe mir damals noch wildfremder, selbstlos engagierter Mitmenschen zur Aufklärung gelangte.

Frau Grimm von der deutschen Narkolepsie-Gesellschaft (DNG) fragte mich damals, ob ich meine Erfahrungen mit der

Narkolepsie in einem Bericht für die DNG-Mitglieder-Zeitschrift «Der Wecker» aufschreiben könnte.

Der Platz dort reicht jedoch nicht aus, um dies ausreichend zu beschreiben, deshalb sei hiermit ein neues Buch eröffnet, das ohne Frau Grimm nie hätte entstehen können. Ich hoffe, es gelingt mir, anschaulich darzustellen, was Narkolepsie ist, und ein kleines bißchen dazu beizutragen, daß die oft vorherrschenden Vorurteile und Informationsmängel gegenüber Narkolepsie-Patienten, Schlaflabors und der Schlafmedizin abgebaut werden.

Vor allem möchte ich aber schreiben, was mir von der ersten Idee an vorschwebte: einen Lebensbericht eines Narkoleptikers, für andere Betroffene, bei denen ich mich wie nirgendwo sonst aufgenommen und verstanden fühle!

Susanne, 1. Januar 1997

P.S. Sollte dies je gedruckt werden, so bestimme ich hiermit, daß mein Autoren-Honorar als Spende an die Deutsche Narkolepsie-Gesellschaft e.V. geht.

Ein Kind, das gut schlafen kann

Mit dem Schlafen hatte ich es irgendwie schon immer, wie sich jetzt im Nachhinein mit Hilfe meiner Familie rekonstruieren läßt. Nicht so, daß es ein Problem gewesen wäre – ich selbst hatte dem Neurologen gegenüber bei der ersten Anamnese noch den Beginn der Schwierigkeiten auf die Pubertät datiert, als ich ca. 15 Jahre alt war. Zu jener Zeit gab es allerdings Probleme unterschiedlicher Art, so daß eines mehr oder weniger gar nicht auffiel bzw. in anderen Sorgen und Ängsten unterging.

Es ist jedoch bekannt, daß ich schon im frühesten Kindesalter nachts nicht gerade viel geschlafen habe, dafür jedoch am Tage bei den verschiedensten Gelegenheiten tüchtig Nickerchen halten konnte. Nicht so, daß es wie ein regelrechter Schlafanfall aussah – es waren eher die monotonen und langweiligen Situationen, bei denen die kleine Susanne auch am hellichten Tage, ungeachtet störenden Lärmes oder umgebender Menschen, einfach davonratzte. Im Auto, im Bus oder Boot, beim Fernsehen, oder auch, wenn sie sich alleine überlassen war, wenn sie sich an einem gemütlichen Ort, auf einer weichen Unterlage befand, oder wenn die Erwachsenen langweilige Konversation betrieben – Susanne konnte herrlich schlafen.

Ach, wie süß!

Wie sich doch die Zeiten ändern: Ein kleines, schlafendes Kind sieht wohl immer wie ein Engelchen aus. Wenn ich aber heute, ein Gestell von 30 Jahren, öffentlich einpenne, dann ernte ich alles – von spöttischen oder beschimpfenden Kommentaren bis hin zu Mitnahmen auf die Polizeiwache.

Schon als Kind war ich irgendwie träge. Wenn es galt, neue Dinge oder Spiele auszuprobieren, da brauchte ich immer etwas Anstoß von außen, meist von der Mama. War das der Autismus, oder war ich träge, weil ich müde war?

So wenig ich das Schmusen mit Menschen mochte, so gerne kuschelte ich mich in weiche Decken und ähnliches. Ein gewisser Teil meiner Aktivitäten bestand darin, mir irgendwelche «Höhlen» aus Matratzen zu bauen, Nischen und Pappkartons mit Decken und Kissen auszupolstern und später auch «Nester» und Hängematten in Gebüschen und Bäumen zu bauen – und darin meine Nickerchen zu halten.

Wie meine Mutter heute beschreibt: Ich war stets bemüht, es mir so gemütlich wie möglich zu machen, und viele meiner «Bauwerke» hatten Funktionen, die man unter dem Oberbegriff «Schlafplatz» zusammenfassen konnte – egal, ob das jetzt Pferdestall, Hundehütte, Vogelnest, Eier-Brutkasten, Neanderthaler-Höhle, Präriehund-Bau, Iglu oder Zelt hieß. Diese Schutzbunker waren für mich interessanter im Sinne der obengenannten Funktion als ein fantasiereiches Spiel mit Handlung.

Am besten ließ es sich im Boot schlafen: Der 35 PS-Außenbord-Motor unseres Schlauchbootes produzierte ein zwar lautes, aber dennoch einlullendes Geräusch. Dazu kam das Schaukeln der Wellen – optimale Bedingungen, um in nullkommanichts einzupennen. Freilich, wenn dies auch geschah, während ich selbst als Steuermann des Bootes fungierte, war das weniger günstig.

Einmal, als der Vater mit mir bei kaltem, stürmischem Wetter hinaus auf die dänische Ostsee zum Fischen fuhr und nicht sofort bemerkte, aus welchem Grunde das Boot langsam einen großen Bogen in Richtung Land einschlug, hing ich halb erfroren über dem Steuerrad und war kaum noch wach zu bekommen. Ich werde mein Lebtag nicht vergessen, wie scheußlich der Kaffee schmeckte, den der Vater mir aus der Thermoskanne einflößte, aber immerhin wachte ich dann wieder auf.

Mein Schlaf schien keinen festen Regeln zu folgen; nicht mal einen Mittagsschlaf zu gewohnter Zeit hielt ich. Ich schlief einfach ein, sobald sich eine Gelegenheit ergab. Und ich vermute fast, der Grund dafür, daß ich oft auch knatschig war, lag darin, daß die Schlafmöglichkeiten nicht immer gleich verteilt waren. So schlief ich dann auch nach einem größeren Geschrei stets den Schlaf der Erschöpfung.

Wie mag damals meine Schlafqualität, meine heute fast nicht mehr vorhandene Fähigkeit, den wertvollen Tiefschlaf zu erreichen, gewesen sein? Man zeige mir mal ein nicht richtig ausgeschlafenes Kind, das guter Stimmung wäre!

Doch was heißt schon «nicht *mehr* vorhandene Fähigkeit»? Es heißt, Kinder verbringen von Natur aus mehr Zeit in «flachen» Schlafphasen und im Traum- (oder REM-) Schlaf als Erwachsene; deshalb können sie auch nicht so lange wach bleiben. Vielleicht habe ich das Schlafmuster eines Erwachsenen gar nicht erst entwickelt, denn bevor ich überhaupt erwachsen wurde, fing der Schlaf an zu kränkeln.

Was macht man in der Disco?

Im Falle von Teenager Susanne lautete die Antwort: schlafen. Wenn ich heute von den ersten *auffälligen* Schlafattacken, an die ich mich bewußt erinnere, erzähle, dann nenne ich vor allem meinen ersten und gleichzeitig letzten Besuch in einer Discothek.

Ich war gerade 15 Jahre alt geworden und fuhr mit der Schulklasse für 10 Tage in die Schweiz, widerwillig, weil derartige Unternehmungen körperlich und nervlich eine große Anstrengung für mich bedeuteten.

Einmal ließ ich mich von den anderen in die Discothek dort mitschleppen. Die Musik donnerte laut aus den Lautsprecherboxen, während bunte Glühlampen und Disco-Blitzer in einem hektischen Rhythmus flackerten. Ich jedoch, kaum daß ich mich an einen Tisch gesetzt hatte, war schon eingeschlafen; dabei hatte ich keinen Tropfen Alkohol getrunken, wie spöttische Zungen später mutmaßten.

Im gleichen Monat war eine Sportveranstaltung in der Turnhalle der Schule. Es wimmelte nur so von Schülern aller Altersstufen, und überall lagen Tornister, Jacken und Sportbeutel herum. Ich hatte wie üblich einen dicken Kopf und war viel zu müde, um mich für die Aktionen in der Halle zu interessieren oder den Gesprächen meiner Mitschüler zu folgen.

Ich war so müde, daß ich nicht mehr aufrecht auf den Beinen stehen konnte, legte mich zwischen zwei Berge aus Anoraks und Schultaschen und «schlief mich einfach fort» von dem ganzen Trubel.

Ich galt allgemein als etwas komisch und als Einzelgänger, da kam es auf eine Merkwürdigkeit mehr oder weniger auch nicht an. Außerdem konnten Außenstehende wohl wissen, daß ich müde war, so geistesabwesend, wie ich meist im Unterricht da saß. Damals schaffte ich es meist noch, mit *offenen* Augen zu schlafen, während der Lärm im Klassenraum zu einem monotonen Hintergrundrauschen abzudriften schien.

Ich war nie ein besonderes Muster an Konzentration gewesen, außer wenn etwas meine Aufmerksamkeit im wahrsten Sinne des Wortes *erregte*, weil ich mich sehr dafür interessierte, vor allem mein Hobby Astronomie.

Mit der Pubertät aber wurde alles deutlich schlechter. Ich konnte beim besten Willen keinem Unterricht mehr folgen, bewegte mich fauler als je zuvor, und sobald ich irgendwo *saß*, kam die Müdigkeit in Form eines dichten Nebelschleiers, der mein Gehirn wie eine leicht zuquetschende Faust umhüllte. Und diese anfangs nur gelegentlich auftretenden Schlafzwänge, die konnte man keinesfalls mehr auf «monotone Situationen» schieben.

Stattdessen wurden die Begriffe «schwieriges Kind», «verhaltensgestört» u.ä. (die später unter der Bezeichnung «Autismus» zusammengefaßt wurden) zur Erklärung für alles, was bei Susanne nicht richtig tickte.

Daß es vor allem meine «innere Uhr» war, die nicht richtig tickte, und wieviele sekundäre Probleme daraus erwachsen konnten, das ahnte damals noch keiner.

Was für eine Ironie, daß ausgerechnet ich, der ich mich so viel mit den regelmäßigen, vorausberechenbaren Bahnen der Gestirne am Himmel beschäftigte, der ich mich so sehr bemühte, meinen Tagesablauf in feste Routinen zu zwingen (klar, das war natürlich auch der Autismus!), es nie geschafft habe, meine körpereigenen Uhren auch nur annähernd dem Takt von Natur oder Zivilisation anzupassen!

Ich lebte nicht nach dem durch das Sonnenlicht vorgegebenen 24-Stunden-Tag; nicht einmal meine Monatsregel folgte dem angeblich durch den Mond beeinflußtem Rhythmus von 26-29 Tagen, sondern variierte von zwei Wochen bis zu einem halben Jahr, und das nicht nur während der Pubertät.

Lümmel, Wusel, Schleiereule

Nur drei Monate nach besagtem denkwürdigen Discobesuch zog meine Familie aus der Großstadt in die eher ländlich gelegene Kleinstadt Arolsen.

Wir hatten wesentlich mehr Wohnfläche in unserem Haus; ich selbst besaß ein eigenes, abseits gelegenes Zimmer, das ich abschließen konnte, was ein großes Glück für mich war: Hier konnte ich meinem stärker gewordenen Bedürfnis nach Tagesnickerchen nachgeben, ohne daß ich gestört wurde. Eine besondere Bedeutung hatte dabei der Schlaf *nach* dem Frühstück inne.

Ich stand zwar meist recht früh auf, weil ich nicht mehr im Bett bleiben konnte, weil ich mich für den Moment ausgeschlafen fühlte, auch wenn der Nachtschlaf wie üblich nicht sehr ergiebig war.

Wenn ich aber nach dem Frühstück nicht gleich mit vollem Bauch mit dem Fahrrad losfahren wollte und noch etwas zu lesen versuchte, kam ich keine paar Sätze weit, schon war ich eingepennt. Manchmal war ich nach Frühstück, Zähneputzen & Co. (ca. 1 - 2 Stunden nach dem Aufstehen) bereits wieder so müde, daß ich gar nicht erst ein Buch zur Hand nahm, sondern gleich erst mal eine Runde schlief. Fiel der Frühstücksschlaf aus irgendeinem Grunde aus bzw. wurde er durch massiven Lärm in der Diele vorzeitig abgebrochen, dann war meist der ganze Tag versaut. Da ich natürlich nicht zugeben konnte, daß ich tagsüber schlafen mußte, gab das mit dem Krach vor meiner Tür Anlaß zu zahllosen Familienstreitigkeiten.

Meine Mutter hat mir neulich erzählt, was sie damals für abenteuerliche Spekulationen darüber gehegt hatte, was ich wohl immer in meinem Zimmer machen würde, wenn ich dauernd abgeschlossen hatte. – So simpel war die Antwort: schlafen.

Nach der Schule bzw. zwischendurch, wenn wir Freistunden hatten, nach den Mahlzeiten – erst mal wurde eine Mütze voll Schlaf genommen.

Da mir das selbst peinlich war, begann ich aggressiv zu reagieren, wenn meine Mutter mit einer Bemerkung andeutete, ich hätte evtl. in meinem Zimmer geschlafen, z.B. wenn sie noch den Abdruck der Naht meines Cocktail-Kissens auf meinem Gesicht sah. Es war von ihr nicht böse gemeint, wenn sie z.B. sagte, daß sie den von mir zubereiteten Kuchen einfach aus dem Ofen genommen habe (weil der am Anbrennen war), weil sie mich nicht beim Schlafen hatte stören wollen – statt an meiner Tür zu klopfen und mich zu alarmieren. Sie wußte ja, daß ich nachts wenig schlief, und war froh, wenn ich mal ein Mittags- oder Nachmittagsnickerchen zu halten schien.

«Schlafen?!» brüllte ich dann, ärgerlich über mich selbst – «wieso sollte ich denn *tagsüber* schlafen!?»

Wenn meine Mutter an der Tür klopfte und ich gerade ein Nickerchen hielt, setzte ich mich ganz vorsichtig auf, damit sie das Bett nicht knarren hörte, und antwortete erst, wenn ich bis zum Schreibtisch getaumelt war, damit sie bloß nicht hörte, daß meine Stimme von der Bett-Ecke her klang. Da zog sie meist schon ungeduldig an der Klinke.

Ich wollte immer stark und gesund sein. Schlaf war eine Schwäche, ebenso wie Frieren, Kranksein, Schmerz Zeigen. Als Fan der TV-Serie «Star Trek» würde ich das so ausdrücken:

«Klingonen-Krieger sind nicht krank … sie schlafen auch nicht tagsüber!»

Ich wurde wütend, wenn andere Leute ungeniert gähnen durften, während ich krampfhaft bemüht war, derartiges zu unterdrücken, um meinem Ruf als müder Schnecke nicht noch mehr gerecht zu werden.

Da ich sowieso kaum Kontakte zu Mitschülern pflegte, weil mir das einfach zu anstrengend war und ich wenigstens nachmittags oder in den Freistunden meine Ruhe dringend nötig hatte, fiel es auch kaum auf, wenn ich in der Pause auf dem WC oder im Gebüsch schlief – und stets etwas zu spät zum Unterricht kam. Besonders gut ließ es sich pennen, wenn wir Kunstunterricht im Fotolabor hatten und ich mich unbemerkt in eine Ecke der Dunkelkammer verzog. Die letzten drei Schuljahre vor dem Abitur, die ich auf der neuen Schule in Arolsen absaß (anders konnte man das kaum bezeichnen), ließ ich immer mehr nach, weil ich fast ständig im Tran lag.

Meine Gier nach frischer Luft, die ein bißchen helfen konnte, war unersättlich, weshalb es besonders zur kalten Jahreszeit Ärger mit den Mitschülern gab, wenn ich die Fenster aufriß und alle froren. Schulmief hatte dieselbe Wirkung auf mich wie Weihrauch in der Kirche: Es war wie verhext, kaum saß ich, schienen mir die Augen wie von selbst zuzufallen, selbst wenn ich mich zuvor nicht speziell müde gefühlt hatte.

Bis heute hasse ich kaum etwas so sehr wie Zigarettenrauch! Besonders schlimm erging es mir beim Autofahren. Damals rauchte der Vater noch stark. Wenn wir z.B. die Oma besuchen fuhren und ich unterwegs angeblich «vorlaut» war, dann ließ er die Fenster geschlossen, so daß ich das Gefühl hatte, in dem dicken Qualm zu ersticken. Ich wurde todmüde, konnte aber nicht schlafen, weil mir gleichzeitig speiübel war. Nach einer Stunde Fahrt *fiel* ich dann mehr aus dem Auto heraus, als daß ich auf den Füßen ging.

Zu jener Zeit in Arolsen fiel es mir allmählich immer schwerer, in der Schule mit offenen Augen zu schlafen, so daß ich manchmal mit geschlossenen Augen da saß oder sogar den Kopf auf den Tisch sinken ließ, was bei meinem Stammplatz – möglichst weit hinten und am Fenster oder an der Wand – nicht sofort auffallen mußte.

Als meine Mutter jetzt, ca. 14 Jahre später, einer meiner ehemaligen Klassenkameradinnen von der Narkolepsie erzählte, fiel ihr sofort ein: Ja, ja, die Susanne hat ja schon damals öfters auf dem Tisch gelegen …

Wenn ich heute überlege, so trug auch mein Outfit nicht gerade dazu bei, das Image eines «Penners» zu unterdrücken: Ich hatte weiche, gemütliche, aber nicht gerade modische Klamotten an und ging stets ungekämmt, wenn die Mama mich nicht zufällig mit der Bürste erwischte. Durch das viele Herumschlienen auf Tischen und im Bett wurde das Haar zusätzlich zerzaust. «Wie bei Campino von der Gruppe ‹Die toten Hosen›», sagt die Mama.

Ich schien nie länger als ein paar Sekunden aufrecht gehen oder sitzen zu können; auf einem Stuhl pflegte ich wie von selbst in eine bequeme, halb liegende Position zu rutschen oder den Kopf in die Armbeuge zu kuscheln, so wie ein Vogel beim Schlafen den Schnabel unter die Flügel steckt.

Sogar in unserer Abi' 85-Zeitung kann man einen Witz nachlesen, der sich auf Susannes «Herumlümmeln» auf Tischen bezieht. Als ich mal im Gang auf der Heizung schlief, bekleidet mit einem ausgebeulten, bunt gemusterten Wollpullover und einer selbstgewebten, ebenfalls bunten Hose, rief jemand: «Was is'n das für'n Wusel!» – was immer das heißen mochte.

Meine Mutter nannte mich «Schleiereule» wegen eines angeblichen Schleiers über den Augen, den sie damals noch nicht als schlichte Müdigkeit interpretierte. Die «Eule» paßte gut zum Wellensittich: Ich hatte einen gelben, der auch etwas aus der Art geschlagen war. Der Vogel wirkte immer etwas dicker als seine Artgenossen und war manchmal genau so faul und verpennt wie ich; der konnte sogar richtig gähnen. Man konnte Fenster und Türen auflassen oder ihn sogar auf der Schulter mit hinaus in den Garten nehmen, der flog nicht weg. Wenn ich tagsüber auf meinem Bett lag, saß er auf meinem Bauch, plusterte sich auf, erzeugte durch seitliches Schnabelwetzen ein raspelndes Geräusch – und dann ratzten wir beide gemeinsam eine Runde. Den im Halbschlaf versäumten Unterricht holte ich mit Hilfe von Büchern nach, aber selbst auf diese konnte ich mich nur selten konzentrieren – nur wenn ich gerade frisch ein Nickerchen hinter mir hatte. Sogar meine spannenden Science Fiction-Romane bereiteten mir Mühe: Manchmal las ich einige Seiten, stutzte, blätterte zurück, um festzustellen, daß ich absolut nichts vom Inhalt aufgenommen hatte.

Genauso war es beim Fernsehen, und ins Kino ging ich deshalb erst recht nicht. Interessant sahen auch meine Schulhefte aus, besonders die, in denen ich während des Unterrichtes versucht hatte, den Stoff mitzuschreiben, weil wir nicht zu jedem Kurs Lehrbücher besaßen. Am Anfang ist die Schrift noch relativ deutlich, um bald darauf krakelig zu werden oder in völlig unleserlichen, «wie chinesisch» aussehenden Zeichen zu enden. Manchmal sackt die Schrift auch weg, kippt von links nach rechts und umgekehrt oder reißt völlig ab. Na, und wie die Zeichnungen und Skizzen aussehen, das beschreibe ich lieber nicht.

Daß ich das Abitur bestanden habe, verstehe ich bis heute nicht.

Als ich 17 war, besuchte die Mama mit mir zusammen einen Kurs für Autogenes Training. Dort lernte man, sich zu entspannen, doch dies beherrschte ich bereits meisterhaft: Kaum saß oder lag ich bequem, «entspannte» ich mich so gut, daß ich einschlief, dafür benötigte ich die sanfte Stimme der Kursleiterin nicht.

Wenn aber die jeweilige Übung durch sogenanntes «Zurücknehmen» beendet werden sollte, wachte ich nur durch Anschubsen auf, was nicht im Sinne des Trainings war. Meine Mutter hat heute noch Kontakt zu zweien der damaligen Kursteilnehmerinnen, und diese müssen von meiner «Fähigkeit», abrupt in den Schlaf zu fallen, so beeindruckt gewesen sein, daß sie jetzt noch davon erzählen.

Doch was manchen Leuten fast beneidenswert erscheinen mochte, das war nur eine der ersten Auswirkungen einer sich langsam ausweitenden Erkrankung der Schlaf-Wach-Regulation.

Traum-Tagebücher

Auch wenn ich tagsüber so müde war, daß ich manchmal sogar einnickte, ohne mich dagegen wehren zu können, sah ich darin keinen Zusammenhang mit dem Nachtschlaf. Ich dachte, ich sei einfach bloß faul und willensschwach und schimpfte mich selbst dafür aus. Schließlich hatte ich ja keine Probleme, abends einzuschlafen, und da ich nach nur wenigen Stunden zumindest für den Moment erfrischt aufwachte, meinte ich sogar, ich hätte generell ein geringes Schlafbedürfnis.

Zwang ich mich, länger liegenzubleiben, – weil «man» eben zu gewissen Uhrzeiten im Bett zu liegen hatte –, erntete ich bloß Kopfweh nach ständig längeren Wachliegphasen. Doch irgendwann muß mir mein Nachtschlaf so bemerkenswert erschienen sein, daß ich anfing, neben den normalen Tagebüchern auch noch «Traum-Tagebücher» zu führen.

Oh, und ich träumte so viel!

Da ich nachts häufig erwachte, konnte ich mich stets an das Geträumte erinnern. Manche Leute behaupten, sie träumten nie, aber der Mensch benötigt Träume zum Leben: Entzieht man ihm systematisch den Traumschlaf, dann wird er nach einiger Zeit geistesgestört und stirbt schließlich – selbst wenn man ihn den restlichen Schlaf beibehalten läßt!

Wer meint, er träume nie, der kann sich nur nicht mehr daran erinnern, weil er danach wieder in andere Schlafphasen geglitten ist. Viele Menschen erinnern sich auch nur an den letzten Traum morgens vor dem Aufwachen – eigentlich ein gutes Zeichen dafür, daß sie fest durchgeschlafen haben.

Ich schlief niemals durch, aber scherte mich kaum darum. Ich war stolz auf meine vielen Träume und mein gutes Gedächtnis, dachte, viel träumen sei gesund. Acht Träume pro Nacht – einer Nacht von vielleicht nur vier bis fünf Stunden –, an die ich mich bewußt erinnern konnte, waren keine Seltenheit.

Ich notierte sie kurz in Stichworten, und wenn ein besonders schöner, spannender oder bewegender Traum dabei war, schrieb ich ihn auch in Form eines kleinen Aufsatzes in meine Kladde.

Während der letzten zwei Schuljahre schrieb ich regelmäßig Traum-Tagebuch, später, als ich während der Lehrzeit weniger Zeit hatte, nur noch sporadisch, um irgendwann ganz damit aufzuhören.

Es waren zum Schluß mehr als zehn dicke «Bücher» voll, beschrieben in einer winzig-gequetschten Handschrift, in den verschiedensten Farben meiner Duft-Füllerpatronen. Ich schrieb, um das zu verarbeiten, was ich träumte, weil ich mit niemandem darüber sprechen konnte, besonders nicht über das, was mir Angst machte.

Von großartigen Traumdeuteleien hielt ich nichts; ein Traum war für mich einfach die Bearbeitung und Neuverkettung aller Erlebnisse, die man am Tage gehabt hatte – aller Gedanken, die man gedacht, aller Texte, die man gelesen hatte: «Hausputz im Gehirn». Hatte ich einen bedrohlichen Traum erst mal niedergeschrieben, belastete er mich nicht mehr. Ich schrieb ihn auf, klappte das Buch zu – und dachte nie wieder daran.

Abgehakt.

Meine schönsten Träume handelten vom Fliegen, vor allem die, in denen ich aus eigener Muskelkraft fliegen konnte, als besäße ich den Körper eines Adlers.

Zu den schrecklichsten Traumerlebnissen gehörten diejenigen, bei denen ich vor irgendeiner Gefahr, z.B. einem Feuer, einer Flutwelle, bösen Menschen oder Ungeheuern, davonlaufen oder dagegen kämpfen mußte – und dann vor Schreck und Angst zu Boden fiel und keinen Muskel mehr rühren konnte, so verzweifelt ich es auch versuchte. Lieber wollte ich dann sofort sterben als diese Hilflosigkeit zu fühlen und mich noch lange herumzuquälen. Wenn ich dann endlich aufwachte, dachte ich erleichtert: Was für ein Glück – das war ja nur ein Traum!

Wer von Ihnen, die dies hier lesen, hat nicht schon einmal ähnliches bei einem Alptraum erlebt?

Diese Hilflosigkeit, Lähmung und Unfähigkeit zu schreien im Augenblick großer Gefahr – und dann die Dankbarkeit, noch am Leben zu sein, zu erkennen, das war ja bloß geträumt, und den Kopf zu schütteln über soviel Unsinn und blühende Fantasie.

Damals ahnte ich nicht, daß solche erschreckenden Traumerfahrungen für mich einmal zur Realität werden würden. Mehr dazu später.

Vorerst wußte ich noch nicht viel über die Natur des Schlafes, hatte zwar von der Bedeutung der Träume für die geistige Gesundheit, aber nicht von der Reihenfolge der fünf Schlafphasen und der Wichtigkeit des Tiefschlafes gehört.

Der Anteil von Tiefschlaf pro Nacht ist ausschlaggebend für die Erholungsqualität, nicht unbedingt die Gesamtschlafmenge. Ich wußte nicht, daß ich bei der vielen Träumerei, dem häufigen Erwachen und zum Teil längerem Wachliegen mitten in der Nacht und der zudem noch generell verkürzten Schlafzeit kaum auf ein ausreichendes Quantum an Tiefschlaf kommen konnte. Und wer ahnt schon, daß es unnormal ist, gleich zu Anfang des Schlafes oder auch bei kurzen Tagesnickerchen zu träumen?

Beim gesunden Menschen tritt der Traumschlaf (auch REM-Schlaf genannt) erst ca. eineinhalb Stunden nach dem Einschlafen auf – *nach* der Tiefschlafphase.

Wenn ich mich aber z.B. um 21 Uhr ins Bett lege, um 21.20 Uhr hochschrecke und mich an einen konkreten Traum erinnere, dann kann ich dazwischen wohl kaum einen Tiefschlaf gehabt haben. Die Intervalle, in denen ich aufwachte, waren oft sehr kurz und selten länger als eine Stunde. Meistens sah ich dann auf die leuchtenden Digitalziffern meines Radiowekkers und schlief und träumte weiter vor mich hin. Wenn ich es leid war oder so hellwach im Bett lag, daß ich gar nicht mehr einschlief, stand ich auf und beobachtete den Sternenhimmel, sofern es nicht bewölkt war.

Als Hobby-Astronom besaß ich ein kleines Teleskop, das ich im Garten oder im Arolser Wald aufstellte. Bei diesen nächtlichen Ausflügen habe ich so manches kleine Abenteuer erlebt. Manchmal schlief ich auch draußen ein, vor allem im Garten beim Nachführen von Kamera und Fernrohr bei langbelichteten Stern-Fotografien.

Manchmal war ich vor Müdigkeit zu schlapp, um noch durchs Fenster in mein Zimmer zurückzuklettern, da half nur ein kleines Nickerchen. So erhielt mein Körper (nach den Einschlaf-Episoden beim Bootsteuern) weitere «Übung» im Auskühlen; ich war jedoch abgehärtet und wurde auch nach feucht-kalten Nächten nie ernsthaft krank.

Manchmal schob ich meine Tagesmüdigkeit auf eine halb durchgemachte Astro-Nacht, doch gerade nach solchen Nächten war ich oft munterer als nach sieben unfruchtbaren Stunden im Bett. Außerdem bestanden meine Schlafanfälle bereits, bevor ich das Fernrohr besaß, sie häuften sich während der Lehrzeit und des Berufslebens, als ich die astronomischen Aktivitäten längst eingestellt hatte, und überhaupt waren ja nur die wenigsten Nächte klar genug für Mond- und Sternbeobachtungen.

Von blitzartigen Realträumen und Traumschleifen

Neben den vorab beschriebenen «normalen» Träumen mit schönen bis schlimmen Abenteuern, die an weit entfernten Orten, in fremden Ländern oder gar auf anderen Planeten stattfinden konnten, gab es auch zwei unheimliche Phänomene aus dem verschwommenen Grenzland zwischen Traum und Wachsein, die mir zu schaffen machten.

Ich wußte damals noch nicht, daß die meisten anderen Menschen so etwas nicht kannten, und traute mich auf keinen Fall, mit jemandem darüber zu sprechen. Es gab genug andere Schwierigkeiten; die anderen hielten mich sowieso schon für bekloppt und verhaltensgestört. Manchmal kam es mir vor, als lebte ich auf der Schwelle zur Schizophrenie, so stark redeten mir die anderen ein, daß ich nicht mehr alle Tassen im Schrank hätte. Wenn ich da noch von meinen an Halluzinationen erinnernden Wahrnehmungen gesprochen hätte – oh weh!

Wieder einmal war das Traum-Tagebuch ein geduldiger Zuhörer, der mir half, ein bißchen damit fertig zu werden. Das Tagebuch «wußte», was die Wahrheit war, und es schimpfte mich weder einen Simulanten noch knüppelte es mein Selbstbewußtsein nieder. Ich hatte bloß Angst, daß meine Eltern einmal meine Tagebücher finden und lesen und mich dann schnurstracks in die Psychiatrie einliefern würden, womit sie mir manchmal gedroht hatten, wenn ich mich nicht «normal» oder weiterhin wie ein Nervenbündel verhielte. (In den Müdigkeitsphasen war ich besonders verletzbar, auch genervt von allem, was auf mich herniederprasselte, und es mag sein, daß ich dann sehr depressiv wirkte – und dabei war ich doch bloß müde!)

Viele Jahre später halfen mir diese Tagebücher, genau zu datieren, wann welche Symptome der Narkolepsie spätestens begonnen hatten.

Erst im Alter von fast 30 Jahren lernte ich die medizinischen Fachbegriffe «Schlaflähmung» und «hypnagoge Halluzinationen» kennen. Die Bezeichnungen, die ich mit eigenen Worten für diese Symptome erfand, umschreiben sie vielleicht noch anschaulicher:

Die Halluzinationen, die vor allem beim Aufwachen morgens oder nach einem Tagesnickerchen, aber auch mitten in der Nacht, selten abends auftraten, nannte ich *«blitzartige Realitätsträume»* und *«Impressionen»*, manchmal auch *«halbe Realträume»*.

Ich war dann zwar eigentlich hellwach, rechnete diese meist unheimlichen Phänomene aber dem Reich der Träume zu, obwohl sie sich von diesen unterschieden. Sie kamen sehr plötzlich, und sie fanden stets genau an dem Ort statt, an dem ich mich gerade befand, waren also fast Realität und hatten auch keine richtige «Story» wie die normalen Träume.

Die Inhalte waren meist sehr ähnlich und von erschreckender Natur. Am häufigsten sah und/oder hörte ich Menschen in meinem Zimmer herumlaufen oder vor meinem jeweiligen Schlafplatz stehen, und das auf eine bedrohliche Weise. Schlief ich in meinem Zimmer in Arolsen, so war es oft der Vater (vor dem ich zu jener Zeit große Angst hatte), der sich in selbigem Zimmer aufhielt. Als ich später alleine in einem kleinen Appartement wohnte, wurde das Vater-Schreckgespenst allmählich von fremden Nachbarn oder Einbrechern, die in meinem dortigen Zimmer oder im Bad herumliefen, abgelöst.

Manchmal höre ich zuerst, daß jemand vor der Tür schleichende oder trampelnde Geräusche verursacht, sehe und höre dann quälend langsam die Klinke heruntergehen und erkenne mangels Beleuchtung nur den vagen Umriß eines Menschen hereinkommen. Dann erkenne ich kurz völlig klar, es war «nur geträumt» – doch dann geht dasselbe wieder von vorne los, ohne daß ich das verhindern oder mich bewegen kann, immer wieder dasselbe, bis mich dann doch irgend etwas herausreißen kann. Es wirkt so absolut real, daß mir dagegen jeder Horrorfilm im Fernsehen harmlos erscheint.

Schlief ich auf meinen zahlreichen Reisen im Zug oder auf einer Bahnhofsbank, so sah ich beim Erwachen manchmal sogar dort (also *genau* im jeweiligen Abteil oder Bahnhof!) irgendwelche mir böse wollenden Menschen.

Diese Wahrnehmungen wirkten derart real, daß ich selbst nach vollständigem Erwachen zuerst kaum glauben konnte, daß das «alles nur geträumt» sein sollte, und erst mal genau nachschaute, ob auch wirklich alles so unberührt war, wie es normalerweise zu sein hatte.

Thema Nr. 2 dieser fiesen «Impressionen» war irgendeine undichte Leitung an Heizung oder Wasserkran, die mein Zimmer unter Wasser gesetzt hatte.

Als ich einen eigenen Haushalt hatte, waren es vor allem der Boiler am Spülbecken, der überlief, oder die Waschmaschine, deren Schlauch abgeplatzt war und die ganze Wohnung mit Wasser- und Dreckspuren versehen hatte.

Seit ich ein Telefon besitze, höre ich dieses manchmal klingeln, auch wenn es mitten in der Nacht ist und nur wenige vertraute Personen meine Nummer kennen. Natürlich ist das auch Einbildung. Manchmal dachte ich dann, jetzt fängt es wirklich an mit dem Verrücktwerden.

Das 3. Element, das wiederholt auftritt, sind irgendwelche kleinen Tiere in meinem Bett. Merkwürdigerweise habe ich dabei noch nie Spinnen gesehen, eher kleine Läuse, Flöhe oder winzige (und daher schwer entfernbare) Würmer.

Es kam auch mal vor, daß ich nichts *gesehen* hatte (wenn der Raum völlig dunkel war, was bei mir zu Hause aus eben diesem Grunde nie der Fall ist), sondern nur irgendjemanden oder -etwas in meinem Bett gefühlt habe, z.B. einen schweren Körper, der sich auf mich schmeißt und mir die Luft abdrückt, immer und immer wieder.

Ich glaube dann oft, laut zu schreien, aber irgendwie weiß ich dann hinterher, daß auch das nur Einbildung war, zumal die Leute, die in meiner Nähe schlafen, noch nie etwas gehört haben.

Am schlimmsten ist es, wenn ich all diesen Wahrnehmungen hilflos ausgeliefert bin, weil ich dabei oft keinen Muskel rühren kann. Ich bin mir nicht einmal sicher, ob ich dabei die Augen auf habe, obwohl es sich so anfühlt.

Diese «Schlaflähmung» tritt beim gesunden Menschen nur während des REM-Schlafes auf, bei mir aber auch im wachen Zustand. Sie ist nicht zwingend von Halluzinationen begleitet; es kommt mir so vor, als verbringe ich die ganze Nacht im völlig bewegungslosen Zustand, denn ich wache exakt in derselben Position auf, in der ich mich hingelegt habe. Deshalb schlafe ich mit einem Kissen zwischen den Knien: Durch den ständigen Druck auf dieselbe Stelle (beim seitlichen Liegen) hatte ich früher ständig blaue Innenseiten der Knie, fast so wie permanent Bettlägerige die gefürchteten Liege-Druckwunden bekommen, wenn man sie nicht oft genug wendet.

Die Schlaflähmung hieß früher in meiner privaten Terminologie *«aus der Traumschleife nicht herauskönnen»*. Ich dachte, es sei der letzte Traum vor dem Erwachen, der mich noch im Bett gefangen hielt, immer und immer wieder zwischen Wachsein und Halbtraum hin und her pendeln ließ. Ich stellte mir dies vor wie das schleifenförmige Unendlichkeitssymbol der auf der Seite liegenden Acht:

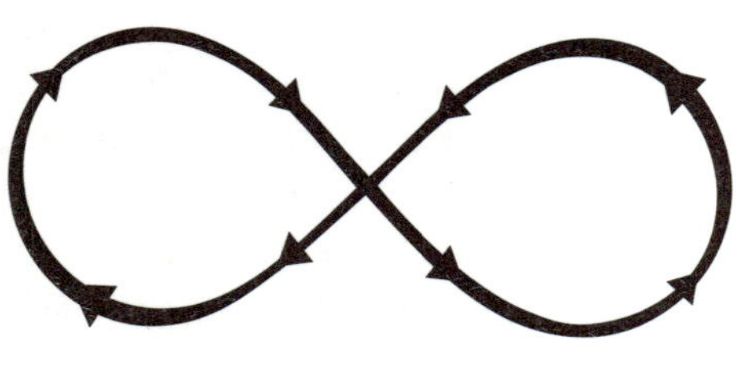

In der Traumschleife gibt es kein Zeitgefühl. Es kommt mir so vor, als würde ich unendlich lange in dieser sich ewig wiederholenden Achterbahn verweilen.

Ich weiß inzwischen, daß die Schlaflähmung viel kürzer andauert, als es mir erscheint, daß sie mit etwas Hilfe von außen leicht zu brechen ist.

Da ich jedoch alleine schlafe, könnte ich oft verzweifeln, wenn ich mit aller Willenskraft gegen die Lähmung kämpfe und bei vollem Bewußtsein wieder in den «Traum» zurückfalle und erschreckende «Impressionen» wahrnehme.

Ich konzentriere mich dann auf den Gedanken, daß alles vorbei sein wird, wenn ich es nur schaffen könnte, mich über die Bettkante zu wälzen, aber das ist mir noch nie gelungen. Erst wenn ich es schaffe, einen einzelnen Muskel zu bewegen, dann ist auch die Lähmung gebrochen. Dann kann ich nachsehen, ob alles in Ordnung ist, und mich meines Lebens freuen, das mir jedes Mal wie neu geschenkt vorkommt.

Die Mentalität einer Schlaftablette

1985, im Alter von 18 Jahren, zog ich nach X-Stadt, um meine Lehre als Feinoptikerin zu beginnen. Mein komischer Schlaf und alles, was damit zusammenhing, machte den Umzug mit.

Während der Lehrzeit nahmen meine Kontaktschwierigkeiten etwas ab; ich fühlte mich zum ersten Mal etwas gleichwertig mit meinen Altersgenossen. Zwar bot ich oft Anlaß zu diversen Spötteleien, die ich mir, ehrlich gesagt, meistens zu Recht verdient hatte. Doch ich lernte allmählich, *mit* den anderen Azubis zu lachen. Ich lernte zu unterscheiden, ob man bloß über meine komischen Worte oder Handlungen seine Späße machte oder ob man meine ureigene Persönlichkeit erniedrigen wollte. Solange nur ersteres der Fall war, war es okay für mich.

Doch die Tagesmüdigkeit wurde zu einem größeren Problem als zur Schulzeit, wo ich immer nur wenige Stunden zwischen den zum Schlafen nutzbaren Pausen wach zu sein hatte. In der Lehre war es jetzt anders: Ich war 10 - 11 Stunden am Stück außer Haus, davon 9 in der Firma unter fast ständiger Beobachtung.

Gleich in den ersten Wochen, die wir noch in der Metall-Lehrwerkstatt verbrachten, hatte ich meinen Ruf als Schlafmütze weg. Noch heute imitieren meine damaligen Mit-Lehrlinge die immer langsamer werdenden Bewegungen und zufallenden Augendeckel von «Susi am Schraubstock beim Feilen», wenn sie auf diese «alten Zeiten» zu sprechen kommen. Da war ich oft tatsächlich im Stehen eingeschlafen – wenn ich es rechtzeitig bemerkte, hatte ich mich aufs WC verdrückt, um ein kurzes Nickerchen zu halten.

Der Meister schimpfte, zu *seiner* Zeit hätte man bei so einer Bummelei hundertmal schreiben müssen: «Ich darf mich nicht so lange auf dem Scheißhaus herumdrücken!» Doch so ein kleines Nickerchen zwischendurch war das einzige, was mir half, den Tag zu überstehen.

Kein Tag war wie der andere. Manchmal litt ich weniger unter absolutem Schlafzwang als unter permanent dickem Kopf vor Schlafmangel. Andere Tage schlief ich nur so von einer Ecke in die nächste. Müdigkeit kann richtig weh tun, wenn die Augendeckel nach unten ziehen und man an nichts anderes als an das nächste Nickerchen mehr denken kann.

Im zweiten Monat kam ich in die Optik-Lehrwerkstatt, wo ich nicht mehr den ganzen Tag stehen mußte, was mir wegen der damals noch nicht entdeckten beidseitigen Fehlstellung der Hüftgelenke ziemlich schwer gefallen war.

Die Arbeit war auch hier sehr monoton. Eigentlich liebe ich sich wiederholende Tätigkeiten, bei denen ich mich nicht ständig auf Neues konzentrieren muß, doch andererseits fördern diese die Schlafanfälle.

Meistens saßen wir an einer sogenannten Trittbank, an der wir auf wie Töpferscheiben rotierenden Schleif- und Polierschalen unsere Werkstücke bearbeiteten: Prismen und Linsen. Ich starrte wie hypnotisiert auf die kreisende, mehr oder weniger stark gekrümmte Scheibe, während der Kopf zur Belustigung von Meister und Mit-Lehrlingen immer tiefer sank. Da man nur alle paar Minuten die Fläche des Werkstückes nachmessen mußte, polierte ich die meiste Zeit im Halbschlaf, die Augen geschlossen, und schreckte nur auf, wenn mir irgendwann das Prisma oder die Linse aus der Hand rutschte und unter lautem Geschepper in den Kessel flog, der in die Tischplatte der Trittbank eingelassen war.

Nun ist Glas aber ein sehr empfindlicher Werkstoff und übersteht solche Havarien selten unbeschädigt. Wenn ich Pech hatte, mußte ich alles neu ausschleifen – wenn ich Glück hatte, gingen die Aussprünge mit der Schutzfacette weg, und manchmal übersah der Meister die bogenförmigen Kratzer, die der Rand der Polierschale auf der optischen Fläche hinterlassen hatte.

Ich konnte noch so hungrig sein – wenn ich müde war, überlagerte das alles andere. Manchmal hielt ich es so gerade noch bis zur Pause aus, und Schlag halb zehn knallte der Kopf auf den Tisch. «Jetzt pennt die sogar schon auf ihrem Prisma!» rief der Geselle ungläubig. In der Tat war ich – außerhalb meines eigenen Zimmers – nie besonders wählerisch, was die Wahl meines Schlafplatzes betraf. Das WC war schlecht, aber oft die einzige Rettung. In der Pause nickte ich oft versteckt hinter dem Vorhang der Garderobe oder hinter den Maschinen ein. Der Meister glaubte, ich hätte Angst, bei den anderen Azubis zu sitzen, da ich sowieso immer etwas «anders» und «kontaktscheu» wirkte.

Heute scheint mir, daß es nicht primärer Autismus (falls es so etwas überhaupt gibt), sondern die Schlafkrankheit war, die meine sozialen Interessen einschränkte. Ich weiß inzwischen, daß Narkolepsie-Patienten sich nie richtig erfrischt fühlen, und wenn, dann nur für kurze Zeit, selbst wenn sie geschlafen haben.

Wie fühlen Sie sich, liebe Leser, wenn Sie eine schlechte Nacht hinter sich haben oder abends total übermüdet sind? Haben Sie dann noch großes Interesse an Konversation und Energie für soziale Aktivitäten übrig? Fällt es Ihnen dann nicht auch schwer, einer Diskussion zwischen anderen Leuten zu folgen und Blickkontakt zu halten? Und wenn Sie nicht aufgepaßt haben und nachgefragt werden, wiederholen Sie dann nicht manchmal auch die letzten gehörten Worte automatisch? Ähnlich wie bei autistischer Echolalie? Aha, auch müde Menschen haben «autistische» Symptome!

Ich selbst war ja grundsätzlich nicht kontaktunwillig, vor allem nicht jetzt im Erwachsenenalter, als ich so motiviert war, mich in der Gesellschaft zurechtzufinden. Es war mir bloß immer alles zu anstrengend.

Obwohl ich privat nicht mit den anderen Azubis z.B. abends ausging, kam ich doch recht gut mit ihnen aus. Einige waren richtig nett und halfen mir sogar bei verschiedenen Dingen, und über meine Skurrilitäten – na ja, da wurden eben harte, aber herzliche Witze gerissen, die ich keinem übelnehmen konnte.

Wenn ich die Mittagspause über schlief, bei der Arbeit beinahe vom Stuhl fiel oder mein Werkstück versaute, gab es Gepolter seitens des Meisters, doch dann war die Sache vorbei.

«Kerl, was schaffst du bloß nachts?!» fragte er; er nannte auch die Mädchen manchmal «Kerl» oder «Lehrbub». Welche Ironie, daß ausgerechnet ich, die nie ausging, am Tage kaputter war als ein anderer Azubi, der die Nacht auf Kneipentour gewesen war. Ätzend! Die anderen haben wenigstens ihren Spaß gehabt, wenn sie sich am nächsten Tag müde fühlen.

«Geh doch beizeiten ins Bett!» schimpfte der Meister. Ich warf mir ja selber vor, es sei meine Schuld, daß ich meinen Schlaf-Haushalt einfach nicht geregelt bekam. Oder ich schob alles auf den Lärm, den die Nachbarn verursachten. Schließlich ging es in dem Mietshaus tatsächlich laut her, und aus meinem flachen Schlaf war ich trotz Ohropax nur allzu leicht zu wecken.

Unser Berufsschullehrer pflegte zu sagen: «Die Susanne hat die Mentalität einer Schlaftablette!»

So heißt es auch heute noch, wenn ich morgens zur Arbeit komme: «Schau her, da kommt die Schlaftablette!»

Oder: «Die pennt ja schon beim Gehen ein – da kann man ja die Schuh' bei besohlen! Heb' die Füß' hoch, Mäd'!»

Da ich jetzt weit von Arolsen entfernt wohnte, konnte ich nur alle 4 - 5 Wochen nach Hause fahren, für das Wochenende oder wenn es längere Ferien gab. Die Zugfahrt dauerte mit mehrmaligem Umsteigen ca. 5 Stunden, und dann war ich noch nicht zu Hause, sondern wurde vom Vater mit dem Auto abgeholt. Da das Sitzen im gemütlichen Zugabteil und das Rattern der Waggons das Einnicken förmlich induzieren, war ich immer bange, den Ausstieg zu verpassen, weshalb ich stets zwei kleine

Reisewecker dabei hatte, die ich auf 5 und 10 Minuten vor der planmäßigen Ankunft im Umsteigebahnhof stellte.

Mein letzter Anschluß ab Marburg, ein Bahnbus, war abends fast leer. Da legte ich mich auf die hinterste Bank und brauchte keine Angst vor dem Verschlafen zu haben, denn ich fuhr bis zur Endstation. Ich liebe Fahrten bis zur Endstation, die ich ohne Druck genießen kann. Wenn ich dann bei der Ankunft nicht aus dem Bus stieg, dachte der Vater zuerst, unterwegs sei etwas schief gegangen – bis der Busfahrer mich entdeckte und aufweckte.

Ich schlief also mit Vorliebe in eintönigen Situationen ein, selbst wenn ich nicht speziell müde war. Gelegenheit macht Diebe – Gelegenheit macht Schlaf; ich «stahl» mir ein Mützchen voll Schlaf, wann immer es sich anbot. Doch ich konnte auch bei ganz ungewöhnlichen Anlässen ratzen, sogar wenn ich nervös war (z.B. im letzten Moment vor der Abreise oder vor einer Prüfung), oder wenn ich aufgeregt oder gar wütend nach einem Streit war. (Oder umgekehrt: Ich *war* bereits müde, weshalb der Streit erst recht entstand, und *deshalb* schlief ich danach?)

Zu Hause mache ich es mir immer noch gerne so gemütlich, wie es eben geht. Das Bettzeug bleibt auch tagsüber so liegen, wie ich es beim Aufstehen zurücklasse.

Ich unterscheide keine Schlaf- und Hauskleidung – so oft, wie ich aufstehe und mich wieder hinlege, lohnt sich das Umziehen ebenso wenig wie das Bettenmachen.

«Jetzt kommt die Susi sogar schon im Schlafanzug auf die Arbeit!» ruft manchmal ein Kollege, weil ich meine alten Schlafanzüge als Leggings bzw. lange Unterhemden benutze, ebenso wie richtige Leggings und Pullover mein Schlafanzug sein können. Am wohlsten fühlte ich mich in einer kleinen Wohnung, in der Schlaf- und Wohnzimmer in einem Raume sind.

Ich interessiere mich nicht für modische Klamotten und kaufe mir auch selten neue, doch an einem schönen, weichen Biber-Bettzeug kann ich nicht vorbeigehen, wenn es ein mir zusagendes Muster hat. Somit habe ich im Laufe der Jahre einen ansehnlichen Vorrat an Lieblings-Bettbezügen, Kuschelkissen und flauschigen Zusatz-Schlafdecken zusammengetragen. Das entschädigt mich für die ungünstigen Bedingungen, unter denen ich oft «draußen» schlafen muß.

Ich bin so ein richtiger «Penner vom Dienst».

Wenn Träume Wirklichkeit werden

Wenn Laien, ja selbst manche nicht spezialisierten Ärzte das Wort «Narkolepsie» hören, dann sagen sie zuerst (vorausgesetzt, sie können sich überhaupt etwas darunter vorstellen): «Das sind Leute, die immer schlafen.»

Dabei stimmt das gar nicht: Sie schlafen, auf 24 Stunden gerechnet, nicht mehr als andere Menschen. Sie schlafen nur anders verteilt – nie lange, aber öfters.

Bei jedem Narkolepsie-Patienten ist es individuell verschieden, doch wir haben durchaus auch unsere wachen Stunden – leider oft dann, wenn man nur wenig damit anfangen kann, z.B. mitten in der Nacht. Es sind nicht nur die Müdigkeit und die Schlafattacken am Tage, die uns zu schaffen machen, sondern auch die Wachanfälle (so heißen sie wirklich!) in der Nacht.

Die Müdigkeit aufgrund mangelhafter Schlafqualität führt zu den Konzentrations-Schwierigkeiten und jenem «automatischen» Verhalten, das einen auch noch im Halbschlaf weiterarbeiten, -fahren oder -gehen läßt, wobei sich natürlich gefährliche Fehler einstellen können. Doch kaum jemand – ich selbst bis vor kurzem auch nicht – hat je von weiteren, im kranken Schlaf begründeten Symptomen gehört.

Bei der Narkolepsie gibt es sogenannte non-REM-Schlaf- und REM-Schlaf-assoziierte Symptome. Während erstere allgemein bekannter sind (s.o.), stellen die REM-Schlaf-assoziierten Symptome in meinen Augen die heimtückischeren dar.

Der REM-Schlaf sei hier der Einfachheit halber mit «Traumschlaf» gleichgesetzt, weil Träume fast immer nur in dieser besonderen Schlafphase auftreten und es umgekehrt wohl selten REM-Schlaf ohne Träume gibt.

Zwei der REM-Schlaf-assoziierten Phänomene habe ich bereits beschrieben: die Realträume und die Traumschleife – in der Fachsprache hypnagoge Halluzination und Schlaflähmung genannt. Es handelt sich also um Zustände, die jeder Gesunde in seinem Traumschlaf ebenfalls erlebt, die den Narkoleptiker aber auch bei völliger Wachheit heimsuchen können. In der auf den ersten Blick so schönen Überschrift zu diesem Kapitel steckt also eine leicht gruselige Aussage.

Ein weiteres «Traum-Fragment» (sprich REM-Schlaf-assoziiertes Symptom), das einem am hellichten Tage zu schaffen macht, sind die sogenannten Kataplexien. Ich konnte sie selbst an mir zuerst gar nicht als solche identifizieren (was den Ärzten später die Anamnese und Diagnosestellung erheblich erschwerte) – und das, obwohl ich mir im Laufe der Jahre einen Heidenärger wegen dieser «Anfälle», bei denen die Muskeln zu versagen scheinen, einhandelte. Erschwerend kam hinzu, daß in meinem Falle sowieso alles Unverständliche auf den Autismus geschoben wurde, egal ob es paßte oder nicht.

Da das ganze eine ziemlich peinliche Angelegenheit ist, war ich außerdem wenig erpicht darauf, das ausgiebig zu diskutieren. Vor allem: Man sieht keinen Zusammenhang zu dem Schlaf-Wach-Problem. Kataplexien kommen oft schleichenden Fußes, viele Jahre nach Einsetzen der ersten Schlafattacken.

Im Nachhinein kann man rekonstruieren, daß es bei mir etwa gegen Ende der Lehrzeit begann, im Alter von gut 20 Jahren. Eigentlich war es nur ein seltsames «Weichwerden», das ich vorerst nur bemerkte, wenn mich jemand umarmte, was selten genug geschah. Damals begann ich gerade aus eigener Initiative heraus, mir in X-Stadt menschliche Kontakte aufzubauen.

Ich hatte zwei Jahre lang gebraucht, mich einigermaßen einzuleben, an den neuen Alltag in Firma statt Schule zu gewöhnen, und dachte, irgendwie könnte das doch noch nicht alles sein. Zum erstenmal im Leben versuchte ich freiwillig, auf

Menschen zuzugehen, als ob sich, wie bei vielen Erwachsenen mit high-functioning-Autismus, das Handicap zumindest teilweise selbst «auswachsen» würde.

Ich trat in einen Astronomie- und in einen Naturschutz-Verein ein, was beides meinen Interessen nahe kam, und wenn ich auch nie ein Disco-, Kneipen- oder Kinogänger wurde, so nahm ich doch an verschiedenen Vereinstreffen und Aktivitäten teil, fuhr sogar auf Zeltlager mit, auch wenn ich da wie üblich müde war und mich tagsüber ab und zu für ein kleines Nickerchen in mein kleines Zelt zurückziehen mußte. Auch bei abendlichen Vereinssitzungen in verräucherten Hinterzimmern von Gaststätten mußte ich trotz reichlichen Cola-Konsums dauernd den Kopf hochreißen, weil der mit verschlossenen Augen sekundenweise nach vorne sackte. Sobald der Raum für den obligatorischen Diavortrag abgedunkelt wurde, fiel ich förmlich auf die Tischplatte, drehte noch geistesgegenwärtig das Gesicht in Richtung Leinwand und döste davon ins Reich der Träume.

Ich entwickelte dennoch einige soziale, fast freundschaftliche Kontakte, besonders zu den Naturschützern; da blieb es nicht aus, daß man auch mal herzlich gedrückt wurde. Ich war zwar als Kind nicht gerade eine Schmusepuppe gewesen, kuschelte mich lieber in weiche Kissen und Decken als in die Arme der Eltern, doch das war lange her gewesen.

Jetzt, ganz alleine in X-Stadt, war ich froh, wenn ich mal mit den Kollegen quatschen konnte und sogar noch Vereinskameraden kennenlernte. Der Makel des «sozialen Krüppels» schien allmählich zu weichen. Ich würde es den Eltern schon beweisen, daß ich kein so untauglicher Mensch war, wie man mir eingeredet hatte, bis ich selbst daran glaubte!

Doch irgendwie währte diese Euphorie nicht lange; dieses «Doppelleben», Firma plus private Aktivitäten, überforderte mich zu sehr. Wie hatte ich je daran denken können, einmal eine eigene Familie zu gründen? Ich war doch schon zu verpennt, um mich selbst über Wasser zu halten. Obwohl ich ein Super-Langzeitgedächtnis habe, brauchte ich unzählige Notizzettel, um die kleinen Dinge des Alltags nicht zu vergessen, kam mir so schusselig vor wie eine verkalkte Oma (oder ein «zerstreuter Professor», wie der Optik-Meister mich schimpfte).

Meine Meister und Kollegen, die mich im Straßenverkehr beobachteten, hielten mich nicht mal für fähig, Fahrrad zu fahren. Sie meinten, einerseits schliefe ich sogar beim Treten der Pedale, andererseits würde ich die Verkehrsregeln nicht beachten und sogar bei Rot über die Ampel fahren, was ich selbst aber nie bemerkte. Wenn mich jemand anhupte, fiel ich vor Schreck beinahe vom Rad und machte einen gefährlichen Schlenker Richtung Bordstein (wo ich wirklich manchmal hinfiel) oder quer über die Straßenmitte. So war es immer öfter zu jener Zeit, wenn ich heftig erschrak: Irgendetwas schien da bei mir auszusetzen.

Schrak ich in der Firma zusammen, weil es irgendein lautes Geräusch gab oder der Meister plötzlich neben mir stand und mir auf die Finger sah, fielen mir Werkzeuge und Linsen aus der Hand. Brüllte mich der Meister plötzlich unerwartet an, ging ich vor Angst in die Hocke. Nicht daß ich mir deshalb Gedanken gemacht hätte; ich war halt ein Schlappschwanz. Das Weichwerden bei körperlichen Berührungen in bewegenden Situationen jedoch irritierte mich. Bei einem Besuch in Arolsen sprach ich sogar mit meiner Mutter darüber. Vielleicht hatte ich mich ungeschickt ausgedrückt, als ich ihr erklärte, daß ich mich dann für den Moment etwas hilflos fühlte, weil ich keine Kontrolle über meine Muskeln hatte.

Jedenfalls wurde ich, wieder einmal, gründlich mißverstanden. Die Mutter meinte, es handele sich dabei um irgendwelche sexuellen Reaktionen, und ich sei wohl besonders leicht «herumzukriegen», wenn ich mich schon bei harmlosen Berührungen so ausgeliefert und willenlos fühlte. Ich kam mir ganz schön blöd vor; als ob ich gleich mit jemandem ins Bett gehen würde, wenn er mich anfaßte!

Ausgerechnet ich; abgesehen davon trat das Weichwerden

beim Umarmen in gefühlsgeladenen Situationen bei Männern wie bei Frauen ein, auch bei einem lieben älteren Naturschützer, der mein Großvater hätte sein können.

Daraufhin sprach ich nie wieder mit der Mutter über derartiges.

Nach der Lehre arbeitete ich im ersten Berufsjahr in der Linsen-Kontrollabteilung. Da konnte ich zwar den ganzen Tag über sitzen, aber mir fielen dauernd die Augen zu. Zum Glück sah man mir vieles nach, weil ich eigentlich nur zur Aushilfe dort war. Als ewiger «Lehrbub» wurde ich oft mit diversen «Sonderaufträgen» herumgeschickt, z.B. Linsen und Kartons zwischen den Abteilungen hin- und herfahren, Cola, Kaffee und Sachen vom Materiallager holen usw., was mir ausreichend Gelegenheit gab, unterwegs auf den WC's der verschiedenen Stockwerke (immer abwechselnd, damit es nicht auffiel) ein Mützchen voll Schlaf zu stehlen. Wer konnte schon abschätzen, wie lange ich am Aufzug oder in der anderen Abteilung warten mußte?

Besonders eignete sich das verkommene Linsenlager nebenan: Ich schnappte mir die BILD-Zeitung, verschwand hinter den zimmerhohen Regalwänden und ratzte eine kleine Runde, wenn ich es gar nicht mehr aushielt.

Zigarettenpausen und BILD-in-der-Arbeitszeit-lesen machte jeder, vom kleinen Lehrbub bis zum Obermeister, da durfte ich ja wohl auch mal kurz schlafen, oder?

In der Mittagspause legte ich mich mit dem Kopf in den schwarzen Kasten, in dem wir die Linsen zu kontrollieren pflegten. Wir waren eine lustige kleine Abteilung, und manchmal wälzte ich mich vor Lachen auf dem Boden – mehr vor Weichwerden als vor Lachen? Und eigentlich *lag* ich auch mehr vor Lachen auf dem Boden, als daß ich mich «wälzte». War ja auch egal!

Aus verschiedenen Gründen beschloß ich, nach einem Jahr Optisch' einen freiwilligen Sozialdienst in Norwegen zu leisten. Eine verrückte Idee ausgerechnet für mich, aber als sich die Gelegenheit dazu bot, griff ich zu. Norwegisch hatte ich bereits gelernt, während meiner paar wachen Stunden, meist in der Nacht, mit Hilfe eines Cassetten-Kurses.

Das Abschiednehmen setzte mir mehr zu, als ich erwartet hatte. Wer wußte, ob und wann ich diese doch vertrauten und liebgewonnen Menschen wiedersehen würde? Eineinhalb Jahre – so lange dauerte der Sozialdienst – waren eine lange Zeit.

Bei den zahlreichen Abschiedsumarmungen wurde mir weicher als je zuvor; genau betrachtet, konnte ich mich zwar von den anderen drücken lassen, wobei ich mehr hing als stand, doch ich konnte selbst nicht mehr aktiv zugreifen, weil meine Arme wie gelähmt herabbaumelten.

Dies sollte aber vorläufig das letzte Mal so sein; in Norwegen würde ich meine Ruhe haben. Die «Schlafkrankheit» nahm ich auch ins Ausland mit, doch nirgendwo wie dort fiel es mir so leicht, meine Zwangsnickerchen zu verbergen. Ich arbeitete in einer Wohn- und Reha-Institution für unterschiedlich behinderte Menschen und hatte vielerlei einfache Tätigkeiten, für die man keine Ausbildung benötigte, zu erledigen. Zwischen Küchendienst, Essen servieren, Müll holen, Bettzeug wechseln und Handarbeiten blieb immer mal Zeit für ein Schläfchen. Da ich auch noch direkt vor Ort wohnte, konnte ich in den offiziellen Pausen sogar mein Bett erreichen. Nur manchmal bei längeren Personalbesprechungen sackte mir wieder der Kopf auf die Brust, und wenn man mich während der Dienstzeit ab und zu schlafend auf dem Sofa im Aufenthaltsraum antraf, gab es etwas Spöttelei.

Das unerklärliche Muskelversagen trat nicht mehr so häufig wie in der Optisch' auf, doch wenn, dann war es ausgeprägter. Da ich damals weder den Zusammenhang zum Schlaf-Wach-Krempel noch die Verbindung der kurzzeitigen «Ausfälle» mit starken Emotionen erkannte – eben weil es Emotionen ganz unterschiedlicher Art sein konnten, die das «Weichwerden» auslösten –, machte ich mir keine besonderen Gedanken darüber.

Doch irgendwie war wieder der Wurm drin: Kaum hatte ich begonnen, etwas aus mir herauszugehen und das soziale Leben der Menschen zu erkunden, kamen die unsichtbaren «Backpfeifen», die die Ärzte später einmal Kataplexien nennen würden, sowie eine immer noch wachsende Tagesschläfrigkeit dazwischen.

Nur instinktiv fühlte ich, daß ich von so etwas verschont bleiben würde, wenn ich starken Gefühlen aus dem Weg ginge, und ich zog mich wieder zurück in mein «autistisches Verhalten», weg von «zuviel Mensch» und allem damit verbundenen Stress.

Es gab wenige potentielle Auslöser für Kataplexien während der Zeit in Norwegen. Wenn ich mal einen meiner Lachanfälle hatte, waren meist nur die Bewohner und mein deutscher Mit-Freiwilliger Christoph dabei, und die (meist auch geistig behinderten) Bewohner fanden das selbst lustig, wenn ich mich im wahrsten Sinne des Wortes «schief lachte» und fast vom Stuhl fiel. Dagegen kam auch der leichte Tadel von Chris nicht an.

Gleich als ich das erste Mal einer cerebral gelähmten Bewohnerin beim Duschen und Anziehen helfen sollte und wir beide über die ulkige Situation lachten, als ich partout nicht mit ihrer Strumpfhose fertig wurde, knickte ich in den Knien ein, und da dieses Mal auch noch das Gewicht eines zusätzlichen Körpers auf mir lastete, blieb es nicht nur bei einem kurzen Zusammenfahren, sondern wir landeten gemeinsam auf dem Fußboden, die Bewohnerin zum Glück unbeschadet auf mir.

Ein anderes Mal war ich dabei, dem Oddvar (meinem ganz speziellen Schätzchen, der MS und Schizophrenie hatte), der gerade frisch geduscht war, im Bad eine frische Windel anzulegen, wobei er noch mithalf, indem er sich selbst aus dem Rollstuhl hochstützte. Plötzlich sagte er auf seine unnachahmliche lahme Art: «Ich muß piss-sen …,» und tat es auch prompt, während er seinen Lieblingssong «Help» von John Lennon anstimmte. Ehe ich etwas verhindern konnte, waren wir beide naß, und da die Situation nicht einer gewissen Komik entbehrte, bekam ich einen meiner allmählich berüchtigten Lachkoller. Nun verloren wir beide das Gleichgewicht und fielen in die Dusche, während Oddvar munter weiter trällerte. Nach einer weiteren Stunde war er erneut geduscht und hatte einen sauberen Jogging-Anzug an.

Das waren Beispiele für die harmloseren Auswirkungen der Muskeltonusverluste.

Zwei der ersten richtig bösen ereilten mich, als Chris mir das Autofahren beizubringen versuchte. Ohne Auto bist du in Norwegen aufgeschmissen, meinte er. Da hatte ich mir ja eine schöne Suppe eingebrockt mit dem Auslandsaufenthalt: In Deutschland hatte ich bereits Probleme gehabt, beim *Fahrradfahren* die Kontrolle über die Verkehrssituation zu behalten.

Mit der rein theoretisch-mechanischen Handhabung des kleinen Combis kam ich zurecht, nur nicht mit der Konzentration auf die Teilnahme am öffentlichen Verkehr. Die Straßen dort waren zwar wenig befahren, aber dafür extrem schmal. Kam einem ein Auto entgegen, war es oft so eng, daß einer der beiden rückwärts in eine Ausweichbucht fahren und den anderen vorbeilassen mußte.

Ich hatte bereits ohne Gegenverkehr Schwierigkeiten, den Combi auf der Straßenmitte zu halten, links eine Felsenwand, rechts das tiefe Wasser des Fjords. Christoph drängte, ich solle schneller fahren; dieses Schneckentempo könne man ja keinem zumuten, zumal man ja hier nicht überholen konnte. Doch wenn ich schneller als ca. 20 - 30 km/h fuhr, entglitt die Umgebung meiner Übersicht, verschwamm zu einem Nebel wie in einer undeutlichen Traumerinnerung, und außerdem war ich müde. Gas geben, Gas geben – wie im Tran führte ich diese Anweisung aus. Plötzlich tauchte vor uns ein anderes Auto auf, machte keine Anstalten zu bremsen, und während ich noch träge den Fuß vom Gas nahm und versuchte, mich zu erinnern, wo die Bremse saß, war – wutsch! – der fremde Wagen an uns *vorbei*gefahren, doch für mich wirkte es, als müsse er den Combi gestreift und zumindest den Rückspiegel mitgerissen haben, und ich war zu Tode erschrocken. Da sackte ich vornüber aufs Lenkrad, während mir kurz die Augen zufielen. Chris schimpfte, was denn los sei, die Straße sei doch breit genug an dieser Stelle hier. Ich hatte mich kaum wieder bekrabbelt, da mußte ich schon wieder losfahren – Chris war ein strenger Lehrmeister.

Schon tauchte die nächste Steilkurve vor mir auf, schmal und gesäumt von schroffen Felswänden; der Anblick reichte nach dem gerade überstandenen Schrecken aus, mir einen weiteren Schlag zu verpassen, und dieses Mal hatte ich vorher nicht mehr gebremst! Ich fiel wieder auf das Lenkrad und zog es dabei nach rechts. Glücklicherweise waren Christophs Reaktionszeiten besser als meine: Im letzten Moment, bevor der Combi drohte, in den Fjord zu kippen, griff er ins Steuer und riß es herum.

Nach dieser Episode durfte ich gerne im Schneckentempo zurück zur Institution fahren. – Der Vollständigkeit halber sei hier gesagt, daß Chris ansonsten einer der besten Kumpel ist, die man sich wünschen kann. Wenn ich ihn heute bei seiner jungen Familie in Norwegen besuche, kann ich mich wahrhaftig «wie zu Hause fühlen».

Auch als er noch gar nichts von der Narkolepsie-Diagnose wußte, nahm er schon Rücksicht auf meine Schlafgewohnheiten, wie ich es von keinem Gastgeber erwarten würde. Zuerst wurde ich gefragt, ob ich etwas ausruhen wollte, bekam ein Bett in der Nähe von CD-Spieler, Kühlschrank und Herd («falls ich nachts frühstücken wolle, um danach noch etwas zu schlafen»), und selbst sechs Jahre nach unserer Dienstzeit erinnerte er sich noch daran, daß ich gerne einen Schlafplatz mit erhöhtem Kopfteil und kleinen Extra-Kissen habe!

Heute erscheint mir alles so deutlich. Wenn ich die ganz alten Traum-Tagebücher durchsehe, stelle ich fest, daß ich «Kataplexien», schon lange bevor sie anfingen, meinen realen Alltag zu beeinflussen, gekannt habe. Dieses Muskelversagen, diese Schrecklähmung im Anblick großer Gefahr – das hatte ich doch früher schon in Träumen erlebt, in Alpträumen übelster Art! Tatsächlich liegen Kataplexien in einem gestörten, d.h. zu ausgiebigen Traumschlaf begründet. Nein, daß auf *diese* Weise der «Traum» zur Wirklichkeit wird, das sollte man sich nicht im Traume (oder REM-Schlaf) wünschen!

Lachschlag, Schrecklähmung & Co.

In Norwegen hatte ich in einer relativ reizarmen Umgebung gelebt und war nur selten in eine gefühlsüberladene Situation geraten. Wahrscheinlich war die Entwicklung oder das Deutlichwerden der Kataplexien deshalb so langsam fortgeschritten. Nach der Rückkehr nach Deutschland 1990 kam es aber knüppeldick.

Es gab Schwierigkeiten in allen Lebensbereichen. Ich hatte zwar wieder einen Arbeitsplatz in der Optisch' bekommen, aber nicht in meiner alten Abteilung. Im Labor im Keller kam ich, weitgehend mir selbst überlassen, überhaupt nicht zurecht. Die meist abgedunkelten Räume, die Langeweile und die stickige Luft verführten mich mehr denn je zum Pennen. Das schadete mir zwar nicht, da nie einer zum Kontrollieren nach mir sah, doch das schlechte Gewissen plagte mich.

Einmal wollte ein junger Betriebsphysiker mir eine komplizierte Meßanlage erklären, als mich dermaßen der Schlafdruck überfiel, daß ich schwankend vor ihm stand und selbst im Stehen nicht mehr die Augen offen halten konnte. «Ist dir schlecht? Möchtest du mal an die frische Luft gehen?» fragte der junge Kerl mitfühlend. Ich griff die Ausrede dankbar auf, taumelte mit letzter Kraft zur nächsten Toilette, wo ich mich auf den kalten, dreckigen Steinboden fallen ließ und in einen Erschöpfungsschlaf ohnegleichen versank.

Nach drei Monaten wurde ich wieder in die Linsenkontrolle versetzt, aber dort war auch nicht mehr alles wie früher: Zwei neue Kolleginnen hatten sich inzwischen dort eingenistet und machten mir fast jeden Arbeitstag zur Hölle mit ihren Sticheleien. Sie beschwerten sich über meine Art, «wie Spasti» zu lachen. Wurde ich angeschnauzt, lief es meistens wie folgt ab:

Beim ersten Mal konnte ich noch etwas Kontra geben. Kam dann ein unerwartet lautes, jähzorniges Gebrüll zurück, schrak ich derart zusammen, daß ich wie ein schlaffer Sack vor meinem schwarzen Kontrollkasten hing, den Mund halb geöffnet, doch keinen Ton herausbrachte. Es war zum Verrücktwerden: Die Worte, eventuell eine schlagfertige, gepfefferte Antwort, waren in meinem Kopf, doch ich konnte meine Sprechwerkzeuge nicht dazu bewegen, sie auszuspucken; ich stopfte mir quasi selbst das Maul, wenn ich mich zu stark über etwas aufregte.

Da es der Firma ökonomisch immer schlechter ging, ich aber sehr an meinem Arbeitsplatz hing, kam zusätzlich die permanente Angst vor einer Kündigung hinzu, mit der man mir besonders gut drohen konnte, was gewisse mobbende Kolleginnen weidlich ausnutzten. Als mein alter, verständnisvoller Chef in Pension ging, wurde alles nur noch schlimmer. Meine «Anfälle» gingen manchmal so weit, daß ich regelrecht unter meinem Tisch lag.

Parallel dazu war meine Wohnsituation chaotisch: Die erste Zeit mußte ich in einer Privatpension bei einer zänkischen Wirtin wohnen, bis ich endlich eine Wohnung in X-Stadt beziehen konnte. Bei den Vereinen, in die ich früher gegangen war, war auch nicht mehr alles beim alten und generell weniger los; und überhaupt, ich hatte keine Kapazität mehr für irgendwas übrig und ging nicht mehr hin. Bei meiner Familie war es auch nicht sehr rosig: Ich fühlte mich ständig mißverstanden, war enttäuscht, daß sich niemand für meine Erlebnisse in Norwegen und die Musik, die ich von dort mitgebracht hatte, interessierte, und es fiel mir schwerer denn je, meine Schlafsucht zu verbergen.

Befand ich mich im Stadium kurz vor der Schlafattacke und war gezwungen, an Konversation teilzunehmen, gab es grundsätzlich Krach.

Bei Übermüdung aber häuften sich auch die unerklärlichen Muskelversager; da reichte dann schon ein verhältnismäßig kleiner Auslöser, und ich sackte auf den Tisch. Besonders schlimm war es, wenn dabei auch die Stimme versagte, denn das wurde immer mißgedeutet. Meine Mutter meinte, jetzt sei ich wohl so richtig «autistisch». Viele der Kinder mit einer schwereren Form von Autismus können nämlich nicht sprechen, bloß sieht das bei denen völlig anders aus als bei mir.

Erstens hatte ich bis vor kurzem noch keine Probleme mit dem Sprechen gehabt, und zweitens konnte ich ja bald nach Überwindung der Lähmung wieder völlig normal reden.

Ich habe noch nie in einem Fachbuch gelesen, daß jemand, der zwar gewisse autistische Züge hat, aber bereits in der Kindheit fließend sprechen lernte, plötzlich im Erwachsenenalter einen derartigen Rückschritt machen und für jeweils wenige Minuten in den Zustand völligen Mutismus' verfallen sollte. Die Worte waren doch in meinem Kopf; es waren bloß die *Muskeln*, die nicht arbeiteten! Natürlich kommt es auch vor, daß mir mal keine Antwort einfällt, aber dann wäre ich immer noch in der Lage, «ich weiß es nicht» zu sagen oder um eine genaue Erklärung zu bitten!

Versuchte ich in einem solchen Zustand, manchmal voller Verzweiflung dennoch zu sprechen, kam bestenfalls ein Gelalle heraus. Ich hörte das mit aller Deutlichkeit, und, ehrlich gesagt, das klang wirklich so ähnlich «wie Spasti».

Meine Mutter schimpfte nun bei jeder Gelegenheit: «Das hast du doch früher nicht gemacht!» – schob aber alles auf den Autismus, der mir erst 1992 offiziell diagnostiziert wurde. Danach ließ sie mich etwas mehr in Ruhe, doch eine zufriedenstellende Erklärung für alles war das nicht.

Fast überall reagierten die Leute auf meine Art zu lachen, dabei verkniff ich mir derartige Gefühlsausbrüche sowieso schon meistens. «Du siehst bescheuert aus!» schimpfte die Mutter, wenn ich im Schwimmbad lachte und dabei fast absoff. «Was sollen bloß die Leute denken – die gucken schon alle!» Allmählich konnte ich mir gar nicht mehr vorstellen, wie ich früher laut gelacht hatte, ohne daß das Gesicht wie eine nach einem Schlaganfall verzerrte Fratze aussah, ohne daß der Kopf nach hinten flog. Eigentlich lachte ich mit den Nackenmuskeln; diese zogen den Kopf nach hinten, während die Kinnlade da blieb, wo sie hing. Ergo: Es sah aus, als hätte ich die Maulsperre, und man konnte bis zur hintersten Backenzahnfüllung blicken. Hatte ich je anders gelacht? (Bis vor kurzem hätte ich auch nicht so genau beschreiben können, wie das auf andere Leute gewirkt haben mußte. Außenstehende können einen oft besser beobachten als man sich selbst, und ich habe das alles erst im Nachhinein im Gespräch mit mir vertrauten Personen herausgefunden – nachdem ich verhängnisvollerweise dem Arzt gegenüber zuerst verneint hatte, daß ich Kataplexien habe.)

Ich begann, wenn es mal lustig wurde, mir das Gesicht mit den Händen festzuhalten, damit nichts passierte. Eigentlich lachte ich, wenn überhaupt, nur noch im Sitzen und im Schwimmbad, wo mich das Wasser trug. Es tat weh, daß ich gerade zu Hause nicht lachen durfte. Wenn ich im Sitzen lache, so richtig heftig jedenfalls, dann hänge ich zwar mit schlaffen Armen auf dem Tisch oder nach hinten gebogen, schief über der Rückenlehne, aber ich rutsche wenigstens nicht zu Boden. Die Schimpferei und der Spott, die ich für den «Lachschlag» erntete, waren noch harmlos im Vergleich zu dem Ärger, den es manchmal wegen größerer Schreck-Angst-Lähmungen gab.

Meistens dauern die Kataplexien bei mir nur wenige Sekunden oder Minuten und betreffen nur einzelne Muskelgruppen. Im Gesicht hatte ich z.B. andauernd Mini-Muskeltonusverluste, bis ich fast jegliche Mimik «einfror», was aber ganz unbewußt geschah. Somit sagte man mir eine starre, ausdrucksarme Mimik nach. Ich hätte gar nicht mehr gewußt, wie ich verschiedene Gefühle hätte zeigen können, weil das Gesicht dann irgendwie «abrutschte» und für mein Gegenüber nie das widerzuspiegeln schien, was ich empfand. Ließ ich dagegen das Gesicht von vorneherein wie ein Pokerface «hängen», dann konnte auch nichts mehr «fallen».

Bei den Eltern gab es Zoff, wenn sie mich z.B. nach einem Schreck über ein beim Erhitzen geplatztes Marmeladenglas auf dem Küchenboden vorfanden – sie sahen wohl nicht den Zusammenhang zwischen Auslöser und Reaktion? – oder wenn ich bei einem Streit mit der Mutter vor verzweifeltem Ärger eine größere Kataplexie inklusive Sprechlähmung bekam. Geschah das unterwegs im Auto, bauten wir mehr als einmal einen Beinahe-Unfall. Einmal kippte mich die Mama aus dem Auto heraus in ein Kornfeld; da sollte ich meinen «autistischen Anfall» auskurieren.

Waren wir zu Hause in meinem Zimmer, klatschte sie mir ein mit kaltem Wasser durchtränktes Handtuch um den Kopf, wofür ich sogar dankbar war. Manchmal hatte sie auch Angst und wollte mich ins Krankenhaus fahren, was aber rein technisch nicht durchzuführen gewesen wäre. Sie kapierte nie, daß ich hinterher, wenn die Lähmung vorbei war, so frustriert über das Geschehen an sich und nicht über den ursprünglichen (meist längst vergessenen) Auslöser war.

So etwas passierte übrigens fast ausschließlich im müden Zustand, und hinterher war ich dann so erschöpft, daß ich erst mal eine Runde schlafen mußte. Wenn ich schläfrig war, dann reichte ein unerwartetes Geräusch, um mich bis in die tiefste Hocke zusammenfahren zu lassen. Hielt ich dann etwas zum Essen, Trinken oder z.B. in der Firma eine Linse in der Hand, fiel dies zu Boden.

Als ich gerade frisch aus Norwegen zurückgekehrt war und in Arolsen eine Eistorte nach original-norwegischem Rezept hergestellt hatte, wollte ich dieses Kunstwerk aus jeder Menge Sahne und anderen köstlichen Zutaten stolz zum Einfrieren in den Tiefkühlschrank tragen. Nach der langwierigen Küchenarbeit war ich verständlicherweise müde, und da reichte die Telefonklingel aus, um mich so erschrecken zu lassen, daß ich samt der noch weichen Torte auf die Kellertreppe flog. Es sah aus wie nach einer Tortenschlacht aus einem «Dick und Doof»-Film.

Einmal holte der Vater mich abends vom Kasseler Bahnhof ab; der Zug war so voll gewesen, daß ich nicht mal auf dem Boden hatte schlafen können und hundekaputt war. Unterwegs mußten wir noch in ein Uhrengeschäft, wo ich an einem Glastisch stehenblieb und wartete, bis der Vater fertig war. Direkt hinter mir schlug plötzlich eine Uhr an. Mein Arm, der eine Flasche mitgebrachten X-Städter Federweißer hielt, fiel nach unten, die Flasche, zum Glück aus Plastik, auf den Tisch. Später ließ sich der Vater ausgiebig zu Hause darüber aus, daß der Verkäufer diskret-peinlich-berührt zur Seite geguckt habe, weil die Susanne da so «mit glasigen Augen» gehangen und mit der herabhängenden Kinnlade einen sehr debilen Eindruck gemacht hatte; da habe bloß noch der Speichelfaden aus dem Mundwinkel gefehlt! Ich fand das sehr gemein; ich war doch bloß müde gewesen!

In der Firma war es ähnlich. Inzwischen war ich mehrmals versetzt worden und im Zentrierraum als Kontrolleur tätig. Mit den Arbeitern dort verstand ich mich besser als mit den «Hexen» der anderen Abteilungen, weshalb es mir doppelt leid tat, wenn ich fehlerhafte Linsen entdeckte und sie ihnen von der Maschine wegnehmen mußte. Brüllte mich einer im ersten Ärger darüber unvermittelt an, feuerte jemand mit Absicht schwere Metallteile hinter meinem Rücken zu Boden oder ließ eine aufgepustete Brötchentüte neben meinem Ohr platzen, ließ ich alles fallen, was ich gerade in den Händen hielt.

Eine ältere Kollegin, die selbst Probleme mit den Hand-Sehnen hatte, meinte, ich solle doch zum Arzt gehen, und so suchte ich mir in X-Stadt einen «Hausarzt». Der verschrieb mir Metallschienen für meine angeblichen «Fallhände», die ich fortan trug, obwohl mir immer noch Linsen herunterfielen. Beunruhigend war auch, daß ich selbst immer öfter hinfiel.

Seit Jahren hatte ich außerdem schon undefinierbare Zahnschmerzen, ohne daß man Karies oder entzündete Wurzeln hatte feststellen können. Ich fühlte mich wieder mal wie der eingebildete Kranke. Erst als ich kaum noch kauen oder die Zahnhälse und Kauflächen putzen konnte, ging ich zu einem neuen Zahnarzt, und der meinte, ich würde nachts entweder mit den Zähnen knirschen oder permanent den Kiefer in derselben Position halten, so daß der Druck auf Dauer die Zähne so empfindlich machte. Wahrscheinlich war letzteres der Fall; schließlich bewege ich im Schlaf keinen einzigen Muskel. Ich bekam eine Aufbißschiene aus Plastik für die Nacht, und nach ein paar Wochen war jedes Zahnweh verschwunden.

Seit die Kataplexien verstärkt auftraten, habe ich zahlreiche «Abenteuer» mit der Polizei, speziell mit der Bahnpolizei, erlebt. Ich reiste ja viel, vor allem nach Skandinavien und 4 - 5 mal im Jahr für die Ferien nach Arolsen.

Wenn ich beim Umsteigen in Zeitdruck war, weil die Züge selten pünktlich ankamen und ich Gefahr lief, meinen Anschlußzug zu verpassen, fiel ich beim Rennen samt Gepäck plötzlich auf die Nase, ohne daß ein Hindernis im Weg gelegen hätte.

Manchmal, wenn ich einen wichtigen Zug nicht mehr erreicht hatte und vor Panik eine etwas ausgeprägtere Kataplexie bekam, griff mich die Bahnpolizei auf. Wenn ich relatives Glück hatte, dachten sie nur, mir sei schlecht geworden, und wenn sie die Telefonnummer meiner Eltern im Brustbeutel bei der Fahrkarte fanden, riefen sie zu Hause an und klärten die geänderte Fahrplansituation ab. Nachdem so etwas ein paarmal passiert war, entfernte ich den Zettel mit der Telefonnummer, denn zu Hause gab es nur Theater, wenn die wieder etwas von meinen «Anfällen» erfuhren.

Ungünstiger erging es mir, wenn ich wegen angeblicher Landstreicherei, Verdacht auf Drogenmißbrauch o.ä. aufgegriffen wurde. Vor allem die skandinavische Bahnpolizei ist in dieser Hinsicht sehr streng.

Ein Beispiel für eine große Kataplexie ist die Geschichte mit dem «Anfall, bei dem man vier Dänen holen mußte»; ich habe sie in meinem ersten Buch beschrieben, ohne damals zu wissen, um was es sich wirklich gehandelt hatte. Erst war mir der Rucksack gestohlen worden, dann hatte ich meinen Zugwaggon auf der Fähre von Deutschland nach Dänemark nicht mehr gefunden, dann wollten fremde Leute mich wegtragen, weil ich entweder Epilepsie oder Rauschgift genommen hätte. Das Chaos war perfekt! Und dann, als ich mich bereits wieder bewegen und sprechen konnte, zwangen mich vier dänische Zollpolizisten, mich in ein Krankenhaus fahren zu lassen, weil sie mich sonst nach Deutschland zurückgeschickt hätten.

So ist das oft: Ich habe zwar, wie während der Schlaflähmung, bei Kataplexien kein Zeitgefühl, und alles scheint sich ins Unendliche auszudehnen, doch selbst die seltenen «großen» Schreck-Angst-Lähmungen können kaum länger als eine halbe Stunde und auf keinen Fall länger als eine Stunde andauern.

Es ist dann ziemlich peinlich, wenn die anderen Leute annehmen, es sei etwas ganz Schlimmes passiert, wenn dann Arzt oder Polizei alarmiert werden. Denn so plötzlich alles begonnen hat, so schnell bin ich wieder auf den Beinen und kann sprechen, wenn mir auch meine Beteuerungen, es sei alles okay und ich hätte weder Drogen genommen noch benötigte ich Medikamente, nicht immer geglaubt werden.

Nur nach größeren Kataplexien, die wohl viel Kraft aufzehren, fühle ich mich etwas tatterig und muß bald darauf schlafen. Umgekehrt kommt es vor, daß, wenn ich «öffentlich» herumpenne und von der Polizei etwas abrupt geweckt werde, eine Schrecklähmung erfolgt, die die ganze Sache noch kompliziert.

Obwohl ich bei Kataplexien fast immer die Augen halbwegs öffnen kann, glauben fremde Leute oft, ich würde wegen «Epilepsie» oder «zugekifft» nicht hören können, was sie reden. Ich glaube, nur wer so etwas selbst schon mal erfahren hat, kann nachvollziehen, wie ohnmächtig und hilflos man sich fühlt, wenn man alles, was um einen herum geschieht, bei vollem Bewußtsein mitbekommt, sich aber weder bewegen noch verbal verständlich machen kann!

Wenn ich höre, wie die Leute davon sprechen, daß sie einen Arzt holen wollen, möchte ich schreien, es ist doch alles in Ordnung, sie sollen mich ruhig liegen lassen, bis es vorbei ist – doch es ist, wie wenn ich «nicht aus der Traumschleife herauskomme», kein Laut kommt über meine Lippen.

Das Schlimmste ist, wenn niemand, nicht einmal die Menschen, die einen eigentlich kennen sollten, etwas Willen zum Verständnis zeigen, ja, wenn die einem zusätzlich noch dafür in den metaphorischen Arsch treten. Ich selbst leide am meisten unter den Kataplexien, aber mein eigener Vater meinte immer, ich würde das «extra» machen. «Auftritte» nennt er das.

Wenn man ständig eingeredet bekommt, man sei verrückt … irgendwann glaubt man es dann selber.

Die üblen Erfahrungen mit fehlendem Verständnis und Vertrauen zu Hause und die mit ignoranten Ärzten in X-Stadt und Umgebung führten dazu, daß ich so spät, erst als ich mir gar nicht mehr anders zu helfen wußte, einen Neurologen wegen des *Schlaf*problems aufsuchte.

Irrfahrten durch Arztpraxen

Zugegebenermaßen, für meine jungen Jahre habe ich schon recht viele Macken abbekommen, doch die habe ich mir weder ausgesucht, noch habe ich (mit Ausnahme längerer Klinikaufenthalte) mich auch nur einen Tag dafür krank gemeldet; wenn ich tagsüber längere Arzttermine hatte, nahm ich Urlaub. Wenn es mir schlecht ging, habe ich versucht, mir nichts anmerken zu lassen, doch all das ist manchen Personen nicht genug. Krankheit, Behinderung, alles, was einen eventuell an die eigene Verletzlichkeit und Sterblichkeit erinnern könnte, das wird weder in der Arbeitswelt noch in der Familie akzeptiert, ja, selbst bei gewissen Ärzten wird voreilig alles, was man nicht sofort diagnostizieren kann, auf «psychosomatische» Beschwerden geschoben, in meinem speziellen Fall auch auf den Autismus. Oft kommt erst Jahre später die wahre Ursache heraus – nachdem man sich die ganze Zeit herumgequält hat und auch noch dabei denken mußte: «Halt' bloß den Mund, sonst wirst du auch noch zum Psychologen geschickt!»

Im Falle der Kataplexien und Schlafattacken war der inzwischen angerichtete soziale Schaden kaum noch zu ermessen. Bei meinem Zahnweh war es auch zuerst so gewesen, daß ich denken mußte, ich bilde mir das ein.

Als ich einmal wegen seit einem halben Jahr andauernden Halsschmerzen den Hausarzt aufsuchte und dieser nicht gleich etwas sah, als er mir ein Holzstäbchen auf die Zunge drückte (aber erst mal Antibiotika verschrieb!), meinte auch er, es gäbe keine organische Ursache. Glücklicherweise ging ich dann zu einer kompetenteren Fachärztin, die herausfand, daß die ganzen Schleimhäute ausgetrocknet und gereizt waren, wahrscheinlich von den Kitt-Dämpfen am Arbeitsplatz. Nachdem wir einen neuen, beim Erhitzen nicht mehr qualmenden Kitt eingeführt hatten, verschwand auch binnen zweier Wochen das Halsweh!

Genauso war es mit meiner eindeutig auf dem Röntgenbild sichtbaren beidseitigen Hüftdysplasie. Schon während der Lehrzeit war ich wegen der den Oberschenkel herunter ins Knie ziehenden Schmerzen und dem Springen des einen Hüftgelenkes beim Orthopäden gewesen, der aber nur das Knie untersucht, nichts gefunden und mich kurzerhand zum Psychologen geschickt hatte, wohin ich natürlich nicht gegangen war. Erst vier Jahre später kam zufällig das mit dem Hüftschaden heraus.

Der Hausarzt schickte mich noch zur Krankengymnastin, aber diese meinte, da müsse noch etwas anderes sein, denn ich war oft so müde, daß ich während kurzer Wartezeiten vor ihren Augen einschlief; außerdem fielen ihr einige kleine Muskeltonusverluste auf. Auf ihre Fragen hin gab ich zu, daß ich so etwas öfters und auch manchmal stärker ausgeprägt hatte, daß ich, wenn bei großer Müdigkeit und Unterdrückung des Zwangschlafes der Fußboden vor mir Wellen zu schlagen schien, auch mal wie besoffen taumelte oder hinfiel, obwohl nichts im Wege lag.

Die Krankengymnastin fand es unmöglich, daß ein so junger Mensch von gerade 24 Jahren zu müde sei, um neben der Arbeit auch noch ein normales soziales Leben zu führen. Sie meinte, ich hätte irgendeine schleichende Muskelkrankheit, und sie wolle mir helfen. Ich war sicher, daß ich nicht krank war, nur eben ein Schlappschwanz, ein faules Schwein, ein minderwertiger Mensch.

Ich war doch *kerngesund!* Gerade hatte mich ein Kollege das erste Mal zum Blutspenden mitgenommen, wo sich wider mein Erwarten zeigte, daß ich sogar einen sehr stabilen Kreislauf und guten Eisengehalt im Blut hatte. (Damit waren aber auch zwei Standard-Erklärungen für Müdigkeit ausgeschieden.) In den folgenden Jahren wurde ich sogar zum regelmäßigen, ja sogar enthusiastischen Blutspender, später sogar, wegen meiner Blut-Untergruppe, zum ziemlich begehrten Thrombozyten-Spender. Alle vier Wochen fuhr ich dann nach Mainz, wo ich je zwei Stunden an der Zellseparations-Maschine hing, und alle waren erstaunt, wie *gut* ich das immer verkraftete. Fragte mich jemand nach meinen Hobbys, gab ich stets u.a. voller Stolz «Blut spenden» an!

Die Krankengymnastin und der Hausarzt bearbeiteten mich so lange – sie sagten, es sei charakteristisch für solche Krankheiten, daß der Betroffene selbst die langsam fortschreitenden Symptome gar nicht bemerke –, bis ich allmählich selbst Zweifel bekam. Vieles war wirklich anders als früher. Schimpfte die Mama nicht manchmal, solche «Anfälle» hätte ich früher nicht gehabt? Fühlte ich mich nicht tatsächlich noch ausgelaugter als vor einigen Jahren? Die zu Anfang der Lehrzeit nur manchmal aufgetretenen Schlafattacken erfolgten nun täglich mehrmals. Außerdem vermeinte der Arzt, als ich mich bei einem Gespräch sehr aufgeregt hatte und leicht zusammengesackt war, ein für so eine Muskelkrankheit typisches «verwaschenes Sprachbild» bemerkt zu haben. Der Hausarzt setzte mich so unter Druck, daß ich mich in das Neurologische Krankenhaus schicken ließ. Auf dem Überweisungsschein stand: «Dringender Verdacht auf MS»!

Da fing ich aber wieder an zu streiken: Ich sollte dasselbe wie der Oddvar in Norwegen haben? Das war doch ein himmelweiter Unterschied!

Nachher würden sie mir auch noch die Schizophrenie andichten – Halluzinationen hatte ich ja bereits, zumindest, wenn ich auf dem Bett oder auf einer Bahnhofsbank lag. Bei Multipler Sklerose, so wußte ich, war später auch noch die Psyche betroffen, und obwohl mir alle Welt einzureden versuchte, ich sei verrückt, so fühlte ich mich immer noch als Herrin über einen klaren Verstand.

Ich ließ die obligatorischen Untersuchungen zum Ausschluß der MS-Diagnose über mich ergehen und gab nur spärliche Antworten auf die Fragen des Neurologen, die Dinge betrafen, die meiner Ansicht nach in meine Privatsphäre gehörten.

Diese und jene Untersuchungen «scheiterten an der mangelnden Mitarbeit der Patientin», hieß es im Abschlußbericht. Jedenfalls, es kam heraus, daß ich weder MS noch Muskeldystrophie o.ä. hatte, und zum Abschied klopfte mir einer der Ärzte auf die Schulter und meinte, ich solle mal ein gutes Schnitzel essen (ich bin nämlich Vegetarierin, esse aber durchaus Milchprodukte und Eier, um keinen Mangel zu erleiden), dann würde ich vielleicht etwas kräftiger werden. Danke, den Rat hätte ich mir auch billiger von meinen Kollegen (allesamt Fleischfresser) holen können!

Da schwor ich mir, das war das letzte Mal gewesen, daß ich wegen irgendwas zum Arzt gegangen bin! Lieber würde ich verrecken, als noch mal in so ein Krankenhaus zu gehen.

Heute frage ich: Warum ist damals keiner auch nur auf die Idee gekommen, meinen Schlaf untersuchen zu lassen? Wenn ich in der viel zu langen Krankenhausnacht nicht mehr hatte schlafen können, war ich durch die Gänge gegeistert und war der Nachtschwester auf die Nerven gefallen. Tagsüber hatte ich an verschiedenen Orten meine Nickerchen gehalten, und zumindest leichtere Kataplexien hatte ich direkt vor der Nase der Ärzte gehabt. Vor allem hatte ich stets beteuert, ich hätte sicher keine MS, ich sei nur müde.

Kurz nach dieser Episode hatte ich aber noch den seit langem feststehenden Termin bei Professor Gillberg in Göteborg, der mir die Diagnose «high-functioning-Autismus» stellte. Das war im März 1992, und was das damals für mich bedeutete, habe ich in meinem ersten Buch beschrieben.

Ein Kollege von Christopher Gillberg hatte auch die Idee, mir eine Art Bescheinigung, formlos, aber vom Arzt unterzeichnet, zu schreiben, in der er erklärte, daß ich bei plötzlichen, unerwarteten Schreck- oder Angstsituationen mit einem

«Katatonie»-Anfall reagieren und dann auch nicht antworten könnte, daß ich aber weder unter Drogeneinfluß stünde noch krank sei oder einen Arzt bräuchte.

Diesen Zettel trug ich fortan in einer Plastikhülle in handlichem Format und auf zwei Sprachen, Deutsch und Schwedisch, bei mir. Besonders auf meinen häufigen Zugreisen fühlte ich mich dann sicherer, und wenn wirklich wieder einmal etwas passierte, dann reagierten die Leute nur positiv. Der Zettel wurde auch tatsächlich immer gefunden, weil stets nach «Schema F» vorgegangen wird: Liegt man «zugekifft» oder mit «epileptischem» Anfall herum, gucken sie zuerst nach, ob man irgendwelche Papiere im Brustbeutel oder in der Tasche hat.

Doch das mit der *Katatonie* war das folgenschwerste Mißverständnis meines Lebens, ein «Druckfehler» sozusagen: Professor Gillberg, der nie selbst eine meiner größeren Kataplexien beobachtet und dem ich auch nicht davon erzählt hatte (ich sagte dann bloß, es hätte wieder mal «Chaos» gegeben, ohne das näher zu erläutern, wozu bei den Sprechstunden auch nie Zeit gewesen wäre), hatte mit «Autismus und katatonischem Bewegungsmuster» gemeint, daß ich generell so eine lahme Motorik und schlaffe Mimik hätte, manchmal sogar in «unbequemer» Körperhaltung festzufrieren schien (und für den Moment nicht antworten könnte – klar, autistische Sprachstörung!).

Heute weiß ich, das sind Mini-Kataplexien, die nur wenige Sekunden andauern, z.B. bei Überraschung/Erschrecken während eines Gespräches – eine solche hatte ich z.B. bei der Eröffnung der Autismus-Diagnose gehabt – oder sogar bei plötzlicher Freude (wobei man mir die Freude dann gar nicht ansieht, sogar eher das Gegenteil annimmt, weil das Gesicht »hängt»).

Meine Mutter, die beim Aufsetzen des Textes für den Zettel mithalf, und ich lasen uns jedoch auf der Suche nach Erläuterungen über «Katatonie» in einem uralten Psychiatrie-Lexikon einen ziemlichen Wirrwarr zusammen und dehnten den Begriff auch auf meine unerklärlichen Muskelkraftverluste in Extremsituationen aus. Hauptsache, man hatte einen Namen für die Sache.

Allein die Tatsache, daß solche Lähmungen in keinem Fachbuch über Autismus beschrieben sind und bei mir vor einigen Jahren auch noch nicht aufgetreten waren – zumindest nicht in dieser Stärke – hätte mich stutzig werden lassen sollen. Und auch in der Klinik in Göteborg, wo man etliche Male meine Schlafattacken hatte beobachten können, bei denen ich in wirklich «unbequemen» Stellungen auf der Treppe oder im Gang herumpennte, kam niemand auf die Idee, mal meinen Schlaf näher unter die Lupe zu nehmen.

Ein Mensch mit Autismus, der ist ja wohl so «verhaltensgestört», der schmeißt sich sogar auf den Fußboden, was?

Daß sich nun mit dem Autismus ein lang gehegter Verdacht bestätigte, brachte wohl letztendlich große Erleichterung, eine Menge Erklärungen für vieles und nach und nach etwas mehr Verständnis in meiner Umgebung mit sich. Daß so ein Schuß manchmal auch nach hinten losgehen kann, zeigte sich darin, daß die Mama und auch mein damaliger Vorgesetzter (der «böse Herr Z.») nun alles auf den Autismus schoben, einen Autismus, der im Vergleich zu den schwereren Fällen – den kleinen, schreienden, sich selbst verletzenden Kindern ohne jegliches Sprachvermögen und mit zusätzlicher geistiger Behinderung – doch relativ mild ausgeprägt war.

Herr Z. benutzte später falsch interpretierte Informationen über diese Behinderung (von wegen «verhaltensgestört» und so), um zu argumentieren, warum ich eine Zumutung für die Firma sei. Das war Ende 1993, als allgemein Entlassungen anstanden und man mich herausschmeißen wollte, obwohl ich gerade den Schwerbehinderten-Ausweis beantragt hatte. Ich bekam 50%, mehr für die Hüftdysplasien und etwas für den Autismus. Ich hatte mich lange Zeit geschämt, diesen Ausweis zu beantragen, dachte, bei meiner großen Motivation zur Arbeit würde ich es alleine schaffen. Doch nun war das die einzige Möglichkeit, daß ich meinen Arbeitsplatz behalten konnte.

Am Tage der versuchten Kündigung hatte ich eine meiner großen Kataplexien. Es zeigte sich, daß die Optisch' mich besser zu kennen schien als mein Vater, denn man hatte aufgrund früherer Erfahrungen mit so einer Reaktion gerechnet und extra meine Eltern herbestellt, die aber erst dazukamen, als ich bereits völlig bewegungsunfähig im Treppenhaus lag. Meine Mutter kannte so etwas ja von zu Hause her, hatte das aber wie üblich stets vor meinem Vater vertuscht, der seinerseits so viel mit seiner Arbeit beschäftigt war, daß ich ihn selbst während der Ferien kaum länger als jeweils für ein paar kurze Wortwechsel zu Gesicht bekam. Er ahnte nicht, daß es weiß Gott nicht das erste Mal war, daß ich so dalag.

Später, als der Vater mir bei den Verhandlungen mit Firma und Hauptfürsorgestelle half, meinen Arbeitsplatz zu behalten, schimpfte er, warum ich mich an jenem Tag so unmöglich «benommen» hätte – nun sei ich der Firma sicher erst recht unheimlich geworden. Ich mußte ihm versprechen, keine «Auftritte» mehr zu machen.

Ich war verzeifelt, daß er wirklich zu glauben schien, daß ich so etwas extra machte und daß es meinem Willen unterläge, das zukünftig zu vermeiden.

Wieder einmal war ich gezwungen, meine Schwierigkeiten zu verleugnen und zu verstecken. Dabei war ich es doch selbst, die am meisten unter diesen «Anfällen» litt.

«Die hängt manchmal vor ihrem Kontrollkasten oder liegt unter dem Tisch und ist überhaupt nicht ansprechbar!» gab Herr Z. später an, um zu erklären, warum ich nicht tragbar für die Firma und meine Kolleginnen sei.

Das war gemein! Ich hatte ja diese Reaktionen immer erst aufgrund von Anbrüllen und Arbeitsplatzverlust-Drohungen der «Hexen» bekommen. Und wenn ich auch dabei manchmal nicht sprechen konnte, so bekam ich doch alles um mich herum mit! Und wenn meine Eltern wüßten, was ich unterwegs schon alles erlebt hatte! Dennoch, ich nahm mir fest vor, jetzt wirklich aufzupassen. Keine «Anfälle» mehr! Wenn es nach einigen Personen in der Firma gegangen wäre, hätten sie mich in ein Pflegeheim oder zur Lebenshilfe gesteckt; so weit sollte es nie kommen!

Doch obwohl ich alles versuchte, weil ich so an meiner Arbeit hing und die Drohung des Vaters, mir nicht mehr zu helfen, wenn noch mal so etwas passierte, wie ein unsichtbares Schwert über mir schwebte – gerade im folgenden Jahr gab es wegen Chaos in der Firma, einer Odyssee durch verschiedene Abteilungen und vor allem wegen des Mobbings, das von einer bestimmten Kollegin ausging, Kataplexien en masse. Wo war mein angeblicher «Betreuer» Herr Z., für den die Firma monatlich einen Zuschuß von der HFS bekam?

Da mir besagte Kollegin auch die Toilettenzeiten abstoppte, konnte ich nicht mal richtig meine dringend nötigen Nickerchen halten. Manchmal hatte ich Glück und durfte stundenweise in den Zentrierraum zum Linsen-Ablackieren. Kaum hatte ich ein paar Linsen fertig, sank der Kopf auf den Tisch, doch hatte ich eine glaubwürdige Erklärung parat: Die Lack-Dämpfe, die benebelten angeblich die Sinne! Fuhr mich die Frau dann im Halbschlaf-Zustand beim Hantieren mit heißem Kittpech an, fiel mir manchmal ein noch halbflüssiger Brocken auf Hand oder Oberschenkel, was zu schmerzhaften Brandblasen führte. Wurde ich während eines Streites oder wenn sie mich mit Absicht erschreckte, plötzlich schlaff und fiel halb auf den Tisch vor mir, sagte sie zum Vorarbeiter, ich wolle mich vor der Arbeit drücken.

Mit dem Vater konnte ich kaum darüber reden; der meinte immer nur, ich solle doch froh sein, daß ich jetzt meine Arbeit behalten hatte, und ich dürfe mir jetzt keine einzige Auffälligkeit mehr leisten. Aufgrund der Sache mit der Behinderung würden die in der Firma jetzt doppelt darauf achten, ob sie nicht doch noch einen Ansatzpunkt finden würden, um mir kündigen zu können. Schutz hin, Schutz her, und auch das mit dem Zuschuß und der damit verbundenen mir zustehenden Hilfe spielte keine Rolle.

Ich war voller Hoffnung gewesen, daß sich auch die Akzeptanz und das Verständnis in der Familie ändern würden. Doch allmählich bemerkte ich: Der Vater hatte mich zwar nach außen hin verteidigt, doch er würde es nicht noch einmal tun, wenn er erführe, was wirklich alles los war; und, er hielt mich wohl immer noch für einen Simulanten. Die Mutter sah das anders und hielt jetzt öfter als früher zu mir.

Ein Jahr dauerte die Quälerei, dann gab es einen großen Knall. Personalchef, Produktionsleiter, Betriebsrat und Vorarbeiter saßen wieder einmal über Susanne zu Gericht.

Susi schläft im Pappkarton … und sogar im Schwimmbecken

Zum Glück gibt es immer noch Menschen in der Firma, die mir wohlgesonnen sind. Ich kam wieder zurück in den Zentrierraum, wo ich mich immer am wohlsten gefühlt hatte, und diesmal nicht als lästiger Kontrolleur, sondern als Arbeiter, der selbst produziert und nicht bloß nachmißt, was andere falsch oder richtig gemacht haben.

Mein Arbeitsplatz, das «Kitt-Loh-Zentrieren», die Kameraden und Chef Hardy – hier stimmte einfach alles, obwohl es manchmal auch recht rauh zugeht in dieser «Männerabteilung», die von oben bis unten voll von glitschigem Öl überzogen ist. Wenn ich dort eine Schlafattacke bekam und mir in dem Moment der Rest der ganzen Welt unendlich egal war, dann brachte ich es sogar fertig, mich auf dem öligen, kittversprenkelten Fußboden unter meiner Maschine auszustrecken und bestenfalls noch einen ebenfalls pappigen Filzlappen unter den Kopf zu schmeißen.

Im Extremfall schlief ich sogar im Gespräch mit einem Kollegen ein. Einmal hörte ich noch, wie der Otmar dabei rief: «Du kannst doch jetzt nicht schlafen! Wenn der Produktionsleiter kommt!» Mich hätte nicht mal der Geschäftsführer abhalten können. «Am Arsch …», murmelte ich noch und ratzte davon.

So zwanghaft der Schlaf war, so oberflächlich war er dennoch. Manchmal nahm ich noch halb wahr, was in meiner Nähe geschah. Ich wußte gleichzeitig, wo ich mich befand, und daß ich trotzdem schlief. Wenn man mich nicht vorzeitig unsanft herausriß, schlief ich nie länger als 15 - 30 Minuten auf dem Arbeitstisch oder unter der Kitt-Loh; danach fühlte ich mich vorerst frisch und ausgeruht.

Doch oft entdeckte man mich in meiner geschützten Ecke und schüttete mir eine Ladung Wasser über den Kopf. Im Prinzip hätte ich nichts gegen erfrischendes Wasser gehabt; ich schmiß mir ja während der Arbeit selbst oft kaltes Wasser ins Gesicht, um etwas wacher zu bleiben, doch das Weck-Wasser war meist lauwarm und wurde in nicht immer sauberen Behältnissen zu mir transportiert.

Auf dem WC konnte ich nur noch selten schlafen, weil da immer Frauen aus anderen Abteilungen standen, rauchten, schwatzten und durch die Tür riefen, ob ich wohl da drinnen ein Kind kriegte oder warum das so lange dauerte!

Doch im Zentrierraum ging es locker zu. Wasserladung über den Kopf, weiterarbeiten. Wurde ich aber gezwungen, bis zum Halbschlaf weiterzuarbeiten, passierten gefährliche Fehler. Hatte ich Linsen an meinem Sitzplatz auf Spindeln aufgekittet, mußte ich aufstehen und diese in die Zentriermaschinen einlegen. Fünf Maschinen habe ich, fünf verschieden große Sorten Linsen, die man nicht verwechseln darf: Legt man eine Spindel mit einer großen Linse in eine für eine Linse mit kleinem Durchmesser eingestellte Maschine ein, dann kommt der Fräser zu weit vor und fräst nicht nur die Linse, sondern auch den Rohraufsatz der Spindel kaputt. Das dabei entstehende entsetzliche Geräusch reißenden, singenden Metalls weckte mich erst, wenn es zu spät war. Im Halbschlaf legte ich die Spindeln in die nächstbeste offen stehende Maschine ein, egal ob sie paßte oder nicht. Deckel zu, einschalten – Hauptsache die Maschine brummt!

Wenn Hardy von einer Besprechung oder einem Besuch einer anderen Abteilung zurückkam, sah er mir meistens an, wenn ich mal wieder ein Rohr gefetzt hatte. «Rohrkiller», schimpfte er dann und verleibte das kaputte Teil seiner Sammlung optischer Schandflecke ein.

Doch ich habe ja durchaus auch mal richtig wache Stunden, besonders nach einem erfolgreichen Nickerchen und dem

Mittagspausen-Schlaf, und was ich dann leiste, scheint meinen Oberboß wieder zu entschädigen. Jedenfalls setzt er sich für mich ein, wenn es mal Ärger wegen Kataplexien o.a. gibt, und dabei hat er eine bewundernswerte Zivilcourage und kuscht auch nicht vor einem höheren Vorgesetzten, wenn er nun mal Recht hat. Er warnt die Leute, mich nicht plötzlich zu erschrecken, denn dann gibt es in der Regel Ausschuß.

Da eine Zeitlang jede Woche an meinem Arbeitsplatz eine Aceton-Glasflasche zu Bruch ging, habe ich jetzt eine Plastikflasche, die sich voll rentiert hat, auch wenn sie nicht ganz den Sicherheitsvorschriften entspricht.

Für die Mittagspause habe ich mir nach und nach meine Ecke immer gemütlicher gemacht. Den größten Luxus im Vergleich zu früher stellt ein großer Pappkarton dar, in dem ich ein richtiges Kissen und saubere Filzlappen für zwischen die Knie und unters Hinterteil liegen habe. Als ich damals den Karton aufstellte, gab es zuerst Gelächter und Kommentare wie: «Hier sieht's aus wie im Obdachlosen-Asyl!». Doch inzwischen haben sich alle längst daran gewöhnt, und wenn ich nach der Pause aus meiner Ecke herauskrabbele («Ist unser Waldi auch schon wach?»), dann fühle ich mich wie neu geboren, auch wenn die ganze Herrlichkeit nicht länger als maximal zwei Stunden anhält.

Obwohl in der Pause nur wenige Meter von meiner Ecke entfernt jeweils 8 - 10 Männer lärmend am Tisch sitzen, rülpsen, rauchen und beim Kartenspielen fast die Tischplatte zerschlagen – ich *schlafe* in meinem Pappkarton und träume auch oft dabei. Manchmal habe ich sogar dort die Halluzinationen beim Aufwachen. Dann sehe ich z.B. kurz vor Mittagspausenende meinen Oberboß vor mir stehen und mit der Hand wedeln, so als wolle er sagen: «Auf, auf! Weiter schaffen!» Da er so etwas tatsächlich manchmal macht – aber niemals, solange es noch nicht zum Ende der Pause gebrummt hat –, schrecke ich dann hoch, nur um zu sehen, daß Hardy weit entfernt in seinem Büro sitzt oder mit den anderen Karten spielt! Wenn ich dann frage, ob er gerade vor meinem Karton gestanden und mir gewunken hat, zeigt er mir ein Vögelchen.

Einmal «sah» ich den Karl vor mir hocken und den verhaßten Zigarettenrauch in meinen Karton blasen. Ich schrie ihn voller Panik an, doch er grinste nur frech und hauchte auf seine typische Art noch mehr Qualm in meine Richtung. Ich schoß nach einigen Sekunden der Lähmung hoch – und stellte fest, daß Karl just an diesem Tag Urlaub hatte. Ich hätte schwören können, ihn mit offenen Augen vor mir gesehen zu haben, mit dieser ekelhaften HB-Zigarette in den Fingern; da hält man sich doch selbst für bescheuert! Und natürlich, es hatte auch keiner mein Gebrüll gehört.

Wie ich erst kürzlich erfahren habe, ist nach und nach die halbe Firmen-Belegschaft während der Pausen zu Besuch in den Zentrierraum gekommen, um mir beim Ratzen im «Penner-Asyl» zuzuschauen.

Ich liege davon ungerührt (genau wie zur Kinderzeit, als ich mir auch schon einen Pappkarton zum Schlafnest auspolsterte) wie eine zum Winterschlaf vorbereitete Haselmaus in meine Filzlappen, Papiertücher und Kissen eingewühlt, höre in der Ferne den Hintergrundlärm der Maschinen und Menschen, und wenn ich wenige Sekunden nach dem Hinlegen einen tiefen Atemzug nehme und sich ein leichtes Fingerzucken einstellt, dann denke ich noch: »Hurra, ich schlafe!»

Dieses ganz leichte Muskelzucken ist ein sicheres Zeichen für den kommenden Schlaf. Manchmal geht es dann auch wie «elektrische Schläge» durch den ganzen Körper.

Ich habe mal in einem Film Aufnahmen eines jungen Embryos gesehen, bei dem man gerade erst winzige Händchen erkennen konnte. Dieser Embryo schien vorwiegend starr und schwerelos zu schweben, doch in Abständen von Sekunden zuckte fein ein einzelner Finger – das hat mich sehr an mein eigenes Einschlafen erinnert. Ob jener Embryo gerade auch am Träumen war?

Solche «Kleinigkeiten», daß ich jetzt fast ein richtiges «Bett» im Zentrierraum habe und nach der Pause noch 10 - 15 Minuten vor meinem Tee sitzen und mich wieder «sammeln» darf, ohne daß jemand meckert, die bedeuten für mich ein Stück Gewinn an echter Lebensqualität!

Bei den feinen Damen in anderen Abteilungen wäre das sicher nie möglich gewesen. Oder man stelle sich mal vor, ich müßte z.B. in einer Bank oder einer Edelboutique arbeiten, das ginge ja gar nicht! So 'nem Waldschrat stehen nicht allzu viele Berufswahlmöglichkeiten offen.

Auch das mit dem Lachen ist wichtig: In den anderen Abteilungen und zu Hause durfte ich nicht lachen, und draußen wird man zumindest blöd angeguckt, sagt die Mama. Im Zentrierraum darf ich lachen, egal ob ich dabei im Öl auf dem Fußboden lande. Im Gegenteil, die Männer finden das sogar lustig und ermuntern mich noch zum Weiterlachen, wenn ich mich gerade wieder etwas aufrappeln kann. Haben sie einmal herausgefunden, welcher Reiz, welches Wort meinen Lachanfall ausgelöst hat, dann schaffen sie es evtl. dreimal hintereinander, mich selbst k.o. lachen zu lassen. Irgenwann ist das zumindest für mich dann nicht mehr so komisch, weil das an den Kräften zehrt und kurz darauf einen Zwangsschlaf nach sich ziehen kann.

Mich bringt normalerweise kein herkömmlicher erzählter Witz zum Lachen, aber über manche spontan entstehende Situationskomik kann ich mich königlichst amüsieren. Der Zentrierraum ist ein guter Nährboden für solche Situationen, und je länger ich zur Vermeidung von «Lachschlägen» das herzhafte Lachen unterdrücke, desto niedriger wird die auslösende Schwelle, desto heftiger wird das Lachen, wenn es dann endlich herausplatzt.

Ich habe beobachtet, daß es vielen Menschen so ergeht, gerade in unserem Betrieb; der Unterschied ist bloß, die anderen hängen dabei nicht schief auf dem Stuhl oder legen sich ins Öl. Aus diesem Grunde lache ich schon viel zu selten in den letzten Jahren, doch irgendwie braucht man das zum Leben. Oder?

Ich habe das zweifelhafte Talent, dauernd aufzufallen und das Chaos wie ein Magnet anzuziehen, dabei sehne ich mich nach Ruhe, der Natur, und vor allem hasse ich es, wenn man mich anstarrt.

Christopher Gillberg hat mir damals erklärt, die Leute würden mich angaffen, weil sie nicht wüßten, *warum* ich lache. Doch das ist sicher nur selten der Grund, denn die Leute kriegen sehr wohl mit, was der Auslöser war, sonst könnten sie schließlich nicht einen weiteren Lachkoller bei mir provozieren. Es sind die Kataplexien, die die Aufmerksamkeit auf sich ziehen, nicht die Art und Weise meiner privaten Witze.

Ebenso sehe ich ein, daß man selber schuld ist, wenn andere einen anstarren, weil man öffentlich herumgepennt hat, was ich an den unglaublichsten Orten fertigbringe. Fragen Sie mal im Schwimmbad nach «der Verrückten im Neoprenanzug, die immer im Wasser oder in der Damen-Sammelkabine schläft». Jaja, mit Polizisten und Bademeistern habe ich schon meine Last – oder umgekehrt, wie man's sieht.

Seit das mit dem Hüftschaden herausgekommen ist, gehe ich regelmäßig schwimmen, zur Freibadsaison sogar viermal pro Woche; dann schwimme ich langsam, aber ausdauernd je ca. zwei Stunden, egal bei welchem Wetter.

Weil mir so entsetzlich kalt dabei ist, trage ich den Neoprenanzug; die Erlaubnis dazu in X-Stadt durchzusetzen, war ein Kampf für sich. Der Anzug schützt auch etwas vor dem voreiligen Absaufen bei Müdigkeit und Kataplexien im Wasser; deshalb schwimme ich sowieso nur am Rand, erst recht in dem riesigen Freibadbassin von 25m x 50m Fläche. Doch trotz der isolierenden Montur – hier bekommt mein Körper, wieder mal, reichlich Übung im Auskühlen, doch vielleicht ist das ganz gut so. Abhärtung kann bei Narkolepsie eine Lebensversicherung sein; man bedenke, wie oft ich schon nachts oder bei Kälte irgendwo draußen eingenickt bin.

Ich schwimme meine zwei Stunden durch, egal wie sehr ich friere, wie müde ich bin, wie langsam ich vorankomme vor lauter Nebel im Kopf und Trägheit der Muskeln. Meistens schlafe ich allerdings schon in der Umkleidekabine ein, besonders wenn es da wohlig-warm ist, weil die Wärmestrahler eingeschaltet sind. Da können Frauen und Kinder ein- und ausgehen – Susanne ratzt. Da fast immer dieselben Badegäste kommen, kennen sie mich bereits und lassen mich in Ruhe. Spätestens beim Abkühlen wird mir so müde, daß ich regelrechte Gähnkrämpfe bekomme oder gleich den Kopf auf die auf dem Beckenrand verschränkten Arme lege – den Rest des Körpers im Wasser – und erst mal ein Nickerchen halte, gut eine viertel Stunde lang, laut Aussage einer Kollegin, die mich dabei erwischte und das prompt in der Firma erzählte.

Die Bademeister gucken schon gar nicht mehr, außer wenn sie von fremden Badegästen alarmiert werden. Dann erklärt der Diensthabende, «das macht die immer so», schubst mich etwas an und sagt: «Das geht doch nicht, immer hier schlaah...fen! Die Leute machen sich doch Sorgen!» Dann schwimme ich los, stampfe mich langsam, aber ohne Pause, wie ein Roboter durch das Wasser. Ich glaube, daß ich es fertig bringe, sogar *während* der Schwimmbewegungen zu schlafen, vor allem, wenn nicht viel Betrieb ist. Dann fallen mir die Augen zu, und ich schwimme weiter, bis ich an den Beckenrand stoße oder mich plötzlich in der Mitte wiederfinde. Meistens aber halte ich die Gerade längs meiner «Stammbahn» am Rand auch mit geschlossenen Augen ein.

Hinterher lege ich mich oft auch noch mal etwas in den Wärmeraum oder auf eine Bank vor dem Bad. Das Rattern und Plätschern des großen Salinen-Wasserrades dort hat so etwas Einschläferndes – und ich merke erst nach dem Aufwachen, ob ich bei düsterer Witterung dabei auskühle oder im Hochsommer in meinem schwarzen Anorak im eigenen Saft gekocht werde.

Wenn ich in X-Stadt alleine schwimmen gehe, gibt es eher wenig Potential für Lachkoller, doch gab es schon mehrfach Situationen, in denen mich die Schrecklähmung traf, sei es, weil der Bademeister mich anbrüllte, sei es, daß es Ärger mit gemeinen Schwimmern gab.

Einmal habe ich im Mai bei 10° C Außentemperatur eine halbe (?) Stunde mit Kataplexie neben dem Beckenrand im eisigen Regen gelegen, während in der Nähe noch die Blitze eines abziehenden Gewitters zuckten. Letzteres war auch indirekt der Auslöser gewesen, denn der Bademeister hatte mich angebrüllt, weil ich nicht sofort aus dem Wasser geklettert war, als es gesperrt wurde; und ein urplötzlicher Donnerschlag in scheinbar nächster Nähe (ohne daß ich vorher einen Blitz gesehen hätte) tat sein übriges.

Da das Gewitter nicht genau über dem Freibad dahinzog, war zwar das Wasser gesperrt, doch es war nicht gefährlich, am Rande zu liegen. Wahrscheinlich haben die Aufseher noch drinnen im warmen Wachthäuschen ihre Witze über die Bekloppte gerissen, die da draußen «schmollend» im Regen lag.

Als ich gerade wieder auf den Beinen war, kam die liebe Kassiererin, mit der ich oft etwas quatsche, die sich schon Sorgen gemacht hatte, und schleppte mich erst mal ab unter die heiße Dusche.

So könnte man noch mehr Anekdötchen erzählen. Ich stelle fest, daß ich es tatsächlich fertigbringe, ein ganzes Buch nur über das Pennen zu schreiben, ein schier unerschöpfliches Thema im Leben eines Narkoleptikers.

Eigentlich sollte ich Angst vor dem Zubettgehen haben, weil dort auch die fehlplazierten REM-Schlaf-Phänomene entstehen, doch es gibt für mich wohl keinen schöneren Ort als ein gemütliches Bett. In Decken und Kissen träumt es sich immer noch besser als in Öl, Wasser, Pappe oder auf harten Holzbänken und Steinböden.

Vom Schlaflabor, dem Bunker und vielen Kabeln

Ich hatte mir ja geschworen gehabt: *nie wieder* zum Arzt, erst recht nicht zu einem Neurologen! Doch im Laufe der letzten Jahre fühlte ich mich langsam, aber sicher auf eine Weise ausgelaugt, wogegen auch die Erleichterung, die die Autismus-Diagnose gebrachte hatte, nicht ankam. Okay, man wußte wohl Bescheid über «alles», doch das änderte nichts an meiner Verfassung, bloß etwas am Drumherum. Zumindest ging es der Firma besser, weshalb die unmittelbare Bedrohung meines Arbeitsplatzes wegfiel, und im Zentrierraum war ich so gut aufgehoben wie nirgendwo sonst. Doch die Schlafsucht zu unpassendsten Zeiten bzw. der fast permanente Tran in Kopf und Muskeln zehrten auch dann an meiner Lebensqualität, wenn ich vom rein intellektuellen Standpunkt her hätte echt «gut drauf» sein müssen. Ich war ja zufrieden mit meinem Leben, bloß – müde. (Allein die Mutmaßung anderer Personen, ich sei ja «schon wieder müde», ließ mich aber heftig abstreitend reagieren. Klingonenkrieger sind nicht müde! Müdigkeit ist Schwäche! Ich will stark sein … und vor allem: Ich bin doch kerngesund!)

Trotz der mich nun täglich heimsuchenden Schlafattacken, die kurzzeitige Erfrischung brachten, war ich auch abends nach der Arbeit nicht mehr fähig, nach dem mit letzter Kraft zubereiteten Abendessen wach zu bleiben.

Ich stellte spöttisch fest, daß ich von den im Laufe der letzten fünf Jahre gekauften CD's maximal nur die jeweils ersten drei Lieder kannte. Tagsüber hörte ich ja nur Radio, während ich nach dem Essen eine CD auflegte. Doch egal, ob zarte Synthesizer-Klänge, Klassik oder laute Rockmusik – ich knackte ein, sobald ich fertig gegessen hatte.

Manchmal wachte ich erst nach ein bis drei Stunden auf, mit ungeputzten Zähnen, schwitzend, weil ich im Bett noch den dicken Wollpullover über der leichteren Kleidung anhatte – oder ausgekühlt, wenn ich im Durchzug beim Briefschreiben auf dem Tisch eingepennt war, den längst ausgetrockneten Füller noch in der Hand, das Briefpapier verkrakelt. In der Wohnung herrschte «Festbeleuchtung», der Abwasch stand herum, und für den nächsten Tag waren weder das Frühstücksmüsli angesetzt noch die Tasche gepackt.

Am meisten tat es mir um das Dudelsackspielen leid, das ich in Verwirklichung eines alten Wunsches aus Kinderzeiten gerade mühsam erlernt hatte und nun wieder aufgab, weil ich einfach zu kaputt zum Üben war. Hier zeigte sich erneut, daß es nicht der Autismus oder eine generelle Ablehnung von Kontakten zu Menschen, sondern der Schlaf war, der bewirkte, daß ich mich vom allgemeinen sozialen Leben zurückzog: Fast ein Jahr lang war ich mit zwei anderen Dudelsackspielern aus X-Stadt mehr oder weniger regelmäßig mittwochs abends zum Proben zu einer großen Pipes & Drums-Band gefahren, wo ich mich sehr freundlich aufgenommen gefühlt hatte.

Sie hatten mir erst mal mein Instrument spielbereit gemacht und dann geholfen, die ersten Hürden beim Blasen und den schwierigen Griffen zu überwinden.

In der Band herrschte echte Kameradschaft und Gemeinsamkeit in der Liebe zur schottischen Musik. Jimmy, der uns fuhr, sagte: «Warte, bald wirst du voll eingekleidet bei den Pipes & Drums mitmarschieren – dann muß der Papa aber auch gucken kommen, wenn wir einen Auftritt haben!» Die Spieler tragen nämlich bei Auftritten alle eine original-schottische Uniform.

Abgesehen davon, daß der Vater sicher nicht aus diesem Anlaß nach X-Stadt gekommen wäre – ich gab auch das Musizieren wieder auf, gerade als ich die ersten Tunes mit allen drei

Drone-Pfeifen geöffnet spielen konnte. Zu müde! Schon allein die gut halbstündige Autofahrt zum Proberaum der Band war eine Tortur. Ich fiel, dort angekommen, wie halb bewußtlos aus dem Wagen und mußte während der zwei bis drei Übungsstunden zwischendurch auf dem WC kurz schlafen, um überhaupt noch etwas Luft zum Spielen aufzubringen. Es tut mir heute noch in der Seele weh, wenn ich Dudelsackmusik höre und mich daran erinnere, was für ein bewegendes Gefühl es war, selbst mitten zwischen den anderen Pipern und verschiedenen Drummern zu stehen und auf die Kommandos des Pipe-Majors zu hören.

Noch schneller, nämlich nach der zweiten Trainingsstunde, gab ich einen gerade begonnenen Wing-Tsun-Selbstverteidigungskurs wieder auf; erneut wegen Müdigkeit, nicht etwa wegen der Leute dort; die waren freundlich gewesen. Aber es war wichtiger, alle Energie zur Bewältigung des Arbeitsalltages aufzusparen.

Vielleicht war es auch die tägliche Ladung Wasser über den Kopf, derer ich allmählich überdrüssig geworden war: Irgendwann jedenfalls dachte ich, man könnte ja doch noch mal – ganz unverbindlich – mit einem Arzt über die Sache quatschen. Was sollte schon passieren; mehr als blamieren konnte ich mich nicht, und im Mich-selbst-lächerlich-machen habe ich ja Routine. Und dieses Mal würde ich genug Selbstbewußtsein haben, mich nicht zu so einem Affentheater wie damals bei dem «dringenden MS-Verdacht» pressen zu lassen. Doch den Hausarzt wollte ich lieber nicht fragen; der würde mich doch nur veräppeln. Welcher Facharzt mochte wohl für den Schlafkram zuständig sein? Die Krankenkasse gab Auskunft: doch wieder ein Neurologe. Ich überlegte noch einige Wochen hin und her, doch als es mir mal besonders schlecht ging, machte ich einen Termin aus.

Beim Neurologen bekam man erst mal ein 5-Minuten-Standard-EEG gemacht, bevor man einen Doktor gesehen hatte oder gefragt worden war, weshalb man eigentlich gekommen war. Naja. Im Sprechzimmer wurde ich dann etwas mehr interviewt. Ich kam mir ziemlich dämlich vor; das EEG war unauffällig gewesen, was wollte ich eigentlich noch hier? Der Neurologe meinte, er habe hier in der Praxis nicht die technischen Möglichkeiten, herauszufinden, was mit mir los sei, empfehle mir aber sehr, die Angelegenheit in einem Schlaflabor abklären zu lassen. Ach du liebe Güte! Ich – ins Schlaflabor?!

Über Nacht dort bleiben, wo ich doch zu Hause schon nicht genug Schlaf bekam? Keine Zeit, sagte ich, ich könne mir keinen Tag Arbeitsausfall leisten. Außerdem hatte ich schon vor ca. zwei Jahren eine Informationsbroschüre der AOK über den Schlaf gelesen. Darin stand, daß die meisten Leute, die meinten, sie schliefen schlecht, und dann ein Schlaflabor aufsuchten, dort gezeigt bekämen, daß sie durchaus genug Schlaf hätten, weil eben der Mensch seinen Schlaf subjektiv und meist falsch einschätzen würde. Und ich würde da wohl keine Ausnahme sein – auch wenn ich *sicher* war, daß ich nachts dauernd aufwachte und stundenlang wach lag; das sah ich doch allein schon an der Uhr! Außerdem: Die meisten anderen Leute schlafen auch nach einer durchwachten Nacht nicht tagsüber im Schwimmbecken, im Öl oder im Pappkarton ein!

«Wie würden Sie jetzt gerade Ihre Wachheit einschätzen?», fragte der Neurologe unvermittelt. «Noch ziemlich munter», meinte ich.

»Sie wirken aber *sehr* müde!»

Komisch, der Karl und die anderen im Zentrierraum, die sahen mir auch immer an, wenn sich der Schlafanfall näherte, bevor ich das selbst richtig bemerkte. Der Neurologe sagte mir nochmals, er würde mir sehr empfehlen, ins Schlaflabor zu gehen; er würde mir gerne eine Überweisung schreiben.

«Ja, ... kann das denn ... irgendwas sein? Gibt es denn ... da so was?» druckste ich herum.

Da gäbe es mindestens zehn verschiedene Krankheiten, die ihm spontan dazu einfielen, meinte er; es würde nichts bringen, mir die medizinischen Fachwörter zu nennen. Aber auf den Überweisungsschein schrieb er die Verdachtsdiagnose «Narkolepsie».

Eine passende Klinik zu suchen, überließ er mir selbst. Ich zögerte wieder, rief dann bei der Deutschen Gesellschaft für Schlafforschung und Schlafmedizin in Schwalmstadt an. Ein Telefongespräch ist ja ganz unverbindlich!

Eine freundliche Dame verwies mich auf die Deutsche Narkolepsie-Gesellschaft. Naja, fragen kostet ja nichts – und dort sagte mir der erste Vorsitzende, wenn ich wirklich Bescheid wissen wolle, dann führe kein Weg am Schlaflabor vorbei.

Ich zögerte erneut, rief dann noch mal an, ich hätte es mir überlegt. Jetzt, da ich die Entscheidung getroffen hatte, war ich neugierig, was da herauskommen würde. Der Vorsitzende gab mir sogar eine persönliche Empfehlung an den Oberarzt der auf die Schlafmedizin spezialisierten Hephata-Klinik in Schwalmstadt mit, und, damit ich es mir nicht wieder anders überlegte, rief ich noch am selben Nachmittag bei Dr. Mayer an.

Der fragte mich kurz nach meinen Symptomen aus und stellte dann eine Frage, die scheinbar völlig vom Thema abwich: «Wie ist das, wenn Sie lachen – wird Ihnen da weich in den Knien?» Ich überlegte verblüfft: In den Knien? Mir wird da allgemein so weich. Hm, zumindest ginge ich tief in die Hokke, wenn ich lachte, antwortete ich, aber eigentlich lachte ich sowieso nur so richtig, wenn ich irgendwo saß. Was sollte das mit den Schlafanfällen zu tun haben? (Daß die anderen sagten, ich sähe aus »wie Spasti» erzählte ich lieber nicht; das war ja der Autismus.)

Ich stellte die mir dringlichste Frage: Wie lange würde ich in der Klinik bleiben müssen? – Na, zuerst mal für die Nacht-Ableitung, «... und dann müssen wir Sie ja auch noch einstellen ...!» Was sollte das denn schon wieder bedeuten?

Der Arzt sagte: «Sie haben doch eine Krankheit, und die muß behandelt werden!»

Mir wurde plötzlich schlaff, und der Arm mit dem Telefonhörer klatschte herab. «Moment mal», protestierte ich, mich auf Hardys Bürotisch herumlümmelnd, «erst mal sehen, was bei den Messungen herauskommt, vielleicht hab' ich doch gar nichts!»

– «Das hörte sich aber ganz danach an», meinte Dr. Mayer und gab mir einen Termin: Juli 1996.

Schwalmstadt-Treysa liegt genau auf meiner Bahnroute von X-Stadt nach Arolsen, gleich hinter Marburg, wo mein Bruder Saaki studiert. Aber ich erzählte zu Hause natürlich nichts von dem bevorstehenden Schlaf-Test, weil der Vater sowieso immer über Leute schimpft, die «wegen nix zum Arzt rennen». Ich hatte vom Kleinstkindalter an gelernt, daß es besser war, Schmerzen oder Schwächen zu verbergen, denn sonst hieß es ja, ich täte denen was vormachen oder würde mich «anstellen». Hilfe von egal wem, ob Arzt oder Mitmensch, hätte ich sowieso nicht zu erwarten; letztendlich bliebe einem nur die Familie.

Doch diese half mir auch nicht, und so fuhr ich zur Hephata-Klinik, ein flaues Gefühl im Magen, doch aufrechter als damals ins neurologische Krankenhaus. Dieses Mal war es *meine* freie Entscheidung, und mehr als blamieren konnte ich mich nicht! Mit dieser Einstellung ging es leichter, mich auf der Station 3 zu melden und die Aufnahmeuntersuchung über mich ergehen zu lassen.

Dieses Mal ging ich nach dem Motto «Angriff ist die beste Verteidigung» vor, erklärte gleich zu Anfang das mit dem Autismus und so, um der Reaktion: «Die-ist-ein-bißchen-komisch-also-ein-Fall-für-den-Psychologen» vorzubeugen. Ich sagte, sie sollten den Schlaf nachmessen, und wenn diese erste Nachtableitung nichts ergeben würde, führe ich am nächsten Tag wieder nach Hause und Schwamm drüber.

Am Abend wurde ich für den Test vorbereitet. So ein Schlaflabor ist sehr interessant, ich hätte nie gedacht, was man so alles am Schlaf eines Menschen messen kann! Daß sie einem den Kopf voll EEG-Elektroden pappen würden, hatte ich erwartet, doch nicht die ganzen anderen Meßgeräte. Eines hing am Finger, zwei Fühler vor den Nasenlöchern, EKG am Oberkörper, zwei Riemen, die an Bauch und Brust die Atembewegungen kontrollierten, EMG-Elektroden an den Beinen, die die Muskelbewegungen im Schlaf messen sollten – die Krönung des ganzen war, daß eine im Dunkeln arbeitende Videokamera das ganze auch noch aufzeichnete.

Ich nahm es mit Humor und schlief sogar ein, nachdem die Nachtbetreuerin einen zu eng gespannten Riemen gelockert hatte. Immerhin war es hinter der doppelten, schall-isolierten Tür schön ruhig, so daß ich besser schlief als in mancher Nacht im Mietshaus. «Besser» ist hier relativ zu verstehen, denn auch im Labor lag ich stundenlang wach bzw. wachte mehrmals zwischendurch auf und träumte chaotisch herum. Die letzten Stunden vor dem «Aufstehen» lief gar nichts mehr. Der Stationsarzt fragte mich später, wie ich meinen Schlaf einschätzte, und meinte darauf, genauso hätte es auch die Ableitung gezeigt: Der Schlaf war arg verrattert, und ich brächte es auf nur eine Tiefschlafphase, wo gesunde Menschen vier bis fünf hätten; stattdessen produzierte ich abnorm viel REM-Schlaf.

Der sogenannte Multiple-Sleep-Latency-Test am Tage brachte noch ein verblüffenderes Resultat. Hierbei verblieben die ganzen Kabel am Kopf, zu einer Art «Pferdeschwanz» zusammengebunden, so daß man herumlaufen und in den Speiseraum gehen konnte. Fünfmal am Tag im Abstand von je zwei Stunden, also um 9, 11, 13, 15 und 17 Uhr, mußte man sich wieder im Schlaflabor melden, anstöpseln lassen und dann 20 Minuten lang versuchen zu schlafen.

Nichts lieber als das! Doch ob das ginge mit all den Kabeln, vor der Videokamera und bei all der Aufregung zwischendurch? Doch es stellte sich heraus, daß ich, selbst wenn ich mich nicht besonders müde fühlte, praktisch «im Akkord einpennen» konnte, und das binnen weniger Minuten. Außerdem zeigte sich dabei das berüchtigte «Sleep-Onset-REM» (Traumschlaf kurz nach dem Einschlafen), das bereits während meiner Nachtableitung zwei Minuten nach dem jeweiligen Schlafbeginn aufgetaucht war.

Daß ich blitzschnell in den Traumschlaf fallen konnte, hätte ich auch ohne EEG sagen können; schließlich träumte ich ja auch bei kurzen Tagesnickerchen sofort los. Daß dies aber ein Zeichen für Narkolepsie, für eine Krankheit sein sollte, das hätte ich nicht mal in just diesen Träumen geahnt. – Blödes Wortspiel!

Ein zweiter MSLT-Test brachte das gleiche Ergebnis. Dazwischen gab es Vigilanztests, Blutproben, Gespräche mit den Ärzten. Wie hatte ich nur annehmen können, nach einer Nachtableitung wäre alles abgeklärt? Ich hatte weder genug Ersatzwäsche noch sonst was dabei, und in der Optisch' warteten die Kitt-Loh-Linsen!

Der Oberarzt und die freundliche Frau Bohlmann vom Schlaflabor, die stets lustige Sprüche machte, während sie mich mit Elektroden-Pellets «verzierte», überzeugten mich, daß es wichtig war, einen kaputten Schlaf nicht auf die leichte Schulter zu nehmen, daß die bisherigen Messungen es rechtfertigten, weiter zu suchen. Frau Bohlmann zeigte mir die verwirrenden Kurven auf dem EEG-Tisch, erklärte mir, bei welchen Zacken ich eingeschlafen war, bei welchen ich geträumt hatte – und was im Leben alles vom Schlaf abhängt.

Eigentlich deutete ja vieles auf Narkolepsie hin, doch während ich dem Stationsarzt gegenüber zwar umständlich die «Schlaflähmungen» und die «Halluzinationen» beim Aufwachen beschrieben hatte, verneinte ich die Frage nach den Kataplexien. Ich hatte eine ganz falsche Vorstellung davon, was das eigentlich sei. Ich dachte, dabei müßte man wie vom Blitz getroffen plötzlich umfallen, stellte mir das so dramatisch wie bei einem großen epileptischen Anfall vor. Außerdem – ich hatte doch Kata*tonie*, und das war doch das Gegenteil von Kataplexie?

Aufgrund übler voriger Erfahrungen und der Erinnerung daran, wie das zu Hause bei den Eltern genannt wurde, war ich gar nicht erpicht darauf, dieses Thema ausführlicher zu diskutieren. Diese vagen psychiatrischen Ausdrücke haben mir immer Unbehagen bereitet – nachher würden die noch denken, ich hätte so was wie Schizophrenie. (Es gibt viele verschiedene Formen der Schizophrenie. Eine davon heißt der «Katatone» Typ und hat eine besonders ungünstige Prognose.)

Vor allem aber wußte ich nicht um die Bedeutung, die die Kataplexien für die Diagnosestellung hatten, daß sie ein wichtiges Kardinalsymptom für die Narkolepsie darstellten. Ich hatte gedacht, es reiche aus, die Meßwerte für sich sprechen zu lassen.

Wenn man sich zum ersten Mal mit der Schlafforschung befaßt, dann ist man viel mehr auf den zerrissenen Nachtschlaf und die Zwangsnickerchen fixiert. Im Nachhinein weiß ich, daß ich trotz der reizarmen Umgebung auch in der Klinik ein paar Kataplexien gehabt habe, sowohl beim Lachen (einmal; es gab sonst nicht so viel zu lachen) als auch bei Angst, als ich spätabends den Klinik-Koller hatte und nur noch nach Hause wollte.

Immerhin stellte der Aufenthalt dort große Anforderungen an meine Nerven, allein die ungewohnte Nähe zu so vielen Menschen, sogar beim Essen und Schlafen, auch wenn die Ernährungs- und Toilettensituation weitaus günstiger als damals im neurologischen Krankenhaus war. Es gab sogar vegetarische Vollwertkost, und solange wenigstens das Futter stimmt, halte ich durch.

Doch natürlich war keiner der Ärzte in der Nähe, wenn so etwas passierte. Meine Zimmergenossin holte einmal eine Schwester, aber da hatte ich mich schon wieder halbwegs aufgerappelt. Ich war heilfroh, daß ich nun doch keine Narkolepsie zu haben schien, denn ich hatte wahnsinnige Angst, daß sie mich dann voller Medikamente stopfen würden. Auf der Station hatte ich etliche Leute mit den unterschiedlichsten Schlafproblemen kennengelernt, die teils seit vielen Jahren von einer Klinik in die nächste zogen und ein Medikament nach dem anderen ausprobierten – ohne Resultat. Da hatte ich mir versprochen, so etwas würde ich gar nicht erst anfangen!

Mit der Verneinung der «Gretchenfrage» nach den Kataplexien hatte ich weder mir selbst in die Tasche lügen wollen noch wäre ich, wie damals, «nicht zusammenarbeitswillig» gewesen. Ich war einfach nur dumm, unwissend und abgelenkt – und hatte bereits eine pseudo-erklärende Vordiagnose.

In dieser Klinik fühlte ich mich zum ersten Mal ernst mit meinen Schwierigkeiten genommen, hatte das Gefühl, hier versuchen sie einem wirklich zu helfen. Die Ärzte sprachen mit mir wie mit einem vernünftigen erwachsenen Menschen, was ich gar nicht gewohnt war und ihnen hoch anrechnete. Hier sagte *niemand:* «Dieses oder jenes kannst du nicht richtig überblicken/einschätzen/verstehen, weil du Autismus hast.»

Ich hätte ihnen doch niemals bewußt Informationen unterschlagen und dadurch die Arbeit erschwert!

Nun saß ich bei Dr. Mayer im Büro, um zu besprechen, wie es weitergehen sollte. Anfangs war ich irritiert gewesen von seiner Art, «Witze» zu machen, weil ich mit dem Verständnis feiner Ironie immer noch meine Schwierigkeiten hatte.

»Sie *kultivieren* das ja auch noch!» war eines seiner Lieblingsworte. Ich «kultivierte» meinen schluffenden Gang, meinen zerstückelten Schlaf (indem ich mich nach dem Frühstück extra noch mal hinlegte) – also hatte ich mir das selbst eingebrockt, oder was?

Nach und nach lernte ich den Oberarzt jedoch schätzen und verstand, daß dieser lockere Ton nicht verspottend gemeint war. Doch als er mir eröffnete, daß er mich für ca. eine Woche in den «Bunker», das sogenannte «zeitgeberfreie Labor» stekken wollte, hätte ich beinahe gestreikt. Nicht weil ich Angst vor der Isolation von Tageslicht, Menschen und allem, was auf irgendeine Weise die Uhrzeit erkennen lassen könnte, gehabt hätte – inzwischen waren Betriebsferien, und dann hätte ich den Eltern erklären müssen, wieso ich noch nicht wie geplant nach Arolsen käme!

In meinem plötzlichen Schreck sackte ich wie üblich etwas zusammen; das Gesicht hing herab, und ich konnte für den Moment nicht sprechen. Es war wirklich nur eine Mini-Lähmung von kurzer Dauer, doch ich geriet in Panik, daß jetzt auch Dr. Mayer mich für bescheuert halten mußte. Er schien auch etwas bemerkt zu haben, denn da fragte er: «Können Sie mich hören?» Oh, wie ich das haßte; wie oft hatte ich diese Frage schon in ähnlichen Situationen gehört und nicht antworten können!

Doch dann riß ich mich hoch und antwortete, noch leicht tatterig in der Stimme.

«War das eben eine Kataplexie?» fragte Dr. Mayer, als ob er nur darauf gelauert hätte. Ich verstand gar nichts mehr. Das bißchen sollte eine Kataplexie gewesen sein? Dann hätte ich so was ja fast am laufenden Bande. Und wer war hier eigentlich der Fachmann?

Ich erklärte voller Scham, daß das, was ich hätte, Kata*tonie* hieße, und zeigte ihm auch meinen Notfall-Zettel.

»Na, das sah mir aber ganz anders aus ...», zweifelte der Oberarzt. Und ich beeilte mich zu beteuern, nein, das war nichts, ich hätte auch keine Angst vor dem Bunker, nur vor den Eltern.

Da war er sehr freundlich und erbot sich, meine Mutter anzurufen und alles zu erklären, vor allem, daß es gerechtfertigt sei, nach den bisherigen Messungen erst recht weiterzuforschen. Ich hatte ein schlechtes Gewissen gegenüber Hardy und den Linsen, die ich im Stich gelassen hatte, gegenüber der AOK, die das alles hier bezahlen mußte. Und wenn ich gerade den «Moralischen» hatte, war ich sogar im Stande, die vielen Bäume zu betrauern, die gefällt hatten werden müssen, um daraus die gigantischen Papierstapel herzustellen, die für meine ganzen EEG-Aufzeichnungen dran glauben mußten.

Ich war heilfroh, daß Dr. Mayer mit meiner Mutter sprach. Vielleicht konnte ich ihr bald erklären, warum ich z.B. auf der letzten Nikolausfeier nach dem Laternenumzug auf dem Fußboden geschlafen hatte, während ungefähr 200 Kinder lärmend um mich herum getrampelt waren – warum ich anfing zu knacken, sobald wir beim Spaziergang mit der Oma auf einer Bank rasteten – oder warum meine Zimmertür immer abgeschlossen war. Auch die netten Schwestern und Pfleger, von denen die jüngeren mich noch duzten, munterten mich auf, obwohl ich sicher ein nervtötender Patient war.

Ich lief so gerne in den Park mit dem kleinen Teich hinaus und schlief auch dort ein ... leider auch nachts, was zu versehentlichen Aussperrungen und hektischen Suchaktionen seitens der Nachtschwester führte. Frau Bohlmann zeigte und erklärte mir den Bunker, eine komplett abgeschottete kleine Wohnung mit Küche und Bad. Was mir ebenfalls half, war der Austausch mit den anderen Patienten; unglaublich, was es alles für Krankheiten gab, von deren Existenz ich noch nie etwas gehört hatte.

Mit zwei der jüngeren Mit-Patientinnen verbindet mich noch heute eine schöne Brieffreundschaft. Tatjana beschämte mich fast, weil sie trotz ihres Handicaps und ihrer auch sonst sicher schwierigen Situation zu Hause und in der Schule immer Fröhlichkeit ausstrahlte. Zusammen quatschten wir und lösten die Kreuzworträtsel in der BRAVO, als sei ich selbst erst 16 Jahre alt.

Yvonne, die Routine im Besuch von neurologischen Kliniken hatte, wusch mir die furchtbar hartnäckigen Klebstoff- und Elektroden-Pellet-Reste aus den Haaren. Erst hatte ich gedacht, sie fände mich blöd, so wie sie mich anfangs zurechtstauchte von wegen Freundschaften und Selbstbewußtsein aufbauen, doch dann erkannte ich, sie wollte mir nur helfen.

Wieder einmal mußte ich von jemandem, der etliche Jahre jünger war als ich, ein Stück Lebenserfahrung lernen. Dieses Mal redete ich mich nicht mit Autismus heraus und damit, daß ich dies und das einfach nicht *könnte* – ich bemühte mich zu lernen.

Ich begann zu verstehen, was mir schon viele andere Außenstehende zu erklären versucht hatten, seit ich anfing, selbständig zu wohnen: Ich mußte wirklich meinen eigenen Weg finden und zu mir stehen, wie ich bin. Im Gespräch mit Yvonne merkte ich, daß ich das immer noch nicht richtig geschafft hatte. Ich konnte keine «Krankheit» akzeptieren, vor allem, weil der Vater es nicht konnte. Yvonne redete so ähnlich wie meine beste Kollegin Bettina. Yvonne hatte ihre Krankheit akzeptiert und gab dennoch nie auf. Und ich beschloß, falls ich wirklich noch was anderes als Autismus hätte, ich würde zu mir stehen, notfalls auch ohne Unterstützung durch die Familie.

Und vor allem: nie aufgeben! Andere hatten es mir bereits vorgemacht.

So nahm ich einige neue Gedanken in den Bunker mit. Es ist erstaunlich, was man alles in einer Klinik lernen kann, Dinge, die eigentlich gar nichts mit dem Aufenthalt dort zu tun haben – ein medizinisches, aber auch ein menschliches Abenteuer.

Yvonne verglich mich mit einem Kind, das gerade erst anfängt, mit großen Augen die Welt zu entdecken. Vielleicht hatte sie recht; irgendwie bin ich seit dem deutlicheren Ausbruch der Schlafkrankheit zu Beginn der Pubertät nicht mehr gealtert. Wie sollte man auch, mit dem Kopf voll Tran? Am Wochenende fuhr ich nach Arolsen zum Nachschubholen. Natürlich war kein Fernsehen im zeitgeberfreien Labor möglich, denn da hätte man ja die Uhrzeit erfahren. Doch es gab ein Videogerät, so daß ich die halbe Sammlung an originalenglischen «Star Trek»-Videos mitnahm. (Videos kann ich im Gegensatz zu Kino- und TV-Filmen anschauen, da man im Falle des Einschlafens wieder zurückspulen und noch mal gukken kann.) Ich stellte mir vor, für acht Tage an Bord einer «Raumkapsel» zu gehen. Wie romantisch!

Später kam ich mir eher wie eine Laborratte vor, denn so gemütlich, wie ich mir die Zeit hatte einrichten wollen, wurde sie nicht. Alle zwei subjektiven «Stunden» mußte ich ein Befindlichkeitsprotokoll ausfüllen, vor jeder Tätigkeit (Mahlzeit, Trinken, Stuhlgang (!), Schlafen, Protokoll schreiben, Trimmrad fahren …) eine Taste in der Wand über dem Bett drücken. In Fußboden und Bett waren Kontakte eingebaut, die den Betreuern draußen zeigten, wo man sich gerade aufhielt, welche Beleuchtung man wählte und welches Elektrogerät man einschaltete.

Kommunikation gab es ausschließlich über Briefe, die man in die doppelte Eingangsschleuse legte. Ätzend waren vor allem die Meßgeräte (sprich: Folterinstrumente), die ich am Körper trug, so daß ich wieder mal wie ein Robotmensch aussah. Frau Bohlmann wetzte bereits die Elektroden, als ich meine «Isolationshaft» antrat, und verzierte Kopf und Oberkörper mit EEG- und EKG-Pellets. An den Gürtel bekam ich einen Kasten samt Batterie, der rund um die Uhr meine Daten per Funk ans Schlaflabor meldete. An einen Arm kam ein «Aktometer», das die Bewegungen aufzeichnete, und für die ersten 24 Stunden wurde mir noch ein Tropf an den anderen Arm gehängt, an dem alle zwei Stunden eine Blutprobe zur Bestimmung des Melatonin-Spiegels entnommen wurde. Melatonin ist ein körpereigener Stoff, der u.a. den Schlaf-Wach-Rhythmus steuert.

Am widerlichsten war der sogenannte «Thermoport», ein langes, kabelförmiges Thermometer, das man ununterbrochen im Hintern zu tragen hatte. Der äußere Teil des Kabels führte zu einem Zähler am Gürtel, der alle zwei Minuten die Körperkerntemperatur aufzeichnete, was ebenfalls wichtig für die Schlafanalyse war. Da hatte ich mir echt wieder mal eine hübsche Suppe eingebrockt!

Ziel der ganzen Aktion war, herauszufinden, zu welchem Rhythmus ich finden würde, wenn man meiner «inneren Uhr» völlig freies Spiel ließe, ohne Vorgabe von Tageslicht und Zivilisationszwängen.

Spätestens nachdem der Tropf entfernt worden war, hatte ich jegliches Gefühl für die Zeit verloren. Daß die Wachperioden nicht der bei Menschen üblichen Länge entsprachen, konnte ich noch anhand der Laufzeit des Videos ungefähr abschätzen, doch die Schlafphasen schienen alle gleich kurz oder lang zu sein, ob Nachtschlaf oder Tagesnickerchen.

Irgenwann hielt ich das mit dem Thermoport nicht mehr aus und warf ihn voller Verachtung in die Schleuse, nachdem ich dies dreimal schriftlich angekündigt hatte. Nee, nee, ich war kein Astronaut, sondern bloß eine Laborratte!

So unterschrieb ich auch meine Briefe an die Ärzte und Betreuer, die über meinen Schlaf wachten: «Viele freundliche Grüße, Ihre Laborratte.»

Wenn ich ausgeschlafen bin, kann ich sogar echten Sinn für Humor entwickeln.

Traurig war allerdings anfangs, daß ich meine geliebten CD's nicht hören konnte, weil es nur ein Cassettendeck in der Stereoanlage des Bunkers gab, keinen CD-Spieler und erst recht kein Radio. Dabei war ich es gewohnt, von früh bis spät Musik laufen zu haben, auch bei der Arbeit, doch Toncassetten hatte ich keine mitgebracht; gerade jetzt in der Isolation hätte ich sie sehr gebraucht.

Da legte mir Dr. Mayer zehn von seinen eigenen Cassetten in die Schleuse, die ich fortan rauf und runter spielte, wenn gerade kein Video lief.

Resultat: Wenn heute mal Musik von der Gruppe «Supertramp» u.a. aus den 70-er Jahren, die sich auf den Cassetten befunden hatte, im Radio gespielt wird, dann habe ich unwillkürlich das Gefühl, mich noch im Schlafbunker zu befinden. Später legte ich mir dann nach und nach eine komplette «Supertramp»-Musikalbensammlung auf CD zu und bezeichne mich heute sogar als Fan dieser Gruppe, der ich zu ihrem gerade gestarteten Comeback viel Erfolg wünsche!

Das waren in der Tat merkwürdige Sommerferien! Ich fühlte mich langsam immer ausgeglichener, rätselte herum, welchen Wochentag wir wohl hätten, und war unheimlich gespannt auf das Testergebnis. Doch immer noch war mein «Nacht»-Schlaf von Wach-Löchern durchzogen, während mich am «Tage», wenn auch nicht ganz so häufig wie «draußen», die Schlafzwänge überfielen.

Dabei saß ich z.B. gerade am Schreibtisch und fühlte mich nicht mehr imstande, vom Stuhl aufzustehen und bis zum Bett zu taumeln, sondern fiel beinahe mit dem Kopf auf die Tischplatte.

Später schrieb ich dann z.B. ins Protokoll: «War zwischen

subjektivem Zeitpunkt 5.2 und 5.3 zu faul, um bis zum Bett zu gehen und Taste ‹schlafen› zu drücken – Bitte im EEG nachgucken, was da los war!» Da ich keine Uhr hatte, mußten ja meine Protokolle und die Messungen der Instrumente draußen mittels dieser wichtigen Fixpunkte, dem Betätigen der Tasten, koordiniert werden. Nun war ich doch froh, das Dauer-EEG mit mir herumzuschleppen, da meine eigenen Dokumentationen über die Schlafperioden unzuverlässig wurden.

Gerade als ich begann, wegen der schwindenden Lebensmittel-Vorräte unruhig zu werden, kam die Nachricht, daß ich in wenigen Stunden wieder ans Tageslicht dürfte – meine Uhr erhielt ich bereits zurück. Es waren tatsächlich nur acht Tage und Nächte vergangen, wie vorher abgesprochen.

Die Ärzte zeigten mir die Auswertungen des Bunker-Versuches: Ich hatte in der Regel 3 - 4 Stunden geschlafen und war dann 6 - 7 Stunden lang auf gewesen.

Meine «innere Uhr» schien mehr als doppelt so schnell zu laufen wie die der Normalmenschen mit einem 24-Stunden-Tag. Deshalb konnte ich also weder lange am Stück schlafen noch wach bleiben.

Die Diagnose lautete im Medizinerlatein: «Circadiane Schlaf-Wach-Störung mit bicircadianem (also zweigeteiltem) Schlaf-Wach-Muster.»

Da meine Schlaf-Wach-Periode aber nicht einmal die Länge von 12 Stunden (die Hälfte des Üblichen) erreichte, sah das Schlaf-Schema teilweise eher «tri»-circadian aus, und gar so regelmäßig wirkte es auch nicht, zumal es immer noch kurze «Löcher» hier und dort gab, von dem gar nicht erst notierbaren Sekunden-Einnicken in den Phasen der Müdigkeit gar nicht zu reden.

Dr. Mayer meinte, er hätte noch nie einen Bunker-Patienten mit einem derart kurzen circadianen Rhythmus gehabt, und ich sei jetzt die «Versuchsratte mit dem weißen Fell und den roten Augen», was die Therapie anginge. Daß *dies* nicht wörtlich gemeint war, kapierte sogar ich.

Nun hatten wir endlich etwas herausgefunden, und ich war heilfroh, so glimpflich davonzukommen: Das mit dem verkürzten «inneren Tag» kam mir nicht so schlimm vor wie beispielsweise Narkolepsie, vor allem, weil mir die jetzt erfolgende Therapie ganz natürlich vorkam, ohne die berüchtigten chemischen Keulen: morgens drei Vitamin B12-Tabletten (= das 600-fache des normalen Tagesbedarfs) und viel Licht, ab 16 Uhr Tragen einer dunklen Sonnenbrille. Dieses sollte helfen, mich an den normalen Licht-Dunkel-Rhythmus anzupassen. Vor allem, ich durfte noch am selben Tag nach Hause – und ich würde weiter Thrombozyten spenden gehen können! Mein Blut würde weiterhin frei von Medikamenten, vor denen ich seit dem ersten Telefongespräch mit Dr. Mayer den totalen Horror gehabt hatte, bleiben.

Das Schlafprotokoll sollte ich auch zu Hause genau weiterführen. Machte ich doch gerne – Hauptsache, ich war wieder unter den Lebenden! Bis die Mama mich abholen kam, hatte ich reichlich damit zu tun, mich von allen zu verabschieden. Yvonne schenkte mir etwas von ihrer Spezial-Shampoo-Mischung, denn ich hatte die ganze Woche nicht duschen können und war heillos verpappt in den Haaren.

An den Stellen, auf denen im Gesicht die Elektroden-Pellets (die ich mehrmals selbst hatte austauschen müssen) gesessen hatten, war die Haut ganz roh und wund, aber Hauptsache, die ganze Tortur hatte zu einem Ergebnis geführt!

Ich versuchte, den kargen Rest meiner Sommerferien in Arolsen zu genießen, doch ich war durch den Wechsel von der Ruhe und dem freien Rhythmus im Bunker zum lauten Tag der restlichen Erdenbürger so kaputt, daß ich erst mal von einer Ecke in die nächste pennte. Als ich auch noch zufällig ein Gespräch der Eltern mitbekam, bei dem der Vater sich sehr abfällig über das Schlaflabor und über Leute äußerte, die zum Arzt rennen und das Geld der Krankenkassen aufbrauchen, so daß nichts mehr übrig sei, wenn es wirklich gebraucht würde, war ich schon wieder bedient.

Unsere Oma sei schon über 80, hieß es, und die hätte nie einen Arzt gebraucht. Die Ärzte würden einem erst recht einreden, man sei krank. Ich schnappte mir das Handy und rief die Yvonne an, die noch auf der Station 3 war.

Hoffentlich würde ich nicht vergessen, was ich in Schwalmstadt alles erlebt und gelernt hatte. Und hoffentlich würde die Licht-Therapie helfen!

... aber's hilft nix!

Ich befolgte die Anweisungen betreffend der Licht-Therapie minutiös. Wenn ich nach der Arbeit nach Hause fuhr, trug ich die Sonnenbrille, selbst wenn es aus einem völlig trüben Himmel regnete. Sogar in der Wohnung ließ ich sie auf, sah in der Küche kaum, womit ich hantierte. Dazu fällt mir nur noch das Lied «I wear my sunglasses at night» von Corey Heart ein. In der Optisch' wurde schon gewitzelt darüber.

Der Vater hatte mir verboten, irgendetwas über das mit dem Schlaflabor und etwaigen Problemen in der Firma zu erzählen. «Bloß nicht läuten!» nannte er das, nur niemanden darauf aufmerksam machen. Ich sollte also wieder einmal alles, was mich zur Zeit am meisten beschäftigte, unterdrücken und verleugnen! Abgesehen davon, er schien keine Ahnung zu haben, daß die in der Firma sowieso über meine Penner-Eskapaden Bescheid wußten; einige warteten doch schon seit zwölf Jahren darauf, wann ich endgültig «umfallen» würde. Schon zu Anfang der Lehrzeit hatte mir ein Betriebsphysiker gesagt: «Du siehst immer so aus, als würdest du jeden Moment zusammenbrechen!»

War es nicht besser, daß man nun vieles plausibel erklären konnte? Daß ich, falls es wieder Ärger wegen des Schlafens gab, nachweisen konnte, daß ich mich bemühte, etwas dagegen zu unternehmen? Außerdem wollte ich nicht, daß mein Oberboß Schwierigkeiten bekäme, wenn ich knackend am Arbeitsplatz erwischt würde – denn die ziehen zuerst den Vorgesetzten und nicht den eigentlichen Missetäter zur Verantwortung, hatte er mir erklärt. Also, meine eigenen Suppen löffele ich immer noch selbst aus! Der Vater hatte keine Ahnung, was hier all die Jahre immer los gewesen war. Obwohl die Drohung, er würde mir nicht mehr helfen, mir immer noch Druck bereitete, erzählte ich den Zentrierraum-Kameraden, wie ich den Urlaub verbracht hatte und was dabei herausgekommen war.

Die Frau Müller, die unsere Linsen-Stichproben sauber wischte und mit mir immer zum Blutspenden ging, wußte sowieso schon seit vor den Ferien Bescheid. Bei uns unterhält man sich offener über alles als innerhalb mancher Familie.

Eine ähnliche Enttäuschung wie zu Hause erwartete mich bei meinem «Hausarzt», d.h. eigentlich war das schon mehr ein schlechter Witz:

Ich brauchte neue B12-Tabletten und wollte sie mir verschreiben lassen, erntete zuerst eine blöde Bemerkung über die Sonnenbrille. Als der Doktor auf dem Arztbrief den Stempel von der Hephata-Klinik sah, fragte er mich, was ich denn dort gemacht hätte. Ich wollte es erklären, doch sobald nur das Wort «Schlaflabor» gefallen war, ging das Theater los.

«Ins Schlaflabor kommen doch nur dicke Männer, die rauchen und schnarchen!» – diesen Satz hörte ich im Verlaufe des Gespräches mindestens zehnmal.

Dann fing er an, über die gesamte Schlafforschung herzuziehen, das sei doch alles gar nicht ernst zu nehmen, die wären «nicht auf den großen medizinischen Kongressen vertreten» – klar, weil die Schlafmediziner ihre eigenen großen, sogar internationalen Kongresse haben. Ich hatte von Dr. Mayer ja Fachliteratur darüber bekommen und mitgebracht, doch die interessierte den Hausarzt nicht. «Ach, wenn Sie wüßten, was ich alles lesen muß ...!» stöhnte er.

Stattdessen fing er an, mir etwas von Charles-Dickens-Romanen und der Pickwicker-Familie (er meinte wohl das Pickwick-Syndrom) zu erzählen, dann von »Rainman» (wie jedesmal, wenn ich in die Sprechstunde gekommen war) und irgendwelchen anderen Kinofilmen, und daß sein Fernseher Staub angesetzt habe, von seinem früheren Aufenthalt in Schweden, und weitere private Erzählungen. Auch über die Klinik selbst, die er gar nicht gekannt hatte, sprach er sehr abfällig – Deutschlands Hauptsitz für die Schlafforschung und wohl die mit dem am besten ausgerüsteten Schlaflabor bzw. den meisten Testmöglichkeiten! Solche «Bunker» gibt es sonst nur noch an den Max-Planck-Instituten für die Grundlagenforschung mit gesunden Studenten, aber nicht für Patienten.

Eine Stunde lang saß ich im Sprechzimmer, versuchte dauernd, den Doktor zu unterbrechen und zu informieren, vergeblich. Er fragte nicht mal, welche Symptome mich zum Schlaflabor geführt hatten, welche Untersuchungen mit welchem Ergebnis durchgeführt worden waren. Und als ich ihn noch mal auf den Arztbrief hinwies, weigerte er sich, den zu lesen, weil angeblich dessen Handschrift (!) «unwissenschaftlich» aussähe. Es war offensichtlich, der Mann hatte keine Ahnung von Schlafmedizin.

Sein Kommentar, er bekomme selbst auch nicht genug Schlaf, gab mir den Rest. Ich hatte längst beschlossen, das war das letzte Mal, daß ich diese Praxis hier aufsuchte, und erklärte pampig: «Ich persönlich ziehe es vor, mir wissenschaftliche Informationen aus medizinischen Fachzeitschriften wie diesen hier, nicht aus Charles-Dickens-Romanen zu holen!» Da entgegnete er doch tatsächlich: «Sagen Sie nichts – Dickens war'n As!»

Die Stunde war vorbei, und ich hatte immer noch kein Rezept. Nur widerwillig schrieb der Arzt mir das Vitaminpräparat auf, wobei er sich trotz meiner Korrektur zweimal verschrieb, B1 statt B12. «Ich wollte ja nur testen, ob Sie wach sind – Sie können keine ‹Schlafkrankheit› haben, sonst hätten Sie niemals diesen von mir absichtlich eingebauten kleinen Fehler entdeckt!» Da fiel mir echt nichts mehr ein. So einen ignoranten, arroganten und auch inkompetenten Arzt hatte ich noch nicht gesehen. Ich schnappte mir die Kopien der schlafmedizinischen Unterlagen, die er ja doch nicht lesen würde, und verließ fluchtartig die Praxis. Beinahe hätte ich noch gesagt, danke, verarschen kann ich mich auch selbst; beinahe …

Als ich dann in der Apotheke mein B12 abholen wollte, hatte der «Hausarzt» schon wieder «B1» auf das Rezept geschrieben. Doch der Apotheker war freundlich und interessiert, fragte mich, wofür ich das einnehmen sollte, und so entstand ein längeres Gespräch. Dieser Apotheker, dessen Job es eigentlich nur war, Medikamente zu besorgen und zu verkaufen, evtl. Erläuterungen dazu zu geben, der zeigte sich wesentlich engagierter und aufgeschlossener als mein nunmehr Ex-Hausarzt, der gerade ein sicher nicht zu knappes einstündiges Honorar von der Krankenkasse eingestrichen hatte – für nichts und wieder nichts, bzw. für «Privatgespräche»! So lernte ich Stück für Stück, daß in dieser Gesellschaft mit wenig Verständnis oder Akzeptanz für «schlafkranke» Menschen zu rechnen ist, doch es gibt erfreuliche Ausnahmen.

Die Wochen vergingen, doch die Therapie schlug in keiner Weise an. Ich wappnete mich mit Geduld, doch es war alles wie immer: Nachts waren die Puppen am Tanzen, während ich tagsüber einschlief, Rüffel bzw. Wasserladungen kassierte und sogar beim Zahnarzt und während eines betriebsinternen Schulungsvortrages trotz direktem Sichtkontakt zu dem Produktionsleiter auf dem Tisch ratzte.

In der Optisch' gibt es, wenn man einen Verbesserungsvorschlag einreicht, zuerst einen kleinen Reisewecker als Belohnung, unabhängig davon, ob der Vorschlag später noch prämiert wird. Da ich stets einen großen Bedarf an Weckern habe, in jedem Zimmer mehrere stehen habe und auch für unterwegs und am Arbeitsplatz welche benötige, machte ich mir einen Sport daraus, kleine Verbesserungsvorschläge für den Zentrierraum aufzuschreiben. Auf diese Weise verkaufte ich sogar die Idee, meine fünf Maschinen und die zugehörigen Spindel-Fächer mit rot auflackierten Nummern zu versehen – und damit das Risiko der im Halbschlaf falsch eingelegten Spindeln zu vermindern. «Jetzt habe ich schon drei Wecker für Verbesserungsvorschläge!» prahlte ich stolz. Jemand entgegnete trocken: «Ja, aber se helfe 'nix!» Das war frech!

Später schwatzte ich dem für das Verbesserungswesen zuständigen Herrn noch mal zehn von diesen für meine Zwecke einmalig geeigneten Weckern für einen in Zukunft noch zu leistenden Vorschlag ab.

Seit wir Gleitzeit eingeführt haben, brauche ich wenigstens nicht mehr Angst vor dem Zuspätkommen zu haben. Morgens nach dem Frühstück stelle ich mir immer drei Wecker im Abstand von je wenigen Minuten, für den Fall, daß ich irgendwie nicht richtig aus dem Bett komme – obwohl ich jeden Wecker sofort höre, so flach wie der Schlaf ist –, weil ich z.B. in der «Traumschleife» festhänge. So richtig gut fühle ich mich erst, wenn ich den dritten Wecker nach dem Frühstück noch mal überschlafen habe und dann um 8.30 Uhr erst an der Stechuhr bin, während ich an anderen Tagen schon um 5 Uhr anfangen könnte, doch bis zum frühestmöglichen Arbeitsbeginn 6.30 Uhr schon wieder müde bin.

Ich kann z.B. um 7.30 Uhr frisch «ausgeschlafen» zur Arbeit gehen und trotzdem noch vor 9 Uhr den ersten Schlafanfall haben. Umgekehrt kann ich abends oder wann auch immer total erschöpft ins Bett fallen, sofort einschlafen, aber nie mehr als drei bis vier Stunden Schlaf am Stück und von meist zweifelhafter Qualität produzieren. Bleibe ich länger im Bett liegen, weil «man» eben zu bestimmten Nachtzeiten schlafen sollte, werden die Wach-Löcher immer größer, und der darauffolgende Tag ist von mehr dickem Kopf und Nickerchen geprägt, als wenn ich sofort nach den ersten längeren Störungen aufgestanden wäre.

Am schlimmsten ist ein Wachanfall plus Schlaflähmung, wenn störender Lärm der Nachbarn hinzukommt. In der übernächsten Wohnung neben mir wohnte ein Bäcker, bei dem mitten in der Nacht der Wecker losging. Während er selbst oft davon nicht aufwachte, lag ich hellwach im Bett, durch das dröhnende Geräusch bald zum Wahnsinn getrieben, und konnte mir nicht mal die Ohren zuhalten!

Für mein erstes Buch hatte mich damals Professor Gillberg gebeten, ein Kapitel mit dem Titel «Ein Tag in Susannes Leben» aufzuschreiben, über meine Routinen im Verlaufe eines typischen Arbeitstages von einem morgendlichen Aufwachen bis zum nächsten.

(Ich weiß schon, ich sollte wohl meine «autistischen Rituale» beschreiben!)

Mit jenem Kapitel tat ich mich besonders schwer: Es gab einfach keinen «typischen» Tages- und Nacht-Verlauf, und obwohl ich ja stets bemüht gewesen war, alles nach festen Regeln ablaufen zu lassen, war kein Tag wie der andere.

Unberechenbar, trotz feststehender Zeitgeber seitens Sonnenlauf und Arbeitsleben – ein Horror für jeden Menschen mit Autismus!

Jetzt, im Spätsommer 1996, zog ich nach den neuen Erkenntnissen von Bunker und Schlaflabor die Konsequenzen: Na schön, wenn meine «innere Uhr» nun mal wirklich nicht richtig tickte, dann sollten mir verdammt noch mal alle «autistischen Routinen» gestohlen bleiben!

Dann wollte ich, soweit die Zivilisation keinen Riegel vorschob, leben, wie es mir mein Körper diktierte, denn die Lichttherapie schlug in keinster Weise an.

Stattdessen begann ich damit, mich guten Gewissens gleich nach der Arbeit bzw. dem frühen Abendessen offiziell zu Bett zu bringen und wieder aufzustehen, wenn ich mich erst mal ausgeschlafen fühlte.

Das konnte um 1 Uhr nachts, aber auch schon eine Stunde vor Mitternacht sein. Dann genoß ich ein paar Stunden des mir höchstmöglichen Wachheitsgrades, bereitete mir gegen 4 - 5 Uhr das Frühstück zu, um danach noch bis zu zwei Stunden zu ratzen, bevor es zur Arbeit ging.

Für den Tagesverlauf brachte das keine Änderung mit sich, weder im positiven noch im negativen Sinne.

Der Alltag war halt kein Schlafbunker, in dem man weder körperlich noch geistig-nervlich gefordert wurde. Die Anzahl der Tagesstunden, die ich ohne Unterbrechung wach bleiben müßte, ist einfach viel zu groß. Doch nun hatte ich wenigstens etwas von meiner Freizeit: Statt eines gequälten Feierabends und unfruchtbarem, nervtötendem Mopsen im Bett (bis «man» aufstehen durfte) gab es nun ein paar Nachtstunden, in denen ich ziemlich konzentriert Briefe schreiben, lesen oder auch an die frische Luft gehen konnte. Da kam ein richtig neues Gefühl von *Lebensqualität* auf! Man wird mit der Zeit bescheiden; ich bin schon dankbar für jede einzelne wache Stunde, sei es nach einem geglückten (d.h. nicht vorzeitig brutal unterbrochenen) Tagesnickerchen oder eben in der Nacht.

Manche jungen Leute, die wissen, wie ich lebe, oder damals die Krankengymnastin, die mir so gerne hatte helfen wollen, schnell und aktiv wie andere in meinem Alter zu werden, die finden das schlimm, als ob das gar kein richtiges Leben sei. Ich kann das nicht beurteilen, weil ich es nicht anders kenne, weil die Schlafkrankheit kam, bevor ich eine richtige Jugendliche wurde. Ich kann mich nicht erinnern, ob ich früher mal wacher gewesen bin. Wahrscheinlich doch: Der Schlafdruck im Kopf, der unsichtbare Widerstand, gegen den die Muskeln fast immer angehen müssen, das hatte ich als Kind nicht so ausgeprägt gehabt, auch wenn die Narkolepsie bereits latent vorhanden gewesen sein mag. Doch wer ahnt, daß *soviel* mit dem Schlaf zusammenhängen kann?

Je reduzierter das Leben ist, desto dankbarer ist man für das, was übrig bleibt – in jeder kostbaren klaren Stunde fühle ich mich froh ohne besonderen Anlaß, fast euphorisch. Dann versuche ich, ein Stück von dem verpennten Leben mit dreifacher Geschwindigkeit nachzuholen.

«Ich habe jeweils zwei subjektive ‹Tage› in einem», pflegte ich zu erklären, «einen hellen und einen dunklen!»

Die Strategie, mitten in der Nacht auf «high life» zu machen, läßt sich nur durchführen, weil ich alleine bin; das hat alles seine Vor- und Nachteile, doch im jetzigen Zustand könnte ich sicher nicht mit jemandem zusammenleben; das wäre eine Zumutung für alle Beteiligten.

Wenn ich nachts aufstehe, wird erst mal das Radio aufgedreht (natürlich nicht gar zu laut) und Tee gekocht. Das Nachtprogramm, zu dem die meisten Radiosender zusammengeschlossen sind, teile ich dann nur mit Nachtschicht-Arbeitern und Brummi-Fahrern. Man kann sogar anrufen und mit den Moderatoren quatschen. Da habe ich einmal über den Sender alle Leute in ganz Deutschland, die wegen Schlafkrankheiten noch bzw. wieder wach waren und Radio hörten, gegrüßt, passenderweise mit dem Wunsch-Musiktitel «Insomnia – I can't get no sleep!» (von der Gruppe «Faithless»).

Im Herbst war ich sogar nachts im Weinberg, um Walnüsse zu sammeln. Ich sehe auch im Dunkeln gut; ein bißchen Mondlicht reicht da aus. Allerdings, seit ich einmal während einer solchen Exkursion zwischen zwei mit blauen Weintrauben behangenen Rebstock-Reihen eine kleine Pause machen wollte, dort für eine Weile einschlief und, obwohl es erst Ende September war, empfindlich frierend aufwachte, seitdem passe ich auf, daß ich mich nicht gar zu weit vom Haus entferne.

Inzwischen hatte ich mir erste Gedanken über den Zusammenhang von gestörtem Schlaf und autistischen Symptomen gemacht und versuchte, mit den mir bekannten Autismus-Fachleuten darüber zu diskutieren. Auf einem Seminar in Oslo speziell über das Asperger-Syndrom, während dem ich eine Art «Interview» gab (und während einer längeren Fragepause prompt auf der Rednerbühne vor versammelter Mannschaft einnickte), stellte ich meine Fragen am Mikrofon vor 500 Teilnehmern, darunter eine Menge Ärzte und Spezialpädagogen. Keiner der «Spezialisten» konnte mir sagen, ob das Thema jemals wissenschaftlich angegangen worden war, obwohl doch immer wieder bei Kindern mit Autismus von Schlafstörungen berichtet wird.

Nur Eltern oder andere Angehörige von Betroffenen waren es, die hinterher in den Pausen zu mir kamen und von ähnlichen Erfahrungen berichteten!

Kurz darauf hatte ich einen Termin in Göteborg (und auf der Reise wieder «Chaos»), brannte förmlich darauf, das Thema Schlaf-Wach-Erkrankungen zu diskutieren, doch die einzige

Reaktion war, daß Professor Gillberg meinte: «Då kan jag bara beundra dig ...!» («Da kann ich dich nur bewundern!»), als ich erzählte, daß ich praktisch jederzeit «auf Kommando» einschlafen (wenn auch nicht lange *durch*schlafen) konnte.

Er *bewunderte* das, was von den Ärzten der Hephata-Klinik als krankhaft bezeichnet worden war! So hatte er also auch morgens, als er in die Klinik gekommen war, mich wie üblich auf der Treppe schlafend «bewundern» dürfen!

Und dann ging es wieder weiter im Text – Themen, für die ich zu diesem Zeitpunkt, nur eine Woche vor meinem zweiten Termin im Schlaflabor, absolut kein Interesse mehr aufbringen konnte, zumal es dabei seit Jahren nichts Neues mehr gab.

Als ich mittags erschöpft das Büro verließ, kam ich keine 500 m weit, bis ich mich bei feucht-kaltem Novemberwetter ins Gras schmiß – und später von einem über-hilfsbereiten Schweden aufgeweckt und trotz meiner Beteuerungen, ich sei voll okay, ins Krankenhaus abgeschleppt wurde. Von dort büxte ich schnellstens wieder aus, um am Bahnhof weiterzupennen und mich abends bei meinen «alten Bekannten», den Bahnhofspolizisten von der Spätschicht, für den «Anfall» und die damit für sie verbundene Mehrarbeit in der vorigen Nacht zu entschuldigen.

Jaja, wenn einer eine Reise tut ...

Die DNG-Tagung – eine große Familie

Nachdem ich im August wieder aus der Klinik und aus Arolsen zurück nach X-Stadt gekommen war, hatte zwischen der reichlichen Ferienpost die Einladung zu einer Tagung der Deutschen Narkolepsie-Gesellschaft gelegen. Ich hatte mich gewundert, wie vorschnell man dort auf meine erste Anfrage betreffend des Schlaflabors reagiert und meine Adresse weitergeleitet hatte, zu einem Zeitpunkt, zu dem mein Schlaf ja noch gar nicht gemessen worden war.

Da die Einladung, geschrieben von einer gewissen Marga Grimm, so freundlich aussah und ich selten einen Brief unbeantwortet lassen kann, schrieb ich zurück, daß ich mich erst mal bedankte, daß auch die einzelnen Programmpunkte sicher informativ seien, jedoch für mich von weniger Interesse, da jetzt doch eine andere Diagnose festgestellt worden war als die ursprünglich angenommene. Ich würde also nicht zur Tagung kommen, wollte aber fragen, ob es noch Selbsthilfegruppen für die anderen «Schlafkrankheiten» gebe.

In der Klinik hatte ich nämlich erfahren, wie gut und wichtig der Austausch mit anderen, ähnlich Betroffenen tat, auch wenn keiner von denen so etwas Komisches wie ich gehabt hatte. Da gab es z.B. die Hypersomnie (die schlafen andauernd, auch nachts lange am Stück, ohne jedoch erfrischt aufzuwachen), die Insomnie (die können fast gar nicht schlafen, obwohl sie ständig ausgelaugt sind), die Schlaf-Apnoe (bei der nachts manchmal minutenlang der Atem aussetzt) und eben eine Menge verschiedener circadianer Schlaf-Wach-Rhythmus-Störungen. Diese Aufzählung ist keineswegs vollständig. Die

Symptome und Ursachen all dieser Störungen sind unterschiedlich, die Schwierigkeiten im Alltag der Betroffenen jedoch ähnlich.

Nur einen Tag, nachdem ich den Brief abgeschickt und in Gedanken in die Rubrik «abgehakte Briefschulden» verfrachtet hatte, rief mich Frau Grimm mittags in der Firma an. Ich brauchte eine Weile, um zu kapieren, um wen es sich handelte, und war dann ganz überrascht. Frau Grimm sprach sehr lieb, meinte, ich solle doch trotzdem auf die Tagung kommen – die DNG betreue auch Menschen mit anderen Schlaf-Wach-Erkrankungen, und außer für die Schlaf-Apnoe gebe es ja keine anderen Selbsthilfegruppen in Deutschland.

Da meldete sich bei mir, wie gewöhnlich, wenn es um den Kontakt zu wildfremden Leuten geht, der «innere Schweinehund» mit Angst vor dem Unvorhersehbaren und vor der Reisemüdigkeit, denn im Herbst standen noch die zwei Skandinavien-Kurzbesuche an, und draußen war Beeren- und Apfelerntezeit. Außerdem sei doch der Anmeldetermin längst verstrichen, wandte ich ein. Doch Frau Grimm meinte, das sei kein Problem, betonte noch mal, daß ich bei ihnen willkommen und absolut nicht fehl am Platze sei. «Wir sind alle wie eine große Familie», erklärte sie. Wir würden uns auf der Tagung darüber unterhalten – ich sollte es mir überlegen! Daß ich dann tatsächlich doch noch Anfang Oktober nach Finsterbergen (bei Gotha) fuhr, war ausschließlich der Herzlichkeit und den Ermutigungen von Frau Grimm zu verdanken.

Zu diesem Zeitpunkt fühlte ich mich echt von aller Welt verlassen und enttäuscht – nicht einmal der Arzt in X-Stadt wollte mir helfen, und sei es auch nur durch das Verschreiben der B12-Tabletten, und einen neuen Hausarzt zu suchen, traute ich mir jetzt erst recht nicht mehr zu.

Als der Bus am Tagungshotel in Finsterbergen ankam, wäre ich erst mal am liebsten wieder abgehauen, weil alles so fremd war, doch die super-freundlichen Hotelangestellten und Frau Lührs von der DNG an der Rezeption halfen mir bei den Anlaufschwierigkeiten. Später kam auch Frau Grimm dazu und steckte mich in die Jugendgruppe, deren eigenes Seminar am Vortag ich versäumt hatte, da ich dachte, zu alt dafür zu sein (wenn man vom im Personalausweis angegebenen Alter ausgeht). Doch bei der Narkolepsie-Gesellschaft zählen auch junge Erwachsene noch zur «Jugendgruppe», und nach verblüffend kurzer Zeit fühlte ich mich richtig wohl in diesem Kreise.

Egal, ob junge oder ältere Betroffene oder deren teilweise mit angereisten Angehörigen – im Gespräch mit ihnen kam ich mir kaum noch «kontaktgestört» vor. Vielleicht, weil wir trotz individueller Unterschiede alle etwas gemeinsam hatten, das uns von der «normalen» Bevölkerung unterschied, weil wir ähnliches in Schule, Beruf, bei den Ärzten und bei Bekannten erlebt hatten? Nie zuvor habe ich so viele verständnisvolle und liebe Menschen auf einmal getroffen, die mich vorbehaltlos aufnahmen und als vollwertigen Menschen akzeptierten.

Als ich bei den Jugendlichen erzählte, eigentlich hätte ich keine Narkolepsie, sondern diesen extrem kurzen «inneren Tag», meinte einer: «Du hast aber so richtige Narkoleptiker-Augen!» Ich mußte feststellen, daß die echten Narkoleptiker viel länger durchhielten als ich, vor allem die jüngeren.

Während der Vorträge nickte zwar der eine oder andere mal ein, doch keiner legte sich auf den Fußboden, was ich selbst bei ähnlichen Anlässen schon oft getan hatte. Das ganze sah wirklich nicht so aus, wie sich vielleicht mein Ex-Arzt einen «Pennerverein» vorgestellt hätte. Viele konnten sogar Auto fahren! Später erklärte mir jemand, daß viele nur deshalb so munter seien, weil sie Medikamente nähmen. Da war ich wieder dankbar, daß mir so etwas erspart geblieben war, denn eine auf diese Weise erkaufte künstliche Wachheit erschien mir zu teuer. Es kam mir total abartig vor, abends Medizin zum Schlafen, morgens und tagsüber welche zum Wachsein und eventuell sogar noch etwas gegen diese mysteriösen Kataplexien (von denen ich übrigens während der drei Tage dort keine einzige zu Gesicht bekam) einzunehmen.

Mir war fast ein Planet vom Herzen gefallen, als Dr. Mayer, weil die Lichttherapie fehlgeschlagen war, gemeint hatte, ich sollte es mit auf zwei Blöcke verteilten Arbeitszeiten, mit einer großen Schlafpause dazwischen, versuchen. Mit meinem Chef Hardy hatte ich bereits darüber gesprochen; seinen Segen hätte ich.

Die Fachvorträge auf der Tagung waren sicher sehr gut, aber in meinem Falle meist nur von theoretischem Interesse – glaubte ich –, weshalb ich nicht besonders aufpaßte bzw. einnickte. Hier war so ziemlich der einzige Ort, an dem es weder geächtet noch belächelt wurde, wenn man den Kampf gegen den Schlafzwang verlor!

Während der Mitglieder-Versammlung am letzten Tag, die mich nun gar nicht betraf, nahm ich zusammen mit einigen der Angehörigen an einer dreistündigen Kutschfahrt durch die malerisch schöne, herbstlich gefärbte Landschaft teil. Ich war so froh, dies alles erleben zu dürfen, doch beim Gedanken an meine eigenen Angehörigen wurde mir anders zumute. (Meine letzte Kutschfahrt hatte ich im Alter von acht Jahren erlebt, und die Erinnerung daran ist mit einem schlimmen Familienkrach assoziiert.)

Und ich war müde! Obwohl ich direkt hinter den beiden Pferden im frischen Fahrtwind saß, drückten die Augendeckel so sehr nach unten, daß es schon weh tat. Das Klappern der Hufe, das monotone Schaukeln – und vorne auf der Bank gab es kaum Gelegenheit zum Kopfabstützen oder -anlehnen. Zweimal kurz hintereinander mußte ich für wohl jeweils 10 - 15 Minuten weggedöst sein; beim ersten Mal fand ich mich zwischen der Kutschbock-Lehne und dem Rücken meines Nebenmannes eingeklemmt wieder und entschuldigte mich hastig. Warum hatte er mich nicht geweckt und sich beschwert?

Nach dem zweiten Mal hatte ich den berühmten Aussichtspunkt auf den «Rennsteig», den ich hatte fotografieren wollen, verpaßt, doch wenigstens hielt ich den Kopf hoch, bis wir wieder zurück im Hotel waren.

Durch den Tagungsverlauf war ich wohl völlig aus meinem Rhythmus geraten. Kurz vor dem Abschieds-Mittagessen war ich so müde, daß der Boden anfing, nicht mehr ganz eben auszusehen. Normalerweise hätte ich mich hinlegen müssen, doch ich wollte unbedingt noch einmal richtig mit den anderen aus der Jugendgruppe und mit Frau Grimm reden, dachte, die Aufregung würde schon wach halten.

Bei Tisch sackte ich zusammen, ehe ich etwas essen konnte. Ich bekam voll die Panik, daß die anderen etwas merken würden, und weil ich vor der Abreise doch noch mit ihnen richtig vernünftig sprechen wollte; auch hatte ich Angst, wie es zu Hause weitergehen würde. Dazu diese unendliche Müdigkeit, irgendwie gab das eine Kettenreaktion, als mich plötzlich jemand von der Seite her ansprach und in den Arm nahm.

Aus! Anfall, bei dem man «vier Dänen holen mußte».

Bloß jetzt auf den letzten Moment nicht noch alles verderben, sich bloß nicht vor all diesen lieben Leuten blamieren und die gerade erst im Aufbau begriffenen Sympathien verscherzen!

Doch da war es zu spät, und ich konnte nicht mal protestieren, als mich welche aus dem Speisesaal hinaustrugen; Frau Grimm und noch jemand, wie sie mir später erzählte – keine vier Dänen waren dazu nötig.

Während ich verzweifelt um die Rückkehr der Muskel- und Stimmkraft kämpfte, waren die anderen so freundlich zu mir, daß es schon fast weh tat: Ich war ganz andere Reaktionen auf diese «Katatonie»-Lähmungen gewöhnt, und ausgerechnet diese Leute mußte ich so enttäuschen!

Als ich die Kontrolle über den Körper zurückgewonnen hatte (zu dem Zeitpunkt glaubte ich immer noch, es sei bloß die verrückte Psyche und daß mich jetzt alle für geistesgestört halten müßten), war bereits allgemeine Aufbruchstimmung. Ich mußte mein Gepäck holen, schnell zum Bus, und nun konnte ich den anderen nicht mal mehr die Abschiedsworte sagen, die ich mir schon halb zurechtgelegt gehabt hatte. Warum mußte ich nur immer alles kaputt machen? Doch seltsamerweise schien mir keiner böse zu sein. Frau Grimm und ihr Mann bestanden darauf, daß ich nicht mit dem Zug nach X-Stadt fahren sollte. Warum denn nicht? Ich war doch wieder fit und hatte bereits die Fahrkarte gelöst, und ich wollte ganz gewiß nicht mehr zur Last fallen! Außerdem könnte ich im Zug sicher schlafe. Es half nichts, sie ließen mich nicht alleine fort, egal was ich auch argumentierte.

Herr Woll, dessen Heimfahrt relativ nahe an X-Stadt vorbei führte, würde mich und zwei der anderen Jugendlichen mitnehmen.

Im Auto fiel ich erst mal in den Schlaf der Erschöpfung, mehrmals hintereinander nach jeweils kurzen Wachintervallen, während denen ich mich mit den anderen unterhielt. Mir schien immer noch keiner etwas übel zu nehmen. Ich hatte ein unheimlich schlechtes Gewissen gegenüber Frau Grimm, bei der ich mich nicht einmal richtig hatte bedanken können. «Ich ruf' dich an!» hatte sie mir noch nachgerufen. Daß ich nun doch im Auto mitfuhr, wurde für mich zu einem ungeahnt glücklichen Zufall: Ich lernte Herrn Woll kennen, der der 2. Vorsitzende der DNG gewesen war und, wie ich bald feststellte, sich selbstlos für den einzelnen einsetzte, und das sehr energisch, wenn es nötig war.

Das letzte Stück vor X-Stadt war ich ziemlich wach, so daß wir noch etwas sprechen konnten. Herr Woll versprach mir, er würde mir helfen, unter etwas besseren Bedingungen leben und arbeiten zu können, schließlich kannte er sich mit Ärzten, Firmen und Ämtern bestens aus. Zuerst mal brauchte ich dringend einen neuen Hausarzt. Ich konnte es kaum begreifen, daß mir diese doch eigentlich noch wildfremden Menschen von der DNG helfen wollten – so etwas war ich absolut nicht gewöhnt! Irgendwie faßte ich Vertrauen.

Mein Vater hatte mich immer nur gelehrt, mißtrauisch gegenüber allen und allem zu sein, doch auf diese Weise findet man weder Freunde noch Hilfe. Wenn der wüßte, daß ich auf dieser Tagung gewesen war und nun in einem fremden Auto durch halb Deutschland fuhr, am Steuer ein Narkolepsie-Patient, der ein starkes Medikament genommen hatte, um überhaupt fahren zu können! Und ich, ich hatte plötzlich vollstes Vertrauen, nicht nur in diese Autofahrt, sondern auch in die Zukunft, als ob sich alles auf wundersame Weise zum Guten hin wenden würde.

Direkt bis vor die Haustür brachte mich Herr Woll. «Versprechen Sie mir bloß eins», sagte er zum Schluß, «gehen Sie nicht mehr nachts alleine in den Weinberg – oder erzählen Sie zumindest niemandem davon!» Oh weh, das wußten aber bereits alle in meiner Umgebung! Vielleicht sollte man doch nicht jedem nur Gutes zutrauen.

Als erstes füllte ich den Aufnahmeantrag für die Mitgliedschaft in der DNG aus und schrieb einen Brief an Frau Grimm, in dem ich versuchte, mich zu entschuldigen. Sie rief mich an und fragte, ob sie mich am nächsten Wochenende besuchen könne – es sei nämlich noch *einiges* zu besprechen, so vieles sei in Finsterbergen offen geblieben, und es sei nicht die Art ihrer Selbsthilfegruppe, jemanden erst auf die Tagung einzuladen und dann zu Hause wieder seinen Schwierigkeiten zu überlassen. Keine Rede von dem Theater, das ich angezettelt hatte. Ich war völlig baff: Sie wollte die weite Strecke fast von Köln herfahren, nur um mich zu besuchen – und das schon am folgenden Wochenende! Ich fragte, ob sie sich nicht erst mal erholen wollte; schließlich hatte sie einen Großteil der Tagung organisiert. Da meinte sie nur, daß sie den Eindruck habe, die Sache sollte nicht zu lange warten, daß sogar ihr Mann sie ermuntert hätte, mich persönlich zu besuchen.

Es klappte tatsächlich mit der Fahrt; ich kann gar nicht beschreiben, wie lieb Frau Grimm gewesen ist. Ich glaube, wir haben drei Stunden pausenlos gequatscht, während denen sich meine Gedanken zunehmend zu überschlagen schienen.

Wir tauschten Fotos und Erfahrungen aus. Ich fühlte mich, ohne große Erklärungen geben zu müssen, auf eine Weise verstanden, die ich nicht mal bei den Autismus-Fachleuten erlebt hatte. Wahrscheinlich, weil Frau Grimm selbst betroffen ist – das ist etwas, was kein Arzt und auch kein Angehöriger (jedenfalls nicht bei mir) mit einem teilen kann. Und dann kam sie noch mal auf meine Diagnose zu sprechen. Wieso ich gemeint hätte, ich hätte keine Kataplexien?

Ich verstand nicht.

«Ja, du hast doch Kataplexien!»

Mir fiel fast der Tee aus dem Gesicht: « – plexien!» Also gleich mehrere?!

Doch, doch, ihr Mann, Herr Woll und die anderen hätten das auch beobachtet. Ich erzählte noch mal das mit der Katatonie, und dann sprachen wir noch über das mit den Schlaflähmungen und Halluzinationen beim Aufwachen. Bei ihr hatte ich keine Angst, offen über alles zu reden; ich fühlte, da gab es Menschen, denen es genauso wie mir erging.

Sie erklärte mir erstmals richtig, was Kataplexien überhaupt sind, wie unterschiedlich in Art und Ausprägung sie sich zeigen können und daß ich die große Kataplexie am Sonntag nicht zufällig «ausgerechnet, als es nicht passieren durfte» bekommen hätte, sondern *gerade weil* es so eine Situation voller starker Gefühle gewesen war.

Ich konnte es einfach nicht glauben – demnach hätte ich ja Kataplexien am laufenden Band, angefangen vom Gesicht, das ja beinahe schon als Dauerzustand «hing», damit es nicht dauernd «fiel», über die herabfallenden Arme (incl. der unter Umständen in der Hand befindlichen Gegenstände), bis hin zu den seltenen großen «Anfällen, bei denen man vier dänische Zollpolizisten holen muß»!

Autismus. Katatonie. «Auftritte» hatte der Vater sie genannt, behauptet, ich würde mich extra so anstellen! Epilepsie. Drogentrip. Lachen «wie Spasti» – selbst Bettina hatte mich manchmal ausgeschimpft, wenn ich vor Lachen oder Angst zu Boden gerutscht war, von wegen «mangelnde Körperbeherrschung»!

Auf einmal fiel es mir wie Schuppen von den Augen, und immer, immer mehr sprudelte es aus mir heraus.

Wenn dieses alles Kataplexien waren – mein Gott, Frau Grimm – wußten Sie, was ich deshalb schon für einen Ärger die letzten sieben, acht Jahre hatte?! Zu Hause, in der Firma und unterwegs? Ging etwa sogar die «autistische» Sprachlähmung, die manchmal mit der Muskelschwäche einherging (und auch niemals separat auftrat!), auf das Konto der Kataplexien? Es waren die ganze Zeit nur die Muskeln gewesen! Ich wußte es die ganze Zeit: Ich war doch immer noch Herr über meinen Verstand! Verstehen Sie, irgendwann denkt man dann doch selbst, wenn man es dauernd eingeredet bekommt, man sei nicht ganz richtig im Kopf!

Damals in dem neurologischen Krankenhaus schien das einer der Ärzte bereits bemerkt zu haben, denn er hatte mich auf einmal mitten im Gespräch gefragt: «Haben Sie etwa Angst, verrückt zu werden?» Ich hatte das energisch bestritten, während meine Gedanken «ja» geschrien hatten.

Und auch diese albernen Handschienen, die ich seit sechs Jahren wegen meiner angeblichen «Fallhände» getragen hatte, und die ich, seit Dr. Mayer mich im Sommer deswegen ausgelacht hatte, nicht mehr anzog – es fielen mir nicht weniger, aber auch nicht mehr Gegenstände als sonst zu Boden, wenn ich erschrak. Ich höre noch in Gedanken seine Worte: «Wie können Sie als logisch denkender Mensch so naiv sein und daran glauben, daß es hilft, ein *Handgelenk* zu stützen, wenn bei plötzlicher Muskelschwäche Ihre Linsen aus den Fingern fallen?»

Was war ich bloß für ein Idiot gewesen!

Frau Grimm mußte heimfahren; wir würden in Kontakt bleiben, und auch Herr Woll würde mir helfen. Ich brauchte ihm nur noch die Vollmachten zu unterschreiben, die er benötigte, um meine Interessen zu vertreten.

Wenn der Vater das wüßte! Doch der half mir hier nicht. (Der sagte immer nur: «Wieso? – Der Susanne geht es doch gut; sie hat doch ihren Arbeitsplatz behalten!») Da boten mir fremde Menschen völlig uneigennützig ihre Hilfe an, ich bräuchte bloß ja zu sagen – und ich unterschrieb ohne zu zögern die Vollmachten. Es war, als hätten Frau Grimm, Herr Woll und die Narkolepsie-Gesellschaft mich «adoptiert» – wie eine große Familie!

Doch wenn das alles Kataplexien waren, dann hatte ich mit großer Wahrscheinlichkeit *doch* Narkolepsie. Unabhängig von der Relevanz für die Diagnosestellung – was das persönlich für mich bedeutete, all diese sekundären Auswirkungen auf mein Leben und Selbstbewußtsein, das konnte wohl kaum jemand ermessen; selbst mir kam das erst nach und nach, ein monatelanger Prozeß voller sich überschlagender Gefühle.

Gefühle. Ich war *doch* voller starker Gefühle, die ich mehr und mehr hatte unterdrücken müssen, als unbewußte Abwehrstrategie gegen die affektiven Tonusverluste. Vielen unverstandenen Narkoleptikern ginge es so. Allmählich wurde mir klar, wenn das alles auf das Konto der Narkolepsie ginge – ja, dann waren die Kataplexien für mich ein mindestens genauso gravierendes Problem wie die Schlafattacken!

Frau Grimm sagte, selbst heute hätte ich während der Begrüßung und des Gespräches – das in der Tat sehr gefühlsgeladen gewesen war – Kataplexien gehabt, welche von der schwächeren Sorte, aber eindeutige.

Zum Abschied nahm sie mich wieder in den Arm; so richtig mit Gefühl hatte das schon seit mindestens acht Jahren niemand mehr getan. «Siehst du, jetzt hattest du es wieder!»

Ich starrte sie verständnislos an. «Du bist eben, als ich dich gedrückt habe, in den Knien eingeknickt und ganz schwer geworden; das hatte ich auch schon in Finsterbergen bemerkt. Was meinst du, wie ich einige meiner Freunde schon bei solchem Wiedersehen in den nächsten Sessel habe schleppen müssen? Das sind Kataplexien!»

In dem Moment, als sie das sagte, machte es wieder leicht «tack», als mir erneut weich wurde. «Nee –», machte ich entgeistert, fühlte, wie mir die Augen aus dem ansonsten tauben Poker-Gesicht herausstarrten. Und dann verzweifelt: «Nej, Nej!»

Sobald Frau Grimm im Aufzug verschwunden war, fiel ich auf den Tisch und schlief ein, den Kopf auf den weichen «Bären»-Rucksack gebettet, den Frau Grimm mir geschenkt hatte. Für Wertsachen, damit mir unterwegs nicht dauernd etwas gestohlen würde. Da konnte ich ja beruhigt drauf schlafen – der Bär paßte auf.

Großes Universum! Was bin ich bloß für ein rührseliges Weib die letzte Zeit?

In den folgenden Tagen und Wochen kam ich nicht mehr zur Ruhe. Ich telefonierte mehrmals mit Frau Grimm; einmal rief sie mich nach Absprache um 2.00 Uhr nachts an, als sie selbst *noch* und ich *schon wieder* wach war.

Von 2 - 5 Uhr ist es total billig, in die Fernzone zu telefonieren, aber weil die meisten Leute dann schlafen, kann ich das nur selten ausnutzen. Außer Frau Grimm fällt mir da nur noch mein Bruder ein; als Student ist er manchmal noch die halbe Nacht auf.

Mit Frau Grimm habe ich schon Abende oder Nächte durchgequatscht, so daß ich oft ein schlechtes Gewissen hatte, da ich dann im Gegensatz zu ihr schon meinen ersten Nachtschlaf hinter mir hatte. Doch es gab so unglaublich vieles zu erzählen und zu fragen – das begreift kein Außenstehender, daß man drei-Stunden-am-Stück-Ferngespräche führen kann und hinterher trotzdem noch einen ellenlangen Brief schreiben muß.

Oh, es tat so gut!

Es war, als müsse alles, was sich in meinem knapp dreißigjährigen Pennerleben, insbesondere den letzten acht, neun Jahren, aufgestaut hatte, auf einen Schlag heraus. Manchmal perlten mir dabei still dicke Tränen aus den Augen, manchmal kam es wie Rotz und Wasser, aber nicht vor Kummer, eher vor Aufregung und Erleichterung.

Das ganze war ungleich bewegender und auch noch einleuchtender als damals die Autismusdiagnose, und es war befreiender als jede Psychotherapie.

Ich saß an der Kitt-Loh, zentrierte meine Linsen und dachte, Mensch, Herrgott, das waren alles nur Kataplexien! Immer mehr fiel mir ein. Frau Grimm sagte, ich solle alles aufschreiben.

Sie und Herr Woll hatten inzwischen mit Dr. Mayer Kontakt aufgenommen: Ich würde noch mal in die Klinik fahren müssen. Mir war furchtbar bange, daß man mir den alten Vorwurf, ich sei nicht kooperativ genug gewesen oder hätte den Ärzten mit Absicht die Arbeit erschweren wollen, anlasten würde.

Doch als mich der Oberarzt anrief, gab es statt einer Standpauke sogar noch Trost. Ich sei nicht der erste, bei dem es so gelaufen wäre. Einmal hätten sie einen Patienten zwei Jahre lang falsch behandelt, weil der irrtümlich gemeint hatte, keine Kataplexien zu haben, bis seine Ehefrau das zufällig abklären konnte. Mir fiel ein Sonnensystem vom Herzen! Schneller als erwartet begriff er sogar, daß sich die sekundären Schäden für mich noch schlimmer als die eigentlichen Symptome auswirkten. Ich bekam einen neuen Termin für die Hephata-Klinik, November 1996; wieder in meinen sorgfältig geplanten Ferien, während denen ich in Arolsen hatte Äpfel pflücken, Plätzchen backen und mich endlich einmal ausruhen wollen. Doch das war jetzt alles egal, so egal!

Die ganze Geschichte mußte neu aufgerollt werden, neue Tests mußten gemacht werden – ja, und dann war erneut die Rede von der medikamentösen Einstellung. Nach dem Gespräch war mir speiübel, so daß meine Kumpel im Zentrierraum fragten, warum ich auf einmal so «weiß» aussähe.

Da habe ich ihnen alles erzählt – und mehr Willen zum Verständnis erhalten als bei meiner eigenen Familie. Diese Leute hier *sehen* mich schließlich seit mehr als zwölf Jahren herumhängen und langsam abbauen!

Auch wenn man mir gesagt hatte, durch die Medikamente könnte ich vielleicht wie «ein neuer Mensch» werden, und wenn ich daran dachte, wie munter die Jugendlichen alle auf der Tagung gewesen waren – ich hatte von Kindheit an eine große Abneigung vor Medizin aller Art gehabt!

Als ich z.B. damals bei meinen häufigen Zehnagelbett-Operationen Tabletten gegen Schmerzen und Entzündungen nehmen mußte, hatte ich sie fortgespuckt, wenn die Mama gerade nicht aufpaßte; wenn ich heute mal eine Aspirin oder Quadronal nehme, dann muß es schon schlimm aussehen.

Na, falls man mir tatsächlich mit Medikamenten würde helfen können, hätten die in der Optisch' sicher einiges weniger zu lachen: Dann gäbe es keinen «Hobby-Penner» mehr, der sich manchmal aus den unterschiedlichsten Gründen auf dem Boden aufhielt. Sollte das denn ewig so weitergehen? Man wird ja auch nicht jünger; irgendwann mußte doch dieses Herumhängen, Herumfliegen im Öl und Bahnhofsdreck, das Auskühlen und wilde Pennen auf harten Unterlagen mal aufhören!

Doch wenn ich mal eine besonders wache Stunde hatte, es mir für kurze Zeit richtig gut ging, dann graulte ich mich vor dem neuen Klinik-Aufenthalt und allem, was damit zusammenhing. Welche Nebenwirkungen würden die Medikamente haben? Man würde doch sicher mit der Zeit abhängig davon werden!

Ich war immer so stolz auf mein starkes Immunsystem gewesen – das würde man mir jetzt auch noch langsam zerstören, mein Blut mit chemischen Stoffen versauen. Mein ganzer Stolz: Ich hatte doch die wertvolle Rh-Formel mit den zwei großen C's – CCD ee –, die sie in der Transfusionszentrale so gut brauchen konnten!

Ich weiß, ich sollte keinen Grund zum Jammern haben, denn es gibt wahrhaftig Schlimmeres. Mein Spruch ist immer: Narkolepsie ist ja schließlich keine tödliche Krankheit; was sollen denn da diejenigen sagen, die Krebs oder Aids haben?! Oder wenn es wirklich damals MS gewesen wäre? Dann säße ich jetzt vielleicht schon im Rollstuhl oder wäre bereits tot.

An einem Tage war ich dann so übel dran, daß ich mir das später notierte, zur Erinnerung, falls es mir mal wieder zu gut gehen sollte:

Donnerstag, 24.10.:
Lang im Bett gelegen, aber 100% kein Tiefschlaf Quälerei bis zum Nickerchen in der ersten Pause
sehe mein Ausricht-Kreuz an der Kitt-Loh nicht mehr, knicke beim Gehen ein
ca. 10.30 Uhr Schlafzwang; nach weniger als einer Minute reißt Chef mich hoch
Kopf unter Wasserhahn
von Hardy zum Acetonholen über Hof gescheucht wegen frischer Luft, hilft nichts
ca. 11.15 Uhr nächster Schlafanfall, wieder zu früh herausgerissen durch Wasserladung, bettele vergebens um nur fünf Minuten Schlaf
12.30 Uhr Pause, falle in Pappkarton in 25 Minuten-Erschöpfungsschlaf;
nach der Schwarztee-Pause wie «neuer Mensch», erleichtert und dankbar, doch die ganze Herrlichkeit hält nur zwei Stunden an!
Montag kurz vor Feierabend beim Müllwegtragen aus vollem Laufe bei Schreck auf die Nase gefallen, direkt Hardy vor die Füße; sogar Nasenbluten.
Geschworen, jetzt langt's: Vertraue mich voll und ganz der Obhut von Frau Grimm, Herrn Woll und Dr. Mayer an, was auch kommen mag. Weiß nämlich selbst nicht mehr, was am besten für mich ist.
Schreibe dies auf, damit ich nachlesen kann, wie es mir geht, wenn es ganz «tief» ist – daß ich in dem Moment alles tun würde, daß das aufhört.
Zur Erinnerung, falls ich mich wieder hängen lasse und den Termin in der Klinik absagen will.

Dieses Blatt hatte ich fortan auf meinem Tisch liegen. Ich brauchte es nicht mehr nachzulesen, es langte zu wissen, daß es dort war.

Erst wollte ich zu Hause gar nichts erzählen, doch Frau Grimm meinte, meiner Mutter sollte ich doch Bescheid sagen, eine *Mutter* würde es eher fühlen, wie es ihrem Kind wirklich geht. Auch, wenn der Vater vielleicht nie dieses Verständnis aufbringen würde.

Sie behielt Recht. Als ich der Mama am Vorabend erklärt hatte, warum es auch mit diesen Ferien nichts werden würde, fuhr sie mich am Martinstag nach Kassel, von wo aus der Zug nach Treysa ging.

Narkolepsie-Kataplexie – Diagnose und Einstellversuche

Dieses Mal kam ich wenigstens nicht an einen völlig fremden Ort; ich kannte bereits die Räumlichkeiten, den Tagesablauf und die meisten der freundlichen Schwestern und Pfleger in der Hephata-Klinik. «Hätte nicht gedacht, daß ich Sie so schnell noch mal wiedersehen würde!» sagte ich bei der Begrüßung. Im Raucherraum hingen sogar noch die im Sommer von Yvonne geschriebenen Gedichte an der Wand.

Die ersten drei Tage zogen sich dahin, weil ich noch mal einige Ableitungen und Vigilanztests machen mußte. Die Stationsärztin zeigte Einfühlungsvermögen, indem sie mir als Vorbeugung gegen den Klinik-Koller allerlei Anwendungen aufschrieb, damit ich Beschäftigung hatte und meine Muskeln nicht völlig vergammelten. Ich bin zwar ein Penner, aber kein «Krankenhaus-Mensch», der sich den ganzen Tag lang ins Bett legt. Wenn ich mein Nickerchen fertig habe, muß ich raus.

Auf der Station 3 gab es so gut wie keine bettlägerigen Patienten, und dennoch war ich meist der einzige, der in dem feucht-kalten Novemberwetter vor die Tür ging (und bereits am zweiten Abend während einer Runde im Park wieder mal ausgesperrt wurde). Dann sah ich von draußen, wie die Leute in den Betten lagen und nichts anderes taten als fernsehen oder lesen. Ich wollte nie «krank» sein, doch wenn man schon in der Klinik ist, dann braucht man sich nicht noch zusätzlich daran zu erinnern und ins Bett zu legen, solange man noch auf eigenen Füßen laufen kann.

Das wichtigste war, daß ich jeden Tag schwimmen durfte, d.h. wenn ich nicht gerade den Kopf voll Elektroden hatte. So würde ich nicht völlig aus der Übung kommen; in dem Wasser mußte ich nicht einmal frieren, denn es war 34°C warm! Zusammen mit meiner Tischnachbarin Gaby, die nur ein Jahr älter als ich ist, hatte ich täglich eine halbe Stunde «wildes Schwimmen» zwischen den regulären Wassergymnastik-Gruppen.

Am Mittwoch war ein wichtiger Tag in meinem Leben. Herr Woll hatte mir eingeschärft, dieses Mal sollte ich den Ärzten wirklich alles erzählen, was ich unter Zuhilfenahme meiner zahlreichen Notizen auch gemacht hatte.

Nun stand noch der letzte MSLT-Test an. Da lief ich wieder herum wie einer der »Borg»-Maschinenmenschen aus «Star Trek» und hatte fünf Termine tagsüber im Schlaflabor.

Allmählich bekam ich Übung darin: Auf die Seite legen, Kissen unter Kopf und Nacken stopfen, Pullover zwischen die Knie, Decke drüber, einen tiefen Atemzug nehmen – ratzen … träumen.

Ich habe den Eindruck, je vertrauter mir das Labor wird, desto schneller schaffe ich es, einzuschlafen, selbst wenn ich mich gar nicht speziell müde fühle. Einmal wollte ich es mit «Schäfchenzählen» versuchen, da kam ich gerade bis zum dritten Schaf. Ich glaube, ich brauche mir nur deutlich einen einzelnen Schafs*kopf* vorzustellen, dann penne ich schon ein!

Wenn ich es fertigbringe, unter Beobachtung und Zeitdruck mit einer Latenz von wenigen Minuten einzuschlafen, wie schnell mag es dann gehen, wenn ich wirklich müde bin, wenn die Schlafattacke kommt? Auf meine zahlreichen Träume war ich schon seit dem Sommer nicht mehr «stolz» gewesen; als ich welche während des Tests hatte, schwante mir Unheil. Bereits nach der vierten MSLT-Ableitung sagte mir die Stationsärztin, es sei jedesmal das Sleep-onset-REM aufgetreten, mit einer so kurzen Latenz, daß selbst ich überrascht war. Im Schlaf ist halt das Zeitgefühl extrem gedehnt. Die Ärztin meinte, damit sei jeder Zweifel beseitigt, daß es sich bei mir um Narkolepsie handele. Ich sackte fast unmerklich zusammen und hatte wieder das taube Gefühl im Gesicht. «Können Sie mich hören?» fragte sie, und dann: «War das eben eine Kataplexie?» Genau dieselben Worte wie im Sommer. «Weiß ich doch nicht; wenn, dann aber nur eine ganz, ganz kleine!» antwortete ich kläglich, und dann: «Scheiße!»

Jetzt hast du dein Fett weg, schimpfte ich in Gedanken; das hast du von deiner Neugier, und wer weiß, was sie jetzt mit dir anstellen? Da hast du dir aber echt 'ne schöne Suppe eingebrockt! Ich sprach noch etwas mit der Ärztin; wenigstens hatte sie mir eine weitere Nacht auf heißen Kohlen erspart und gleich die EEG's nachgesehen. «*Jetzt* schlafe ich aber garantiert kein fünftes Mal mehr», kündigte ich an. Das sei auch für das Ergebnis unerheblich, meinte sie.

Daraufhin meldete ich mich zur 17-Uhr-Ableitung – und produzierte, wie ich am nächsten Tag erfuhr, trotz der ganzen Aufregung ein weiteres Nickerchen mit Sleep-onset-Traum. Da hatte ich mich gerade mit der Diagnose vom Bunker-Versuch zusammengerauft und die Literatur darüber gelesen; jetzt fing alles wieder von vorne an, und dieses Mal kam ich nicht mit einer harmlosen Lichttherapie davon.

Ich hing den Ärzten in den Ohren, ob denn nicht etwas z.B. über die Ernährung und vernünftige Tagesplanung zu erreichen sei, doch die machten mir deutlich, daß es keine Alternativen zu Medikamenten gebe. Nicht bei mir jedenfalls, da es sich um eine stark ausgeprägte Narkolepsie handele; der geteilte Hauptschlaf, der sich im Bunker gezeigt hatte, sei bloß ein weiteres Anzeichen für die Schwere der Erkrankung.

Ich hörte nur noch «schwer» und «krank»; nur deshalb brachten sie mich überhaupt erst dazu, das mit den Medikamenten auszuprobieren, doch beim Anblick der ersten halben Tablette, die mir am Morgen serviert worden war, hatte ich mich so aufgeregt, daß es wieder leicht «tack» in den Muskeln gemacht hatte. Die junge Schwester sagte, ich müsse doch die Medizin nehmen, die sei ja gerade dafür, daß so etwas in Zukunft nicht mehr passieren sollte. Ich wollte mich nicht diesen

Dingern ausliefern, doch dann habe ich das Vivalan geschluckt, und ab da alles weitere ohne Gegenwehr.

Ich telefonierte mit Herrn Woll und Frau Grimm, die mir klar machten, daß es besser so sei, wie es gekommen war. Jetzt, mit gesicherter Diagnose, könne man wenigstens etwas unternehmen; so wie bisher hätte es doch auch nicht weitergehen können! Sie hatten ja recht, natürlich, ich brauchte bloß etwas Zeit, mich daran zu gewöhnen, jetzt auch so ein Pillenfresser zu sein.

Was hätte ich bloß ohne Frau Grimm gemacht? Ohne sie wäre die Sache ganz anders ausgegangen. «Und laß den Ärzten etwas Zeit», sagte sie mir noch, «das Einstellen geht nicht von heute auf morgen!»

Langsam wurde ich innerlich ruhiger. In Bezug auf die Medikamente war fast jeder Widerstand gebrochen, weil die Ärzte mir dauernd klar machten, wie umfassend sich die Narkolepsie bei mir bereits ausgewirkt hatte und wie sehr sie die Lebensqualität herabsetzte. Ich merkte, hier unternahmen sie alles, was eben möglich war, um mir zu helfen, und deshalb sollten sie einen Patienten haben, der nach Kräften mitarbeitete.

Ich füllte Schlaf-Protokolle und Fragebögen aus, notierte alles, was mir zwischendurch zum Thema einfiel, was ich neu beobachten konnte, und absolvierte eifrig Vigilanztests. So gab es wenigstens etwas Sinnvolles zu tun; dazwischen ging ich draußen im Nebel spazieren, auch weit außerhalb des Klinikgeländes, wo ich eine Menge Apfelbäume entdeckt hatte, die immer noch reich behangen waren.

Die Versorgung mit Obst war gesichert; ich schleppte fast jeden Tag neue Beute an. An unseren Eßtischen florierte ein reger «Tauschhandel», so daß ich oft einen Extra-Salat oder Früchte zugesteckt bekam. Allmählich gewöhnte ich mich auch an die vielen neuen Mit-Patienten. Vor allem mit Gaby konnte ich gut quatschen, nachdem wir uns anfangs eher ablehnend gegenseitig mit dem Gedanken: «Was is'n das für eine?!» gemustert hatten (wie wir uns später eingestanden).

Der Spaß, den uns beiden das Schwimmen bereitete, tat ein übriges, wenn sich auch etliche der vorzeitig angekommenen Teilnehmerinnen der Wassergymnastik-Gruppe beschwerten, weil wir ihnen beim wüsten Delphinschwimmen die Haare naß spritzten. Der Bademeister (so nannte ich den Therapeuten, der uns das Sonderschwimmen erlaubt hatte) war jedoch voll okay und nahm uns in Schutz.

An den ersten Tagen brauchte ich nur Vivalan, das antikataplektisch wirken sollte, in geringer Dosis einzunehmen. Was mich beruhigte, war, daß keine gefürchtete Nebenwirkung auftrat – leider aber auch keine spürbare positive Wirkung. In einem an gefühlsmäßigem Zündstoff armen Milieu wie in einem Krankenhaus ist es sowieso schwierig festzustellen, ob weniger Kataplexien als sonst auftreten. Doch dieses Mal war es anders als im Sommer, wo ich nur ein paar Tage unter den Menschen auf der Station verbracht hatte: Dieses Mal lernte ich Personal und Patienten immer besser kennen, und durch die für mich inzwischen veränderte Situation war ich in ganz anderen Stimmungen als damals.

Ich schrieb in mein Tagebuch:

Nach einer durch eine unerwartete Umarmung ausgelösten Kataplexie (morgens früh auf dem Gang, als ich gerade einen meiner «Horror-Trips» abgeschüttelt gehabt hatte und eine der älteren Schwestern mich lieb drückte) saß ich noch lange im Sessel, obwohl ich längst wieder hätte aufstehen können. Lautlos rollte das Salzwasser aus den Augen, aber nicht vor Traurigkeit, eher, weil sich in mir so viel Vergessenes oder nie Gekanntes zu regen schien. Ich wußte auf einmal, ich war entgegen den Behauptungen gewisser Leute voller starker Gefühle, aber die konnte/durfte ich nie zeigen:
Entweder es war von anderen Leuten verboten worden (vor allem das Lachen), oder aber die Kataplexie selbst verhinderte das schon im Ansatz.
Deshalb kann ich es z.B. zulassen, daß man mich in den Arm

nimmt, doch ich kann niemals selbst drücken, weil mir sofort weich wird und die Arme runterfallen.
Wenn ich wütend bin, weil mir jemand Unrecht tut, macht es «pitsch», und die Kataplexie stopft mir quasi das Maul und läßt mich auch noch wie ein Duckmäuser aussehen.
Wenn ich Angst/Schreck habe, potenziert die Kataplexie noch das Theater hoch drei; nicht mal schreien kann ich dann noch! Wenn die Leute merken, daß ich komisch reagiere, trauen sie sich das nächstemal vielleicht nicht mehr, mich zu drücken oder mit mir lustig zu sein.
Ich habe jetzt das erstemal seit Jahren wirklich keinen Bock mehr, «autistisch» zu sein.
Verdammt, kann ich starke Gefühle nur dadurch zeigen, daß ich eine Kataplexie kriege?!

Am Abend des zweiten Vivalan-Tages baute ich schon wieder Mist. Gegen 19.30 Uhr floh ich vor dem Fernseher meiner neuen Zimmer-Genossin, die pausenlos von einem Programm zum nächsten schaltete, ohne auch nur je eine Minute bei einer Wahl zu bleiben. Ich lief im Park einige Runden, bis ich die wilden Kraniche hörte, die wohl gerade auf dem großen Zug gen Süden waren. Ich legte mich auf eine Bank und versuchte, die Vögel vor dem dunklen Himmelshintergrund auszumachen, doch es war zu trüb und verhangen. Daß es außerdem auch kalt war, merkte ich nicht, als ich einschlief. Wahrscheinlich weil es bereits Nachtzeit war, wurde diesmal nicht bloß ein kurzes Nickerchen, sondern mein erster Nachtschlaf daraus. Ich fühlte nicht, daß ich trotz dicker Kleidung (aber leider ohne Handschuhe!) langsam auskühlte, ahnte nicht, daß ich auf der Station vermißt wurde, daß schließlich die Nachtschwester den diensthabenden Arzt losschickte, um mich zu suchen.

Gegen 23 Uhr muß es gewesen sein, als ich im Halbschlaf eine fremde Männerstimme hörte, mit einer Taschenlampe angestrahlt wurde und beinahe zu Tode erschrak.

Vor so etwas hatte ich immer Angst gehabt, wenn ich

draußen irgendwo gepennt hatte; es war ähnlich wie bei einer Schreck-Halluzination beim Aufwachen. Ich schoß nur halb hoch, dann machte es wieder «tack» und patsch-auf-die-Bank-zurück; vielleicht war es auch wegen der Kälte.

Der Mann sprach, stellte sich als Arzt vor, aber da war es bereits zu spät; ich war nun hellwach, hing aber völlig schlaff herum, unfähig zu sprechen – und begriff, daß es jetzt wohl einigen Ärger geben würde; außerdem fühlte ich mich wie halb erfroren.

Ähnlich hatte ich noch just zwei Wochen zuvor auf dem Göteborger Zentralbahnhof gelegen. Auch wenn es wohlwollende Menschen sind, die einen umgeben – man fühlt sich dem Geschehen hilflos ausgeliefert.

Ich wollte reagieren, als der Arzt und die Nachtschwester nachprüften, ob ich noch warm war, nach dem Puls fühlten und mich in einem Rollstuhl in mein Zimmer fuhren, wollte sagen, ich bin in Ordnung, bitte bloß kein Theater machen! Der Arzt sagte: «… die hat wahrscheinlich Kataplexie …»; die Schwester: «… was für ein Glück, daß wir die Dr. Kröger angerufen haben.»

Erst später erfuhr ich, daß, hätte die Stationsärztin nicht vermutet, daß ich eigentlich nur hatte draußen und nicht z.B. in die Stadt ausgegangen sein können, man mich vielleicht erst am nächsten Morgen gesucht und nach einer frostigen Novembernacht erfroren aufgefunden hätte.

Die Nachtschwester pellte mich aus der äußeren Kleidungsschicht, hievte mich aufs Bett, holte Decken, Wärmflaschen und heißen Tee. Daß sie insgesamt dreimal die Körpertemperatur, die wohl bereits merklich abgesunken war, maß, und das von hinten (wie beim «Thermoport» im Bunker, pfui Deibel!), war an sich schon eine Strafe für meine Extratour; ich konnte ja nicht mal zappeln dabei.

Nur langsam kehrte die Wärme zurück, viel später als die Muskelkraft. Mein erstes hervorgewürgtes Wort war ein verzweifeltes «Entschuldigung!» Aber die Schwester war nur lieb und brachte mir noch einen Tee, doch den sah ich erst, als er bereits abgekühlt war, nach einem Schlaf der Erschöpfung mit vielen Träumen und häufigem kurzen Erwachen.

Ich hatte ein sehr schlechtes Gewissen und Angst vor den Folgen dieses Abenteuers. Am nächsten Tag gab es zwar keine Strafpredigt, aber ich durfte fortan ab Einbruch der Dunkelheit nur noch in Begleitung raus, selbst wenn es bloß kurz in den Park war; auch tagsüber war es problematisch, wenn ich mich zu einem Spaziergang zu den Apfelbäumen abmelden wollte. Ich mußte versprechen, mich auf keinen Fall irgendwo hinzusetzen, und nahm meinen Wecker mit, den ich alle Viertelstunde neu auf «Alarm» stellte. Trotzdem hielt ich einmal hinter einem großen, runden Strohballen ein Nickerchen, weil es da bei dem Eiswind so gemütlich-warm war – aber das braucht ja keiner zu erfahren!

Ich stieß auf meinen Wanderungen manchmal in Gegenden vor, da hätte ich tagelang liegen können, ohne daß jemand vorbeigekommen wäre. Doch da Tagesnickerchen nie länger als 25 - 30 Minuten dauern und ich höllisch aufpaßte, meldete ich mich immer pünktlich zurück auf der Station, denn nach einer weiteren solchen Eskapade würden sie mir sicher ganz die Touren in der frischen Luft verbieten. Außerdem: Zu Hause paßt auch keiner auf – da darf ich dann verrecken, oder was? Ich war im Leben schon ausgekühlter gewesen als in dieser Nacht im Park, und da hatte niemand die Temperatur nachgemessen oder Wärmflaschen gebracht! Offensichtlich wirkte das Vivalan noch nicht; die Dosis wurde erhöht. Zusätzlich fing ich jetzt an, Weckmittel zu testen.

Das Ephedrin wirkte etwas insofern, daß ich mich länger als sonst wachhalten konnte, aber nur bei höherer Dosis und nicht, wenn ich zum Zeitpunkt der Einnahme bereits müde war. Ich war dann ziemlich genau vier Stunden lang vor *zwanghaftem* Schlaf sicher, was aber nicht bedeutete, daß ich in einer ruhigen, monotonen Situation und auf dem Bett nicht doch einschlief. Außerdem schien sich mein Körper gar zu schnell an die Medikamente zu gewöhnen, und man kann schließlich nicht dauernd die Dosis erhöhen!

An einem Tag wirkte das Ephedrin so schwach, daß ich argwöhnte, man hätte mir ein Placebo untergejubelt: Ich schlief nach einer Stunde Dauergähnen draußen auf der Bank ein, wo mich dann ein Pfleger aufscheuchte, obwohl es helllichter Tag war. Die danach getesteten Tradon-Tabletten waren noch effektloser: Ich schlief ein, wann immer ich auch normalerweise geratzt hätte, und war der Vigilanztest unter Ephedrin etwas besser ausgefallen, so war er bei Tradon völlig daneben.

Bei diesem Test muß man 40 Minuten lang auf einen Computerschirm starren und insgesamt 150 übersprungene Punkte treffen. Alle eineinhalb Sekunden findet ein neuer Sprung statt. Manchmal hatte ich über 30 ausgelassene Punkte, und die mittlere Reaktionszeit war stets größer als eine Sekunde. Wenn ich mal stolz war, weniger als 20 Ausgelassene zu haben und knapp unter eine Sekunde mittlere Reaktionszeit zu kommen, dann entlockte das den Pflegern, wenn ich die Auswertung ablieferte, trotzdem bloß ein Naserümpfen. Immerhin war es bereits ein Erfolg, wenn ich während des Tests nicht mehr einnickte! Es gibt kein besseres Schlafmittel als Vigilanztest-Computer, glauben Sie mir!

Erst als ich sah, wie andere Patienten abschnitten, bekam ich fast Minderwertigkeitskomplexe: Man konnte durchaus null Fehler und eine Reaktionszeit von unter einer halben Sekunde erreichen! Selbst eine sehr alte Dame, die krank war, brachte es auf nur drei Fehler und eine schnellere Zeit als ich. Der Psychologe vom Vigilanzlabor tröstete mich, die hätten ja auch keine Narkolepsie, und «feierte» jeden kleinen Fortschritt mit mir.

Ich konnte mich zu Anfang des Tests noch recht munter fühlen. Sobald ich aber vor dem Bildschirm saß, fing ich an, schläfrig zu werden, und verdarb das Ergebnis vor allem während der zweiten Hälfte der Zeit.

Das mit der medikamentösen Einstellung schien gar nicht so

einfach zu sein. Es zeichnete sich ab, daß die eine bis zwei Wochen, auf die ich mich eingerichtet hatte, nicht ausreichen würden. Die Mama schickte mir ein Paket frischer Wäsche, und nach einigem Hin- und Herfechten vorm Stationszimmer durfte ich auch alleine nach Schwalmstadt hinunter, um Nachschub an Zahnpasta u.ä. zu besorgen. Wenn ich weiterhin so über-behütet würde, würde ich noch das Einkaufengehen verlernen! Ich dachte, wenn ich länger in der Klinik bleiben müsse, dann käme ich hinterher zu Hause noch weniger als bisher zurecht. Und wenn mein Urlaub verbraucht war, dann mußte ich mich *krank* melden!

Frau Grimm und Herr Woll sagten, ich dürfe die Ärzte und mich nicht hetzen. Ich hatte nie zuvor krank gefeiert, hatte mir so etwas immer «für den Ernstfall» aufheben wollen. Na gut, dann war es jetzt eben soweit. Die AOK würde dieses Jahr wenig Freude an mir haben.

Als ich Hardy im Zentrierraum anrief und erfuhr, daß zur Zeit außergewöhnlich wenig eilige Linsen da waren, als selbst meine Mutter am Telefon meinte, der Klinikaufenthalt ginge jetzt erst mal vor, da konnte ich etwas beruhigter weitermachen.

Inzwischen hatte ich sogar ein eigenes Zimmer, zwar ohne Bad, aber Hauptsache nachts Ruhe! Einerseits hatte ich meine Nachbarin nicht stören wollen, wenn ich nachts umherlief, so daß ich meist auf dem kalten Gang hockte; andererseits lief abends, wenn ich nach Nachlassen der Weckmittel doppelt kaputt war und in den ersten Nachtschlaf sank, im Fernsehen Mord und Totschlag, wovon ich dauernd geweckt wurde.

Meinen Geburtstag erlebte ich in der Klinik. Vielleicht war es der ungewöhnlichste, aber sicher der wichtigste meines 30jährigen Pennerlebens. Vielleicht fing ich jetzt erst an, richtig zu leben. Auf gewisse Weise wurde es sogar der schönste Geburtstag, den ich je «gefeiert» hatte. Es fing morgens, als ich gar nicht mehr daran gedacht hatte, was für ein Tag heute war, damit an, daß mich die anderen Patienten mit einem Geschenk überraschten, für das sie extra gesammelt hatten. Allein weil alles so überraschend kam, weil ich von Patienten und Pflegepersonal teilweise sogar gedrückt wurde (wie die ganzen letzten zehn Jahre zusammengerechnet nicht), wurde mir mehrmals so weich, daß sie mich auf einen Stuhl setzten und darauf bestanden, daß ich noch etwas ausruhte, obwohl ich protestierte, ich sei fit. Manche Hände konnte ich nur noch passiv schütteln, was aber *hier* nicht weiter störte, weil man hier so etwas gewöhnt zu sein schien. Wie anders reagiert da doch die Welt «draußen»!

Ausgerechnet da bog auch noch Dr. Mayer um die Ecke: «Na, hat sie 'ne Kataplexie gehabt? (grins, grins!)»

Aus Bammel, daß er mir jetzt schon wieder die Vivalan-Dosis erhöhen würde, beteuerte ich, ich hätte mich bloß gefreut, und hier wären alle übertrieben besorgt um einen.

Später gab es eine riesige Überraschung: Frau Grimm kam zu Besuch! Sie war die weite Strecke gefahren, hatte extra in Treysa übernachtet – um mir persönlich zum Geburtstag zu gratulieren! Das konnte ich dann gar nicht mehr fassen; womit hatte ich soviel Zuwendung verdient?! Frau Grimm hatte doch bereits mehr als genug für mich getan; wie sollte ich ihr je dafür danken? Bei der Visite fühlte ich mich gleich viel sicherer, weil sie dabei war und sich mit allem besser auskannte. Ich hatte auf einmal wieder viel Hoffnung. (Schließlich paßte ja Frau Grimms Bär, den ich mit in die Klinik genommen hatte, auf!)

Abends rief meine Mutter an. Da war die Wirkung des Weckmittels bereits abgeklungen, und weil ich gezwungen war, die Anzeichen des sich rasch vergrößernden Schlafdrukkes zu ignorieren, wurde es zu spät, um es nach Abschluß des Gespräches noch bis zum Bett zu schaffen: Ich ratzte auf dem Telefon ein, und als ich nach mehr als zwei Stunden von der Nachtschwester und der Stationsärztin geweckt wurde, hatte ich mir alle möglichen Körperteile verdreht und abgequetscht.

Am Ende der zweiten Woche wurde ein neuer Versuch gestartet: keine Wachmacher mehr, aber Regulierung des Nachtschlafes, der ja immer noch auf zwei bis drei Hauptblöcke verteilt war, von Tagesnickerchen mal ganz abgesehen. Ich sollte sieben bis acht Stunden am Stück durchschlafen können, um tagsüber wacher zu sein. Mir gefiel die Idee nicht, Medizin zum Schlafen zu nehmen, denn schlafen kann ich ja aus eigener Kraft, nicht lange am Stück, aber wenigstens auf *natürliche* Art erzeugt. Außerdem müßte ich dann ja 16 Stunden am Stück wachbleiben – eine schiere Unendlichkeit! Doch man mußte schließlich alles Menschenmögliche ausprobieren.

Es folgten die sechs furchtbarsten Nächte meines Klinik-Aufenthaltes. Hatte ich zuvor auf die meisten Gaben von Weckmitteln gepennt, so blieb ich auf die Schlafmittel hin wach und mußte nicht einmal gähnen. Es war, als ob der Körper auf stur schaltete: Ein Medikament, das zur «falschen» Zeit eingenommen wurde, paßte nicht in den Kram und blieb wirkungslos. Wenn mein Takt-loser Rhythmus «wach» sagte, dann war ich wach; dasselbe galt für «müde» und «Schlaf».

Allmählich wurde es peinlich; ich reagierte auf fast gar nichts, reagierte teilweise sogar paradox. Da die Ärzte um meine Urangst vor Medikamenten wußten, bestand ich darauf, sie nur noch vor Zeugen einzunehmen; nicht daß es hieße, ich hätte sie weggespuckt. Parallel dazu gab es wieder Vitamin B12 plus eine Stunde Lichtgerät morgens.

Das vieldiskutierte Melatonin brachte gar nichts, der Somsanit-Sirup dagegen vier Nächte, in denen ich noch *weniger* schlief als sonst. Jener Sirup sollte angeblich so stark sein, daß ich nach der Einnahme, die nur im Bett zu geschehen hatte, nicht einmal mehr aufstehen und Zähne putzen durfte. Die Nachtschwester belauerte mich, als erwarte sie, daß ich die nächste Sekunde narkotisiert in die Kissen fallen müsse, aber nichts geschah.

Zweimal bekam ich den absoluten Lachkoller, einmal schien das Bett zu schweben, und am letzten Morgen, als ich auf die Höchstdosis von 6g hin vier Stunden lang wach gelegen hatte, verspürte ich einen starken Brechreiz, das war alles.

Ich langweilte mich im Bett herum und durfte nicht aufstehen, während die Nachtschwester Kilometergeld verdient hätte, weil sie alle 20 - 30 Minuten hereinschaute, ob sich immer noch nichts tat. Tagsüber war ich umso kaputter, zumal man mir jetzt nicht mal mehr etwas beim Wachbleiben half. Dies war gewiß nicht die «Lebensqualität», die man mir in Aussicht gestellt hatte! Noch *eine* solche Nacht, und ich hätte gestreikt, doch Dr. Mayer hatte ein Einsehen, nachdem er die Aufzeichnungen der Nachtschwester gelesen hatte.

In meinem Frust hatte ich aufgeschrieben: «Ich könnte wohl einen Knollenblätterpilz verspeisen und nicht mal Bauchweh davon bekommen», weil mein Körper gegen Gifte (einschließlich Medikamente) immun zu sein schien. Ich bat eindringlich, «meinen geteilten Nachtschlaf weiterhin *kultivieren* zu dürfen», wenn es doch nun mal mein ureigener Rhythmus sei.

Als Dr. Mayer das las, lachte er sich halb kaputt und meinte, ich könne ja richtig humorvoll sein. Da war ich ganz verblüfft; wir hatten über das Thema «mangelndes Verständnis von Ironie und Humor bei Autismus» gesprochen. Nun schien ich tatsächlich einen gewissen Galgenhumor zu entwickeln; was bleibt einem schon übrig bei einer Krankheit wie Narkolepsie, deren Symptome ja wirklich zum Spotten einladen. Nun kam mir das «Opfer Bunkerversuch» vom Sommer doch noch zugute: Ich durfte offiziell meinen geteilten Nachtschlaf und die Nickerchen nach Frühstück und Mittagessen – kultivieren.

Später schrieb ich Dr. Mayer zu dem Thema einen Spruch auf, weil manche Pfleger ihn nicht verstehen wollten, wenn er erklärte, daß *mein* Morgen und *mein* Mittag nicht identisch mit den ihren waren – weshalb ich die Weckmittel erst *nach* dem Nickerchen und nicht bereits zum Frühstück nehmen sollte:

Stellen Sie sich vor, Sie sind morgens nach einer
8 Stunden-Nacht völlig ausgeschlafen –
und dann käme jemand und befehle Ihnen,
weitere 8 Stunden im Bett liegen zu bleiben,

egal ob Sie schlafen können oder nicht.
Als «Ausgleich» müßten Sie danach nicht 16, sondern 32 Stunden am Stück wach bleiben!
Wäre das ein guter Handel?
Sehen Sie – so ähnlich geht es mir mit meinem kurzen «inneren» Tag, wenn ich mich der Welt der normal-wachen-Menschen anzupassen versuche!

Für den geregelten Krankenhausbetrieb tanzte ich einfach zu sehr aus der Reihe. Am schlimmsten war es an den Wochenenden, wenn keiner meine Fragen beantworten konnte oder irgendetwas schief lief mit den Medikamenten.

Als ich einmal den Oberarzt auf dem Gang erwischte und mit Fragen bombardierte, entschuldigte ich mich gleichzeitig, ich weiß, ich nerve die Leute hier und komme mir schon vor wie eine Schmeißfliege. Daraufhin meinte er: «Sie kommen sich nicht vor wie eine Schmeißfliege – Sie *sind* eine Schmeißfliege!» Danach speziell für mich zur Erläuterung: «Das war nur ein Witz!»

Das Bemerkenswerte an diesem Dialog: Ich hatte von selbst verstanden, wie's gemeint gewesen war. Früher hätte ich das wortwörtlich genommen und als Beleidigung oder Spott aufgefaßt.

Auch meine Genossin Gaby, mit der zusammen ich nicht nur Unsinn im Schwimmbad anstellte, sondern auch Momente voller Ernst teilte und bewegende Gespräche hatte, die niemand, der nicht selbst einmal in ähnlichen Lagen gesteckt hat, hätte wirklich nachvollziehen können, beobachtete mich. Sie stellte fest, daß ich während meiner Zeit in der Hephata-Klinik schon viel gelernt hatte – darunter einiges, was gar nichts mit Krankheiten und Medizin zu tun hatte. Es hatte mit *Menschen* zu tun. War ich wirklich imstande, über Menschen, Emotionen und *Humor* zu lernen?!

Lag es daran, daß mich nach all meinen Irrfahrten, dem Chaos im Leben und der gerade erfolgten Aufklärung aller Mißverständnisse fast nichts mehr aufregen konnte? Oder daran, daß man mich hier zum ersten Mal völlig ernst nahm und wie einen vernünftigen Erwachsenen über alles informierte? Daran, daß mich Menschen wie Gaby und andere näherstehende Mit-Patienten wie eine gleichwertige Persönlichkeit annahmen? Wie heißt es doch so schön? «Wie man in den Wald hineinruft, so schallt es heraus!»

Aus dem Tagebuch:

Wie hatte der Vater mir all die Jahre Unrecht getan! Er würde das niemals zugeben, ich weiß. Meine Mutter schien die Sache verstanden zu haben; sie hatte die Informationen der Narkolepsie-Gesellschaft gelesen und gut mit mir gesprochen; darüber war ich sehr froh gewesen. Doch eines schwor ich mir: Ich würde nicht mehr um Verständnis oder die Akzeptanz des Vaters buhlen. Das hatten mir die unterschiedlichsten Leute schon geraten, seit ich 18 war. Was ist das für eine Familie, in der man erst ein ärztliches Attest beibringen muß, um zu «beweisen», daß man sich nicht mit Absicht blöd «anstellt» – und das nicht mal dann voll anerkannt wird? Wo es nicht ausreicht, daß ich trotz allem immer meine Arbeit bewältigt habe?
Wenn Kollegen und wildfremde Leute sich mehr bemühen, einen zu verstehen und einem zu helfen, sich mehr für meine Gedanken und medizinischen Hintergründe interessieren als der eigene Vater? Wenn dieser dann meine Bekannten, die er nicht einmal kennt, schlecht machte und mich herunterputzte, weil ich mich ihnen anvertraut habe, weil ich mich zu Hause nicht aussprechen durfte …
Jetzt war ich 30 Jahre alt; es reichte!
Und ich merkte, erst jetzt, wo ich gar keinen Wert mehr darauf legte, daß er endlich einsah, was wirklich los war – da war ich frei, konnte langsam aus den kläglichen Resten meines Rückgrates ein Selbstbewußtsein aufbauen. Sollte er sich ruhig weiter vor Krankheiten fiesen und mich nicht für voll

nehmen! Das alles hat keine Gewalt mehr über mich; die alten Zeiten, in denen ich vor lauter Furcht nicht mal die Bezeichnung «Vater» o.ä., nur ein verächtliches «der da» über ihn aussprechen konnte, sind lange vorbei.
Jetzt weiß ich, daß ich nicht so minderwertig und verrückt bin, wie man mir hatte glauben machen wollen, bis ich selbst daran glaubte.
Jetzt habe ich viele gute Menschen, die mir helfen!
Danke, Frau Grimm.
Ohne Sie wären diese ganzen neuen Entwicklungen nie möglich gewesen!

Die dritte Woche verging, und es war kein Ergebnis abzusehen. Ich sah ein, daß ich die hochfliegenden Erwartungen, die ich in das Einstellen gehabt hatte, ein deutliches Stück zurückschrauben mußte, telefonierte mit Chef und Mama und bestellte noch mal neue Wäsche.

Manchmal hatte ich das deutliche Gefühl, die Kataplexien seien weniger und auch schwächer ausgeprägt geworden, doch wenn dann wieder ein Rückschlag in Form von heftigem Lachen samt Folgen kam (oh ja, es gab sogar was zum Lachen auf Station 3!), fiel ich manchmal von himmelhochjauchzend in zu Tode betrübt, und zwar in dem Moment, in dem mir klar wurde: Das war wieder eine Kataplexie – und das Vivalan wirkt nicht!

Da Dr. Mayer förmlich darauf geierte, mich beim «Lachschlag» zu erwischen, und sogar Gaby dazu anstiftete, mich ordentlich zum Lachen zu bringen, um den Effekt von Vivalan zu testen, verkniff ich mir das mit allen Kräften. Ätsch, so was geht nicht auf Kommando!

Wenn dann doch mal etwas passierte, weil die unterdrückten Emotionen irgendwann entladen werden mußten (was dann umso heftiger geschah), verschwieg ich das und schärfte auch dem Bademeister und Gaby ein, bloß nichts zu erzählen, damit ich nicht noch mehr Medikamente nehmen mußte.

Eines Abends gab es beinahe eine Schlägerei im Speisesaal: Ich hatte einen Patienten «Nazi» genannt, weil der jeden Tag beim Essen lauthals menschenverachtende Hetzparolen übelster Art gegen diverse Volksgruppen herumposaunt hatte. Daraufhin reagierte er furchtbar jähzornig und holte weit mit der Hand aus, doch allein das unvermittelte Gebrüll ließ mich zusammensacken, während Gaby dazwischenging.

Das muß ein Bild für die Götter gewesen sein: Ich lag mit Schrecklähmung auf Gabys Schoß, während sie ihrerseits vor lauter Aufregung zu zittern anfing, Vorbote einer ihrer schlimmen Krampfanfälle. Daneben stand eine andere gute Mit–Patientin und hielt uns beide am Wickel fest. Wie hatte ich je annehmen können, in einem Krankenhaus gäbe es keinen emotionalen Zündstoff?

Die Geschichte machte allerdings auch bei den Ärzten die Runde. Zu allem Überfluß fing der o.g. beleidigte Herr am nächsten Tage an, diverse Schauergeschichten über mich herumzuerzählen, um mich bei Mit-Patienten, Pflegern und Ärzten schlechtzumachen. Unter anderem behauptete er, ich hätte ihm mehrmals Kaffee über die Hose geschüttet und beinahe einen Fernseher vom Tisch geschmissen. Ich war gerade auf einem ziemlichen Tiefpunkt, was die Hoffnung betraf, doch noch wirksame Medikamente zu finden, war müde, ein Zustand, in dem ich immer gleich das Schlimmste befürchte. Das Geläster gab mir den Rest: Was würden die anderen jetzt von mir denken? Als Dr. Mayer mich auf die Sache ansprach, fragte ich bange, er glaube diese Verleumdungen doch wohl nicht? Die Antwort beseitigte alle Zweifel: «Na, *hätten* Sie ihm doch bloß mal Kaffee über die Hose geschüttet! (grins, grins)»

Erst kurz vor meiner Entlassung verriet Gaby dem Oberarzt doch noch von meinen jüngsten Kataplexien – es sei zu meinem Besten, erklärte sie. Auch Dr. Mayer sagte, es bringe nichts, sich selbst etwas vorzumachen. So ganz würden wir die Kataplexien wohl nicht wegbekommen, darauf hatte er mich bereits vorbereitet.

Ich meuterte: «Wenn Sie wüßten, *was* der Auslöser für den Lachschlag gewesen war – da wären selbst *zehn* Vivalan-Tabletten nicht gegen angekommen!»

Das war nämlich so gewesen: Als eine religiös-fanatische Mit-Patientin, unsere «Frau Stations-Jesus», mit mir allein bei Sturm und düsterem Himmel auf dem Acker spazieren gewesen war und ich eine kleine Kataplexie bekam, weil sie mich total überfordert hatte, hatte sie doch tatsächlich gerufen: «Steh auf! Im Namen Gottes – erhebe dich!»

Als ich das später der Gaby im Schwimmbad erzählte, diese in schallendes Gelächter ausbrach und ihrerseits eine lustige Story von Frau Stations-Jesus zu berichten wußte, wurde mir erst die Komik der Situation klar. Das hatte ja so geklungen wie Jesus, der zum Gelähmten sagte: «Steh auf, nimm deine Tragbahre und geh!» Ich wollte nie jemanden beleidigen, der seinen Glauben sehr ernst nimmt, aber da mußte ich meinerseits so homerisch lachen, daß der Bademeister und Gaby mich beide festhielten, weil sie meinten, ich saufe sonst ab.

Dr. Mayer fragte: «Und – hatten Sie sich denn daraufhin erheben können?» – «Nö!»

Später meinte Gaby, so ehrlich hätte sie die ganzen Wochen über hier noch nicht gelacht! Na, wenn das so ist, dann hat es sich ja gelohnt – *dafür* lege ich mich gerne zehnmal auf die Nase!

Aber daraufhin bekam ich auf den letzten Tag noch die Vivalan-Dosis erhöht!

Auch die neuen inzwischen durchgetesteten Weckamine zeigten nur mäßige Wirkung. Mein Körper baut die Medikamente so schnell ab, daß sie kaum zur Geltung kommen; so was gibt es, da bin ich kein absoluter Einzelfall. Die Ärzte sagen, gerade bei Narkolepsie habe man vermehrt auch paradoxe Wirkungen beobachten können. Das erklärt, warum ich schon als Kind so «falsch» auf Narkose reagierte. Auch damals hatte ich angeblich nur «Theater» gemacht.

Aber wenn das alles zusammenhängt, wäre es ein weiterer Hinweis dafür, daß die Schlafkrankheit schon viel früher als angenommen in mir gesteckt hat. Entweder ist mein Immunsystem zu aggressiv oder die Narkolepsie zu stark, doch ich bin schon dankbar, daß wir überhaupt etwas erreicht haben.

Nach der Einnahme von Captagon war ich nur müde, der Vigilanztest so mies, daß ich die Schwester fragte, ob man den betreffenden Computerausdruck vor der nächsten Visite nicht irgendwie verschwinden lassen könnte.

Bei den Tenuate-Tabletten war ich relativ wach, hatte aber Kopfweh, Appetitlosigkeit und fliegende Hitze, als sei ich in den Wechseljahren: nicht tolerierbare Nebenwirkungen.

Nur das Ritalin machte wieder Hoffnung, allerdings nur ab einer Dosis von 2 mal 2 Stück pro Tag und wenn ich es zum richtigen Zeitpunkt einnahm. Dann konnte ich jeweils ganze vier Stunden von erlesener Wachheit genießen, wenn ich auch danach besonders rapide abbaute.

Ich würde das nächste Woche auf der Arbeit genauer austesten; man weiß ja vorher nie genau, wie sich ein unter Klinik-Bedingungen getestetes Medikament im Alltag bewährt, wie es wirkt, ob sich nicht doch Nebenwirkungen einstellen und wie schnell ein Gewöhnungseffekt eintritt.

Wie es aussah, würde mich keines der Weckmittel vom Einschlafen in monotonen Situationen abhalten, so, wie ich immer nach dem Frühstück und bei der «Entspannungs-Gymnastikgruppe» geratzt hatte. Doch wichtig war nicht, ob ich einschlafen *konnte*, sondern daß ich es *nicht unbedingt mußte*, und daß ich mich allgemein diese Stunden wacher im Kopf fühlte.

Ich bat noch darum, einen letzten Vigilanztest absolvieren zu dürfen, und zwar mitten in der Nacht, wenn ich aus eigener Kraft «ausgeschlafen» hatte, doch ganz ohne vorher Tabletten genommen zu haben. Ich durfte dann alleine nachts ins Vigilanzlabor, und am nächsten Morgen sagte Dr. Mayer dazu, das sei der geilste Vigilanztest, den ich je abgeliefert hätte.

Fazit: Die beste Medizin ist immer noch eine ordentliche Mütze voll Schlaf! Wenn ich nur nicht immer so schnell nachlassen würde!

Beim Abschlußgespräch wurde mir eine große, lang gehegte Befürchtung genommen. Ich hatte immer Angst davor gehabt, mich z.B. bei einem Überfall nicht verteidigen oder vor einem Feuer nicht weglaufen zu können, weil ich dann mit größter Wahrscheinlichkeit eine Schrecklähmung bekäme. Doch Dr. Mayer erklärte, daß man im Augenblick der Lebensgefahr die Kataplexie überwinden würde. (Deshalb bin ich auch noch nie ertrunken.) Mir fiel eine Galaxie vom Herzen!

Dann kam er noch ganz unvermittelt auf die Sache mit dem Autismus zu sprechen, stellte die Frage, was denn nun eigentlich meine «Grunderkrankung» sei und *wann* das mit dem Schlaf wirklich losgegangen sei?

«Wie meinen Sie denn das?» – «Ich frage mich, ob Sie nicht schon immer Narkoleptikerin waren, ob der Autismus nicht einfach die sekundäre Folge einer besonders schweren Narkolepsie gewesen sein könnte. Denn wir haben doch hier in der Klinik beobachtet, wie gut Sie Kontakte aufbauen können, wenn Sie wach sind; dasselbe hatten auch die Leute von der Narkolepsie-Gesellschaft gesagt, als sie nach der Tagung hier anriefen.»

Diese Worte gaben mir neuen Anlaß zum Nachdenken. Mein Gott, hätte demnach der Autismus und das ganze Theater vermieden oder wenigstens abgeschwächt werden können, wenn die Umwelt anders reagiert hätte?! Und ich war stolz und froh, kein «gefühlsarmer sozialer Krüppel» mehr zu sein. Ich war nie einer gewesen! Mag sein, daß ich besonders leicht Kontakte zu Menschen bekomme, die selbst irgendeine Behinderung oder Krankheit haben, egal welche; das muß weder Narkolepsie noch sonst etwas «Artverwandtes» sein.

Dasselbe stellte auch Gaby fest, als wir uns verabschiedeten. Ich hatte ihre Jeansjacke, die sie mir geschenkt hatte, angezogen, und auf einmal war es richtig merkwürdig, diesen Ort und all die neu kennengelernten Leute zu verlassen. Vier Wochen, die mir wie ein halbes Leben vorkamen. Wir würden Kontakt halten, ganz sicher.

Gaby, weißt du, wie sehr mich dein Vertrauen und das, was Du über ausgerechnet mein «Einfühlungsvermögen» gesagt hast, ehrt? Alles, alles Gute wünsche ich Dir, und wehe, Du hast dem Dr. Mayer noch gepetzt, daß mir am Schluß beim Drücken doch wieder weich in den Knien geworden ist! Dagegen wären selbst *zwanzig* Vivalan-Tabletten machtlos gewesen!

Frohe Weihnachtszeit mit Drogenexperimenten

Gerade noch zwei Wochen waren es bis zu den Weihnachtsferien. Bis dahin gab es einiges zu tun, nicht bloß das Schreiben von Weihnachtspost und Schlaf-Protokollen, die ich immer noch weiterführen muß.

Mein Schrank im Zentrierraum stand voll Linsen, und gleich am ersten Arbeitstag lag ich schon wieder im Öl, nachdem mich der Produktionsleiter mit einer sehr üblen Mitteilung überrascht hatte. Dieses Mal ärgerte ich mich jedoch mehr über die doch wieder aufgetretene Kataplexie an sich als über den Auslöser (der später positiv abgeklärt wurde). Am zweiten Tag, ich hatte mich gerade wieder schön eingelebt und fühlte mich wohl unter meinen acht Wildschweinen (sprich: Arbeitskameraden), bekam ich voll den Lachschlag:

Der Otmar wedelte mit provozierend-schlüpfrigen Gesten mit einer halb geschälten Banane (die er mit einem männlichen Geschlechtsteil assoziierte) vor meinem Gesicht herum: «Na, ist das nicht ein prächtiger Schüttler?» In just diesem Moment brach die Banane ab, und über Otmars verdutztes Gesicht während seines vergeblichen Versuches, das Stück aufzufangen, lachte ich mich regelrecht vom Stuhl.

Doch ansonsten hatte ich merklich weniger Kataplexien, und keine einzige Linse ging in dieser Zeit zu Bruch! Irgendwie ging ich sicherer auf den Beinen daher.

Wegen meiner Medikamente gab es «Beschaffungsprobleme»; zum Glück hatte man mich auf so etwas vorbereitet. Ich sollte jetzt morgens 6 x 1mg B12, 3 x täglich eine Vivalan 100 und vorerst, bis zur Abklärung des Blutspiegels, 2 x 2 Stück

Ritalin à 10mg nehmen, eventuell auch mehr. Das Ritalin fällt unter das Betäubungsmittel-Gesetz und erfordert ein besonderes Rezept. Doppelt problematisch wurde die Sache, weil ich ja keinen Hausarzt hatte, und obwohl Herr Woll sich darum gekümmert, einen neuen Arzt ausfindig gemacht und vorinformiert hatte, wollte man mir das zuerst nicht verschreiben. In der mir zugewiesenen Apotheke hatten sie nur eine einzige Schachtel Ritalin, und die war abgelaufen; in der nächsten Apotheke wurde ich wie ein Haschbruder angeguckt; die hatten überhaupt nichts vorrätig.

Erst in meiner guten alten Stamm-Apotheke, wo man mich von der B12-Geschichte her kannte, besorgten sie mir die Medikamente, freundlich und ohne schiefe Blicke, brachten mir sogar abends noch das Ritalin bis vor meine Haustür und zeigten darüber hinaus großes Interesse an Informationen über Narkolepsie und die Schlafmedizin. Beim nächsten Mal brachte ich ihnen das Faltblatt der DNG mit.

Mit dem Ritalin kam ich einigermaßen zurecht; da aber die Wirkung nach vier Stunden nachläßt, reicht es nie ganz bis zur Mittagspause. Die letzte Stunde davor ist immer eine Quälerei, und um 12.30 Uhr falle ich dann wie ein Stein in meinen Pappkarton und habe eine wahrscheinlich noch kürzere Einschlaf-Latenz als sonst.

Nach der Pause gibt es die zweite Dosis, die gerade bis zum Feierabend anhält, oft aber nicht mehr für Heimweg und Einkaufengehen langt. Während der Wachphase geht es mir so gut, daß auch die Kollegen das merken: «Heh, bist du heute ausgeschlafen?» fragte der Chef am Anfang. «Hast du was in deine Augen getan, daß die mal ganz auf sind?» fragte der Karl, « – so gefällst du mir richtig gut!» Bettina fragte scherzhaft, ob ich ihr nicht auch was zum Wachbleiben abgeben könne, als sie einmal müde zur Spätschicht kam.

Ich habe versucht, durch versetzte Einnahme – d.h. statt zwei Tabletten auf einmal, sie im Abstand von ein, zwei Stunden zu nehmen –, die Wirkungsdauer zu strecken; doch das brachte gar nichts, denn es sind mindestens zwei Stück gleichzeitig nötig, um bei mir überhaupt erst den «Zündfunken» überspringen zu lassen.

Bin ich bereits müde, rettet mich auch kein Ritalin der Welt mehr. Ebenso stört es, wenn ich in der Nähe des Einnahme-Zeitpunktes etwas esse; wahrscheinlich mindern auch die Vivalan-Tabletten die Wirkung von Ritalin; da bin ich gerade erst dabei, alles auszuklügeln. Das ist gar nicht so einfach: Etwa drei Stunden vor den Tabletten darf ich nichts mehr essen, um die Wirkung nicht zu schmälern, und *danach* habe ich keinen Appetit. Ich muß noch genau experimentieren, was mit was reagiert, oder wie ich evtl. durch gleichzeitiges Schwarztee- oder Cola-Trinken etwas mehr aus den Tabletten herausholen kann.

Am Wochenende, wenn ich Ritalin absetze, um den Gewöhnungseffekt hinauszuzögern, hänge ich erst mal ziemlich kaputt herum. Als ich mich am Telefon bei Dr. Mayer beschwerte, ich könnte seinen Anweisungen, evtl. mal eine Tablette mehr zu nehmen, nicht folgen, weil man mir beim Verschreiben das Ritalin genau auf Stück und Tag abzählte, so als ob ich sonst damit einen Drogenhandel aufmachen wollte, erklärte er, das Zeug würde tatsächlich mißbräuchlich verkauft, da würden sich die Leute wie mit Ecstasy «zupeppen».

«Mit Ritalin?!» fragte ich entgeistert.

Oha! Da schaffe ich es mit allen Tricks, überhaupt ein bißchen Wachheit aus den paar Tabletten herauszuquetschen, und die anderen tanzen davon möglicherweise nächtelang in der Techno-Disco durch.

Immerhin, *wenn* es zündet, dann bin ich sichtlich wacher und bewege mich ganz anders, irgendwie aufrechter, geschickter und schneller, fühle mich in den Muskeln kräftiger, doch die Konzentration ist bei der Schnelligkeit nicht unbedingt besser. Meine Kollegen merken das auch, wenn ich mal richtig wach bin.

So richtig gut ging es mir, als ich für den Blutspiegel-Test in den Ferien *vier* Ritalin auf einmal und unter optimalen Bedingungen genommen hatte und danach schwimmen war. Sonst ist das immer eine Quälerei, frierend gegen den Wasserwiderstand zu kämpfen. Dieses eine, kostbare Mal fühlte ich mich perfekt wach, kräftig und ausgeglichen in der Körpertemperatur. Meine Mutter meinte, sie kenne ihre Tochter nicht mehr wieder, und bedauerte es zutiefst, daß sie mich bis auf diese eine Ausnahme nie mehr so sehen würde, weil ja im Urlaub auch das Ritalin «Ferien» macht.

Statt schläfrig wirkte ich richtig lebendig, wie junge Leute normalerweise sind, sogar meine Sprache wäre deutlicher! Ich hielt beim Schwimmen ein Tempo durch, das keinen Vergleich zu dem sonstigen »Flossenwedeln« darstellte. So, wie ich jetzt meine Bahnen durchzog, lachten mich die Kinder nicht mehr aus, wie sonst öfters – dieses Mal spritzten sie schnell zur Seite. Man kriegt eine viel stabilere Psyche, wenn man wach ist.

Dabei horchte ich in mich hinein: Ich war nicht etwa nervös, «aufgedreht» oder «zugepeppt», sondern einfach nur wach, aber in mir ausgeglichen. Der Puls ging ganz normal und gleichmäßig; zum erstenmal war mir im Wasser *warm* genug, doch nicht so fiebrig-schwitzig wie nach den Tenuate-Tabletten in der Klinik. Ganz simpel: wach.

Wenn ich wach bin, bin ich auch froh, einfach nur froh über das pure Leben. Das ist ein Unterschied zu «rappelig» und «zugepeppt», wie es vielleicht andere Leute davon würden. «Die anderen sind ja auch keine Narkoleptiker», hatte der Oberarzt erklärt, und dann, weil ich ständig Bedenken wegen der zukünftigen dauerhaften Medikamenten-Einnahme anmeldete, von wegen Abhängigkeitsgefahr: «Nun seien Sie doch nicht immer so ängstlich; die *anderen* werden vielleicht davon süchtig, aber Sie *brauchen* das, um überhaupt einigermaßen normal leben zu können!»

Dieser Satz könnte eine gute Hilfe sein, mit der Vorstellung fertig zu werden, für immer auf Ritalin & Co. angewiesen zu sein. Demnach handelt es sich bei Narkolepsie nicht um «Pillenfresserei» aus Bequemlichkeit, sondern um die *Kompensation* eines Mangels, unter dem die anderen Menschen gar nicht erst leiden? «Ecstasy» auf Arzt-Rezept?

Ich muß noch vieles abwägen, ob der Preis für ein paar wache Stunden voller Lebensqualität nicht zu hoch ist.

Narkolepsie ist nicht heilbar, aber heute kann ich mir noch nicht vorstellen, lebenslänglich so starke Medikamente einzunehmen – immer vorausgesetzt, daß sie später überhaupt noch wirken. Da bei mir nur so wenig anschlägt, habe ich sowieso von vornherein kaum Ausweichmöglichkeiten, höchstens auf Ephedrin in höherer Dosis. Das wird die Zeit zeigen …

Gleich in der ersten Arbeitswoche kam Herr Woll zu Besuch in die Firma, nachdem er bereits mit dem Betriebsrat und dem Schwerbehinderten-Vertreter telefoniert hatte. Es gab ein längeres Gespräch, bei dem außerdem noch der Personalchef und der Produktionsleiter anwesend waren.

Wenn das alles der Vater gewußt hätte! Nicht läuten, keine Anfälle mehr, sonst würde er nicht mehr den Kopf für mich hinhalten, bloß nicht irgendwelche Handicap-bedingten Schwächen verraten usw. Dabei wußten doch alle längst von meinen Schwierigkeiten, war es da nicht besser, sie würden jetzt vollständig informiert, damit sie nicht noch mehr mißverstünden?

Und Herr Woll klärte auf! Er tat das diplomatisch, mit einer gleichzeitigen Autorität und Kompetenz, vor der ich großen Respekt bekam.

Er hatte mir vorher erklärt, daß ich keine Angst zu haben bräuchte, weder vor den Herren in der Optisch' noch vor dem Vater. Zum erstenmal begriff ich, daß Behinderte in Arbeitsleben und Gesellschaft sich nicht verstecken und besser als andere sein mußten, sondern auch *Rechte* hatten.

Wie gut tat es da, endlich einmal offen sein zu können, und ich hatte beinahe den Eindruck, da reagierten selbst diejenigen, von denen ich bislang nicht viel Gutes erwartet hatte, vernünftiger. Herr Woll wies sogar ausdrücklich auf die mit der Narkolepsie verbundenen Gefahren hin und was die Ursachen dafür sind: Automatisches Verhalten, Schlafattacken, Kataplexien –

und wie man am besten vorbeugen kann, daß trotz der keineswegs perfekten medikamentösen Einstellung nicht doch etwas passiert.

Er erklärte, was man vermeiden sollte, um keine Kataplexien auszulösen, was gerade in meinem Falle bei den häufigen und zuweilen heftigeren «Anfällen» wichtig war. Er kündigte an, daß ich evtl. manchmal wieder in die Klinik zurück müsse, um neu eingestellt zu werden, wenn die bisherigen Medikamente nachließen – und daß ich mich dann krank schreiben lassen sollte, statt Urlaub zu nehmen. Ja, sie bekommt auch Medikamente, die fallen teilweise sogar unter das Betäubungsmittel-Gesetz. Mir wurde wieder übel, wir hatten offen «verraten», was jeder Firma ein Alptraum sein mußte: Ich war evtl. eine Gefahr für die Arbeitssicherheit (gerade beim Umgang mit Maschinen), man durfte mir keinen emotionalen Streß mehr bereiten, ich sollte einen extra «Schlafplatz» bekommen, ich nahm starke «Drogen», und zu allem Überfluß wurden zukünftige Krankmeldungen in Aussicht gestellt!

Herr Woll hat auch mehr Prozente für meinen Schwerbehinderten-Ausweis beantragt und in diesem Zusammenhang der Firma einen neuen Zuschuß von der Hauptfürsorgestelle für meinen Arbeitsplatz in Aussicht gestellt, dann wäre ich mehr abgesichert. Ich kenne mich mit solchen Ämtern überhaupt nicht aus; es ist sicher ein großes Verdienst der DNG, daß jetzt auch die «Schlafkrankheiten» offiziell anerkannt sind.

Ein weiteres Thema, das die auf einmal «väterlich besorgten» Herren von der Optisch' von sich aus ansprachen, war das mit dem Fahrradfahren, auch ein «automatisches Verhalten», das sie seit vielen Jahren beobachten. Meine Eltern haben das schon vor langer Zeit mitgeteilt bekommen, aber scheinbar nicht ganz verstanden, weil sie mich nie im Straßenverkehr sehen; dabei hatte ich mich schon zur Schulzeit in Arolsen mehrfach mit dem Rad auf die Straße »gelegt», doch dort fahren nicht so viele Autos herum wie hier in der Stadt.

Aber ohne Rad bin ich in X-Stadt aufgeschmissen. Jetzt ist im Gespräch, ob sie mir nicht eine Wohnung in der Nähe der Firma suchen helfen wollen.

Zum Abschluß des Gesprächs meldete ich mich auch noch zu Wort: Wenn das wirklich mit dem Zuschuß gemacht würde, dann würde ich darauf bestehen, statt Herrn Z. einen neuen Betreuer in der Firma zu bekommen. Wir empfahlen Chef Hardy – der ist schließlich immer in der Nähe und kennt mich am besten – schon seit der Zeit, in der ich noch keine Kataplexien gehabt hatte; ich kann mich kaum noch erinnern, wie sich das anfühlte. Wenn ich Z. bloß *sehe*, kriege ich schon 'ne Kataplexie! (Anmerkung: Das war ein *Witz*, um zu erklären, daß Z. der denkbar ungeeignetste Betreuer für mich ist!)

Dann waren wir noch im Zentrierraum, wo ich Herrn Woll die Kitt-Loh-Ecke, meinen Pappkarton und ein anschauliches weiteres Beispiel für «automatisches Verhalten» zeigte: kaputt gefräste Zentrier-Rohre. Früher gab es Wasser über den Kopf, Spott und Gebrüll, jetzt gilt mein «Penner-Asyl» in der Ecke als «menschenunwürdig»; wie sich die Zeiten doch ändern! (Zur Lehrzeit durfte ich nicht mal müde auf der Maschine herumhängen, sondern hatte gefälligst aufrecht zu stehen.)

Vielleicht darf ich mir den Pappkarton jetzt offiziell noch etwas gemütlicher machen. Vielleicht darf ich dann auch außerhalb der Regelzeit arbeiten, wenn es mit den Schlafphasen besser hinkommt. Auch das muß die Zeit zeigen.

Ich habe Herrn Woll gefragt, womit ich es verdient habe, daß er sich so für mich einsetzt, und wie ich das je wieder gut machen könnte, doch er will nicht einmal großartig gedankt kriegen. «Sie müssen noch lernen, daß es Leute gibt, die einem helfen, *ohne* etwas dafür zu erwarten!» meinte er nur. Dabei ist er selbst krank. Wenn er nach X-Stadt fährt, um mit der Firma und meinem neuen Arzt zu sprechen, dann bedeutet das ungleich mehr als bei einem anderen Menschen; dann muß er ein starkes Mittel nehmen, um so lange durchzuhalten, und ist dafür später erst recht erschöpft. Und schließlich hat er ja noch seine eigene Familie, um die er sich kümmern muß. Daß sich fremde Menschen so für den Einzelnen engagieren können – das muß ich wirklich erst noch lernen!

Noch etwas Wichtiges, was wir auch beide in der Firma betont haben: Wir brauchen und wollen kein «Mitleid»! Wir kommen gut zurecht, wenn man uns mit Verständnis und Akzeptanz begegnet. Ich selbst möchte nicht, daß sich die anderen jetzt nicht mehr trauen, mit mir zu lachen oder mich auch nur anzutippen. In der Hephata-Klinik habe ich sogar nebenbei einige langjährige «Berührungsängste» abbauen können. Ich falle schon nicht gleich vom Stuhl, und wenn, dann ist es auch nicht schlimm.

In dem Narkolepsie-Info-Faltblatt steht an einer Stelle, die Patienten würden mit der Zeit lernen, die potentiell Kataplexien auslösenden Situationen zu meiden, und «eine gewisse Verarmung des Gefühlslebens müsse dabei in Kauf genommen werden». Soll das ein Aufruf zum «autistischen» Rückzug sein? Genauso habe ich mich instinktiv die ganzen Jahre über verhalten. Deshalb habe ich mir auch nie einen festen Freund gesucht. Abgesehen davon, daß ich meistens zu müde war, dürfte ich mich gar nicht verlieben – für mich wären damit zu starke Gefühle unterschiedlichster Art verbunden, da würde ich ja eine Kataplexie nach der anderen kriegen! Doch zumindest mal herzhaft *lachen* dürfen im Alltag, das muß doch erlaubt sein; lieber will ich mich dabei ins Öl legen, Hauptsache, ich gehöre mit zur Mannschaft – und *lebe*!

Ein bißchen verarscht fühlt man sich schon: von manchen Ärzten und Bekannten, die einen nicht ernst genommen und heruntergeputzt haben – vom Leben an sich.

Ich war immer ein Mensch, der mit einem schlichten Leben zufrieden war, und wenn man etwas gar nicht kennt, dann vermißt man es auch nicht. Wenn ich aber davon ausgehe, daß andere junge Leute sich, von ein paar schlechten Tagen mal abgesehen, *immer* so wach fühlen, wie ich es nach vier Stück Ritalin erstmals stundenweise kennengelernt habe – und die

Art, in der sie sich bewegen, reden und verhalten, spricht *für* diese Annahme –, dann verstehe ich wohl, daß die anderen meinen Zustand immer so «furchtbar» fanden, daß sie meinten, ich ginge am Leben vorbei. (Bettina sagte manchmal: «Susi, ich weiß, daß du nicht anders kannst — aber ich tät' sterben, wenn ich so leben müßte wie du!) Doch es gibt weiß Gott Schlimmeres. *Jetzt* lebe ich wirklich; ich fange gerade erst richtig damit an! 30 Jahre pennen und sich knüppeln lassen sind genug.

Ich komme mir vor wie in einer Szene aus einem meiner Lieblingsfilme, «Dune – der Wüstenplanet», in der Paul Artreides im Augenblick überwältigenden Selbst-Erkennens in die schier endlose Wüste hinausschreit: «Father! The sleeper has awakened!»

Am Abend vor der Fahrt in den Weihnachtsurlaub nach Arolsen hatte ich ein neues Erlebnis mit der Bahnpolizei:

Es war nach 17 Uhr, und ich wollte nur schnell nach meiner Zugverbindung fragen. Die Ritalin-Wachstunden waren inzwischen abgelaufen, der Fahrkarten-Schalter voll.

Neben der Warteschlange entdeckte ich einen Stuhl, setzte mich und schlief ruck-zuck ein. Irgendwann weckte mich jemand eine Spur zu unsanft. Ich dachte noch, oh, peinlich, wie erkläre ich das jetzt?, guckte schläfrig zu dem Mann in Zivil hoch, der mich plötzlich etwas fester am Wickel griff, mir einen Ausweis vor die Nase hielt und im Befehlston sagte: «Kommen Sie mal mit!»

Tack! Mittelgroße Kataplexie. «Heeey!» rief der Bahnpolizist und schüttelte mich so stark, daß ich befürchtete, bald kämen die Federn aus meiner Daunenjacke herausgeflogen.

Dann ging es wieder nach Schema F: Puls fühlen, in der Tasche nach Ausweispapieren suchen, während die andere Hand mich wie einen schlaffen Kartoffelsack hielt.

Ich reg' mich inzwischen kaum noch darüber auf; dieses Mal überwand ich die Lähmung auch relativ schnell.

Doch auf einmal fiel mir siedend heiß ein, daß auf dem veralteten «Autismus-Katatonie»-Zettel, den der Polizist nun in der Hand hielt, ausdrücklich stand, Susanne nehme *keine* Medikamente. Hätte er ein Fach tiefer nachgesehen und Dr. Mayers «Ecstasy» gefunden, wäre ich arg ins Stottern gekommen, bis das abgeklärt worden wäre. Noch am selben Abend entfernte ich den alten Zettel aus der Tasche und rief Herrn Woll an. Die DNG plant sowieso die Herausgabe einer Art Mitgliedsausweis; vielleicht schreibt mir auch Dr. Mayer ein paar neue Zeilen.

Besonders für diejenigen Narkolepsie-Patienten, die oft alleine unterwegs sind und manchmal stärkere Kataplexien haben, ist so ein «Zettel» doch wichtig, damit andere Personen sich nicht unnötig Sorgen machen, und auch, um den Betroffenen zu schützen. Außerdem sollte bei Bedarf darin stehen, daß es sich bei dem einzunehmenden «Stoff» wirklich um *Medizin* handelt!

Das Weihnachtsfest fiel dieses Jahr etwas merkwürdig aus. Während mein Oberboß sich sehr bemüht, daß im Zentrierraum alles gut geht – wobei wir ausdrücklich vereinbart haben, daß man mich bloß nicht wie ein rohes Ei behandeln soll –, und er sogar anderen die Informationen von Herrn Woll weitergibt – fast, als sei er stolz, ein so «seltenes, unter Naturschutz stehendes Tier» in seiner Abteilung zu haben –, gibt es zu Hause bei der Familie eher gemischte Gefühle.

Mit meinem Bruder kann ich über vieles quatschen (aber er hat kaum noch Zeit), die Oma schläft vorm Fernseher, der Vater arbeitet, aber meine Mutter ist ein neuer Verbündeter: Sie hat gierig das ganze Info-Material der DNG verschlungen, zaubert ständig neue «Penner-Fotos» und «-Stories» aus meiner Vergangenheit hervor und nimmt das mit der Narkolepsie-Diagnose viel unkomplizierter an als damals das mit dem Autismus. Im Hinblick auf den Schlaf verwöhnt sie mich richtig: Ich brauche nie mehr meine Zimmertür abschließen (aus Angst, beim Nickerchen erwischt zu werden), darf schlafen, wann und wo ich will bzw. muß (außer im Schwimmbecken oder im Schnee), und sie weiß jetzt den schläfrigen Blick, wegen dem sie mich früher immer «Schleiereule» genannt hat, richtig zu interpretieren: nicht «autistischer Blick ins Leere», sondern: «der nächste Schlaf nähert sich». Wir haben schon geile Diskussionen über das Thema gehabt, unzählige frühere Mißverständnisse und Rätsel aufgeklärt.

In meinem Zimmer habe ich jetzt eine Kochplatte, um mir wenigstens immer heißen Tee bereiten zu können; die Küche ist nämlich nachts für mich tabu. Meine innere «Five o'clock-Teestunde» kann genauso gut z.B. um 2 Uhr nachts oder 11 Uhr vormittags sein. Manchmal trete ich nach einem Mittagsschlaf vor die Tür in das strahlende Sonnenlicht und fühle mich, als sei es frühmorgens. Mein «Abend» kann z.B. um 10 Uhr vormittags sein.

In X-Stadt fange ich zuweilen mitten in der Nacht an, Brot, Kuchen oder herzhafte Vollkorn-Aufläufe zu backen – seit ich die Erlaubnis habe, meinen geteilten Hauptschlaf zu «kultivieren». (Nachträgliche Anmerkung: So etwas ist nicht mehr möglich während der Arbeitswoche mit «Ritalin-Diät», siehe Nachwort.)

Zeitgeber wie Licht oder Mahlzeiten scheinen für mein Schlaf-Wach-Zentrum einfach nicht zu existieren. Kein Wunder, daß solche Zustände, regellos wie in 'ner Räuberhöhle, mit dem Rest dieses im 24-Stunden-Takt rotierenden Planeten kollidieren!

Heiligabend früh bekam ich dann auf einmal den «Moralischen»: Ich hatte wieder vom Blutspenden und der lustigen Atmosphäre bei der Thrombozyten-Schleuder geträumt, und allein der Gedanke daran, daß ich das jetzt nicht mehr durfte, ließ mir dickes Salzwasser aus den Augen quellen. Schließlich will ich mit den pharmazeutischen Stoffen in meinem Blut niemanden vergiften.

Als ich dem Doktor von der Transfusionszentrale meine Tablettenschachteln gezeigt hatte, hatte der erst mal große Augen gemacht, in einem dicken Medizin-Katalog geblättert, geschluckt: «*wieviel* nehmen Sie davon?! … das ist doch ein ganz starkes ...» und gemeint, da müßte ich erst mal eine Zeitlang Pause machen, um wieder spenden zu können; vielleicht nach zwei Wochen Ferien?

Das war furchtbar traurig; nicht mal mehr zum Blutspenden taugte ich noch, dabei war ich doch der treueste Spender gewesen, den man sich vorstellen kann – mit zwei großen C's in der Rh-Formel!

Die Wachheit durch Ritalin war doch bloß künstlich, eine schöne Illusion, die spätestens nach vier Stunden zerplatzte. «Na, ist der Akku leer?» rufen die Kollegen dann.

Genauso war es: Ritalin reinschmeißen, Roboter läuft, um dann nach vier Stunden zu stottern wie ein altes Auto, dem das Benzin ausgeht, um schließlich zum Stehen zu kommen, sprich: im Pappkarton zu pennen.

«Eingestellt» war ich. «Wie 'ne Zentriermaschine eingestellt», hatte Hardy treffenderweise gesagt, als ich ihm von der Klinik erzählt hatte. (Wortspiel: Man spricht sowohl bei Menschen als auch bei Maschinen von «Einstellen».)

Der Mama gefiel ich «wach» viel besser, aber das war doch nur das Ritalin, was sie sah. Wenn ich nichts genommen hatte, sah sie nur die Narkolepsie.

Wo ist da die «echte» Susanne? Wie stark wird die Persönlichkeit eines Menschen von seiner Behinderung oder Krankheit geprägt?

Etwas mehr Wachheit, etwas weniger Kataplexien – doch wirkte das Vivalan überhaupt? Im Gegensatz zum Ritalin durfte ich das anti-kataplektische Mittel auf keinen Fall absetzen, hatte mir Dr. Mayer eingeschärft, nein, auch nicht in den Ferien: das müsse man vorsichtig, langsam und unter ärztlicher Aufsicht «ausschleichen» lassen. Doch wie sollte ich testen, ob das Vivalan tatsächlich so deutlich wirkte, daß es eine Dauereinnahme rechtfertigen würde?

«*Bitte* nicht absetzen, sonst kriegen Sie noch mehr Kataplexien, und das kann gut zwei Tage andauern!» – ich hatte die Warnung noch im Ohr.

Irgendwann siegte jedoch meine wissenschaftliche Neugier bzw. mein zweifelhaftes Talent, dumme Sachen anzustellen: Wenn das Vivalan nur schwach wirkte, konnte es beim Schock-Absetzen auch keine großartigen «Entzugserscheinungen» geben. Im Notfall konnte ich mich ja aufs Bett legen und alle äußeren Reize vermeiden, bis es vorbei war. Die Gelegenheit war günstig: Ich hatte frei, und über die Feiertage würde es sich die Mama eher dreimal überlegen, bevor sie im Falle von Komplikationen einen Arzt anriefe.

So begann ich bereits Heiligabend, das Vivalan abrupt abzusetzen. Am Mittag des ersten Weihnachtstages triumphierte ich bereits innerlich, weil ich keine Veränderungen feststellte. Am Spätnachmittag ging die Mama dann mit mir spazieren. Ich erzählte ihr zwei der lustigen Zentrierraum-Witze, die ich in der Woche gehört hatte, und mußte so sehr lachen, daß ich in den Schnee flog. Immer, wenn ich gerade aufzustehen versuchte, fiel ich wieder zurück.

«Ich dachte, so was sollte jetzt nicht mehr passieren?» fragte die Mama. Ich redete mich heraus, die Medikamente würden doch nicht das *Lachen* unterbinden, nur die Reaktion darauf, doch dieses Mal sei es einfach *zu* lustig gewesen!

Jetzt bloß in mein Zimmer! Ich hatte außerdem allmählich stechende Kopfschmerzen – konnte das auch ein Effekt des plötzlichen Vivalan-Entzuges sein?

Nach dem Abendessen, das ich arg tatterig in meinem Zimmer zu mir genommen hatte, fühlte ich mich ziemlich übel. Vor der Muskelschwäche hatte ich keine Angst gehabt, aber was, wenn das Kopfweh auch daher kam? Ich beschloß, den Versuch vorerst abzubrechen und lieber schon mal eine Vivalan zu nehmen, obwohl ich die sonst nur morgens und mittags essen sollte. Immerhin war ich bereits fünf Stück im Rückstand!

Als ich im Bad Wasser holen wollte, um die Tablette herunterspülen zu können, ging ich ohne ersichtlichen Grund zu Boden. Einziger Trost: Ich benutzte aufgrund früherer schlechter Erfahrungen mit zerbrechlichen Gegenständen einen Plastikbecher, sonst hätte ich nicht nur in einer Wasserlache, sondern auch auf Scherben gelegen.

Ich konnte keinen einzigen Muskel mehr rühren, wartete eine Unendlichkeit und schimpfte mich in Gedanken aus, warum ich nicht wenigstens vorher den Fußboden geputzt hatte, denn aus dieser neuen Perspektive konnte ich jeden Staubfussel erkennen. Einmal konnte ich mich kurz aufstützen, fiel aber sofort wieder zusammen.

Ich hatte Angst, daß die Familie jetzt doch von meinem «Experiment» erfahren würde, wenn ich nicht bald wieder hoch käme. Auf einmal bekam ich voll die Panik, als ich an Dr. Mayers Warnung dachte. Was, wenn die Lähmung für die nächsten 48 Stunden überhaupt nicht zurückgehen würde? Der Tisch, auf dem das Vivalan lag, schien unerreichbar.

Irgendwann fand mich die Mama und versuchte mich aufs Bett zu schleppen. Um Himmels willen, wenn sie sich jetzt den Rücken kaputt hob? Mein Bett ist ca. 60cm hoch; ich bin zwar nicht dick, aber immerhin ein ausgewachsener Mensch, und meine Mutter ist schließlich keine Krankenschwester, die das Heben gewohnt ist!

Ich wollte mit aller Gewalt sprechen, bekam aber nur mit Mühe ein paar lallende Laute heraus, gerade so viel, wie man formen kann, wenn der Mund in die Richtung auf-zu bewegbar ist; es war zum Reihern! Die Mama zerrte mich über den Teppich; dabei riß irgendetwas an meinem Ohrläppchen. Als ich für ein paar Sekunden etwas Kraft fand, schafften wir es bis aufs Bett.

Ich glaube, es ist bezeichnend für die Situation in unserer Familie, daß die Mama, ehe sie jemanden zu Hilfe geholt und damit die Misere publik gemacht hätte, lieber riskierte, sich einen Bruch zu heben. Ausgerechnet in diesem Moment lauerte der Vater vom Gang herein und war wohl erst zurückgeschreckt. Ich lag mit dem Gesicht nach unten und hörte nur, wie ihn die Mama auf einmal ungewohnt patzig anfuhr, er solle ihr helfen, das sei eine große Kataplexie, und das sei immer so und ginge bald vorbei.

Das drang durch den bohrenden Kopfschmerz zu mir durch und wurde zu einer Art Schlüsselerlebnis für mich: Wie oft hatte ich früher schon so vor ihr gelegen, und keiner hatte gewußt, was das war. Dieses Mal ging die Mama damit um wie eine routinierte Krankenschwester, ohne unnötigen Aufstand damit zu machen, ohne mich zu verstecken! In diesem Augenblick war ich so beeindruckt, daß sie *stärker* als der Vater war, und ich hatte sie auf einmal wirklich lieb, weil sie zu mir stand und half, während ich hilflos war.

Zum Glück verschwand der Vater wieder. Die Mama redete mir tröstend zu, das sei ja bald vorüber, doch ich hatte immer noch kein Vivalan genommen und befürchtete, in dieser Ausnahmesituation würde es viel länger dauern.

«Du hast die Tabletten abgesetzt, stimmt's?! Ich hab's doch gleich geahnt, du dummes Schlafküken! Bloß wegen des blöden Blutspendens! Warum konntest du nicht auf Dr. Mayer hören?!» schimpfte sie. Ich versuchte, ihr mit den Augen klar zu machen, daß ich unbedingt das Vivalan brauchte; «Iih – aah – aahn!» und irgendwie gelang es ihr, mich zum Schlucken einer Tablette zu kriegen. Mit einem nassen Handtuch auf dem Kopf schlief ich erschöpft ein, immer noch im feuchten Pullover, das Bett voller Teppichflusen.

Da hatte ich mir aber echt 'ne tolle Suppe eingebrockt! Ich machte mir Vorwürfe, daß die Mama sie nun mit auslöffeln mußte. Gegen Mitternacht war ich ausgeschlafen, und da war sie noch mal bei mir. Da konnte ich wieder sprechen, blieb aber freiwillig im Bett liegen. Die Mama gab mir noch mal Vivalan und endlich auch eine Kopfwehtablette, legte mir eine CD auf, die die ganze Nacht über lief, damit es nicht zu langweilig würde, doch ich schlief sofort wieder ein, wachte auf, schlief ein usw., träumte wie doll.

Der Gang zur Toilette wurde zum reinsten Abenteuer. Ich dachte, Kataplexien würden nur durch starke Emotionen ausgelöst, doch was ist an drei Metern Weg durch ein stilles Zimmer so aufregend, daß man dabei mehrmals auf die Nase fällt? Zur Vorsicht krabbelte ich nur noch, nachdem ich am Morgen noch mal böse vor die Schiebetür der Dusche geknallt und dann samt meinem dort zum Trocknen hängenden Neoprenanzug ins Duschbecken gerasselt war.

Den zweiten Weihnachtstag verbrachte ich vorwiegend im Bett, denn ich traute meinen tatterigen Muskeln noch nicht über den Weg und hatte außerdem ein abnormes Schlafbedürfnis. Ich fühlte mich total verdreckt, und selbst das Bettzeug roch, als seien zwei Liter Angstschweiß darin aufgesogen worden.

Mein Bauch war ganz flach, obwohl ich Weihnachten reichlich gefuttert hatte. Die Mama meinte, so eine große Kataplexie, erst recht eine Serie davon, würde sicher an der Substanz zehren. Ich sagte ihr, daß es mir leid tat, sie in die Sache mit hineingezogen zu haben, daß ich es aber einfach hatte testen *müssen*, sonst hätte ich keine Ruhe gehabt.

Es hätte außerdem schlimmer kommen können. Aber eines mußte sie mir versprechen, und das schrieb ich ihr extra noch mal auf:

Falls irgendwann noch mal so etwas passieren sollte (womit nicht zu rechnen ist, weil ich ja jetzt brav das Vivalan nehme), sie darf nie mehr versuchen, mich hochzuheben! Man kann mich ruhig liegenlassen – eine Kataplexie geht schnell vorbei, ein kaputter Rücken oder Herzschlag nicht!

Meinen Ohrring, ein edles Stück mit vielen Kettchen und Extra-Ohrmuschel-Klemme, den ich nagelneu extra zu Weihnachten angezogen hatte, konnte ich in Einzelteilen aufsammeln.

Am Abend wagte ich mich endlich wieder aus dem Zimmer heraus, um meinen Bruder zu verabschieden, der zu seiner Freundin nach Amerika flog. Im passenden Moment produzierte die Oma ein lustiges äh-«Geräusch», woraufhin ich noch mal nach kurzem Lachen auf den Dielenboden herabrutschte.

Obwohl ich mich dann fast sofort wieder aufrappelte und in mein Zimmer zurückkrabbelte, hörte ich noch den Vater eine Bemerkung über meine «Auftritte» machen, da war ich schon wieder bedient. Der hatte mich leicht an den Schuhsohlen angeschubst und gesagt, ich solle gefälligst aufstehen, sie könnten sich doch nicht noch bücken, weil ich zu schwer sei. Die Mama soll mir bloß den Vater vom Halse halten, wenn noch mal so was ist. Ich komme schon zurecht, wenn die mich nur in Ruhe lassen! Außerdem: Der Bär von Frau Grimm paßt ja auf!

Das war also unser Weihnachtsfest '96; da war eh nicht viel kaputtzumachen gewesen, weil bereits Heiligabend jegliche romantische Stimmung von den ätzenden Kommentaren unseres Oberhauptes zunichte gemacht worden war.

Immerhin hatte das Experiment einiges neues Wissen über das Vivalan gebracht. Sonstige Bilanz: Ein kaputter Ohrring, drei blaue Flecken an Schulter und Knien, einen bis zwei verlorene Ferientage und ein versautes Bettzeug. (Bei Dreck im *Bett* bin ich ziemlich pingelig!) Außerdem verbot mir die Mama am nächsten Tag noch, wie geplant schwimmen zu gehen. Sie jammerte dauernd: «Wehe, du machst das noch mal – ich ruf den Dr. Mayer an!» Ich duschte erst mal ausgiebig und unterzog Bad und Zimmer einer Grundreinigung.

Als ich später wieder einmal mit Frau Grimm «Telefon-Nacht» machte und beichtete, was ich jüngst wieder ausgefressen hatte, kommentierte sie das bloß mit: «Datt hatte ich mir schon jedacht, datt de datt ausprobieren würdest! Ich kenn' dich doch ...!» Und dann, richtig neugierig: «Und, und – wie war's?!»

Da erfuhr ich, daß es anderen Patienten selbst beim langsamen Ausschleichen von anti-kataplektischen Mitteln noch übler ergangen war, vielleicht weil die schon jahrelang daran gewöhnt gewesen waren oder es eben doch ursprünglich besser angeschlagen hatte. Denen hatten sie in der Klinik dabei sogar einen Schutzhelm angezogen!

Ich erklärte, was auch kommen mag, egal ob das mit dem Einstellen nur teilweise geklappt hatte – ich bin so dankbar für alles, was wir erreicht haben.

Wir haben beide schon am Telefon geheult, nur vor Erleichterung. Daß ihr mein Schicksal so viel bedeutete, das werde ich ihr niemals vergessen! Ich freue mich schon sehr auf die nächste Tagung der Narkolepsie-Gesellschaft, wenn ich meine «große Familie» wiedersehen kann!

Viele offene Fragen. Oder: Was war zuerst da: das Ei oder das Huhn?

Herr Woll hat gesagt, eigentlich wäre das fast schon ein Thema für eine Doktorarbeit: Wie hängen, zumindest in meinem Falle, Autismus und Narkolepsie zusammen?

Dr. Mayer hat sogar in Frage gestellt, ob ich überhaupt ursprünglich Autismus gehabt habe, ob der «high-functioning autism» oder das Asperger-Syndrom nicht bloß die Folge einer stark ausgeprägten, schon immer zumindest latent vorhandenen und mißgedeuteten Narkolepsie gewesen sein könnte!

An dieser Stelle möchte ich ein wenig darüber spekulieren, ganz unverbindlich und laienhaft natürlich, unter Zuhilfenahme eines Artikels («Über den Zusammenhang von Autismus und krankem Schlaf»), den ich für die schwedische Autismus-Zeitschrift «Ögonblick» geschrieben habe.

Zuerst möchte ich generell fragen: Gibt es überhaupt «reinen», primären Autismus? Man liest und hört immer wieder von allen möglichen zusätzlichen Behinderungen und Krankheiten, die mit Autismus einhergehen *können*, aber nicht zwingend notwendig *müssen*.

Beispiel: Etwa ein Drittel aller Kinder mit Autismus entwickelt irgendwann im Leben Epilepsie. Nicht jeder, der Autismus hat, bekommt automatisch Epilepsie, und nicht jeder, der ursprünglich Epilepsie hat, entwickelt autistische Züge.

Die Liste der auffällig häufig mit Autismus assoziierten Beeinträchtigungen ist lang, das sogenannte Autismus-«Spektrum» extrem breit – vom Falle mit zusätzlich schwerer geistiger Behinderung und Mutismus bis hin zum flüssig sprechenden «Grenzgänger» zur Normalität.

Man hört in diesem Zusammenhang immer das Stichwort «Differentialdiagnostik», und betont, wie wichtig es sei herauszufinden, welche Symptome vom «Autismus pur» und welche vom Zusatz-Handicap herrühren.

Bis heute hat immer noch niemand herausfinden, geschweige denn irgendwie «nachmessen» können, wo der Autismus eigentlich herkommt bzw. wo im Gehirn er eigentlich sitzt. Man vermutet gewisse fehlgeleitete Informationsübermittlungen in den verschiedensten Hirnarealen, unspezifische Hirnschäden, generell eine Verknüpfung mehrerer Ursachen genetischer und medizinischer Natur. *Fakten* sehe ich hierbei kaum; Autismus ist bis heute eine reine Symptomdiagnose geblieben, nur erstellbar durch äußere Beobachtung und eine genaue Anamnese, wobei rückblickend die ersten Kindheitsjahre oft im Dunkeln bleiben, weil auf die subjektiv-selektiven Erinnerungen der Eltern zurückgegriffen werden muß.

Bei denjenigen Kindern, die schon früh irgendwie «auffällig» werden, ist dies selten oder gar nicht im eigentlichen Autismus begründet, sondern im Zusatz-Handicap. Dasselbe gilt für die Fälle, bei denen z.B. ein konkreter Hirnschaden nachgewiesen werden kann, der wohl eher für die angeknüpfte geistige oder motorische Behinderung verantwortlich zu machen ist als für den Autismus selbst. Letzterer ist einfach nicht «nachmeßbar», aber die Zusatz-Handicaps sind es, z.B. die Narkolepsie.

Diejenigen, die auf den ersten Blick weniger beeinträchtigt erscheinen, werden spät bis gar nicht diagnostiziert. Umgekehrt möchte ich nicht wissen, wieviele «nebenbei» vorhandene organische Schäden vor lauter «autistischen» Symptome nie entdeckt werden.

Mein Fall ist ein Beispiel dafür, aber nicht das einzige. Alleine in unserer Familienhistorie gibt es wenigstens eine Person, die höchstwahrscheinlich ebenfalls an einer Narkolepsie erkrankt war: meine Urgroßmutter zweimal väterlicherseits, genau jene Dame, von der ich angeblich den Autismus «vererbt» bekommen hatte! «Die alte Schäfersche», wie sie von ihren Nachkommen in nicht gerade liebevollem Tonfall genannt wird, scheint sowohl an Affektarmut als auch an Tagesschläfrigkeit gelitten zu haben. Ihre Schwiegertochter (meine Oma) erzählt, sie habe die alte Schäfersche auch bereits in noch recht jungen Jahren tagsüber oft im Bett angetroffen bzw. die habe sich manchmal mit dem Satz «Ich muß jetzt schloofe!» abrupt verabschiedet, sich hingelegt und gepennt. (Dies hat man mir erst berichtet, nachdem meine eigene Diagnose publik geworden war.)

Schade, daß ich sie nie kennenlernen konnte; wir hätten jetzt sicher einiges zu schwätzen, und wer weiß, mit was diese Frau sich hat herumquälen müssen, welches Unrecht ihr ihre Sippschaft möglicherweise angetan hat?

Ich habe Berichte von Müttern gelesen, die jedes unnormale Verhalten ihres Kindes zunächst einmal dem bereits diagnostizierten Autismus in die Schuhe schoben, bis sich herausstellte, daß es sich um Reaktionen auf z.B. Bauchschmerzen, entzündete Nägel, Zahnschmerzen und beginnende, normale Kinderkrankheiten handelte.

Der größte Mythos in diesem Zusammenhang ist der des völlig abgekapselten Kindes, das in Wirklichkeit hochintelligent ist und in seinen inneren Fantasien schwelgt – selbst wenn es nicht einmal zu einfachsten Verrichtungen des täglichen Lebens in der Lage ist, schreit, sich selbst verletzt und nicht einmal auf irgendeine Weise «ja» oder «nein» signalisieren kann.

Solche «Lehren» werden auch heute noch verbreitet, doch man weiß, daß die meisten Menschen mit Autismus mehr oder weniger intellektuell beeinträchtigt sind, seltener auch einseitig begabt bei geringer Gesamtintelligenz. Viele «autistische Verhaltensweisen» findet man bei allen möglichen anderen Behinderungen, ohne daß ein komplettes Syndrom vorliegt. Wo also sind die Grenzen zu ziehen?

Auf dem großen Kongreß «Autism '96» im März 1996 in Göteborg, auf dem ich mein erstes Buch vorstellte, fragte ich jemanden, warum sich die Wissenschaft heute mehr für solche relativ gering beeinträchtigten Fälle wie mich interessierte, und bekam zur Antwort: «... weil du einer der wenigen bist, bei denen wir den Autismus isoliert betrachten können, weil er bei dir nicht mit irgendeinem anderen Handicap vermischt ist.» Wer meinen aktuellen Bericht gelesen hat, wird sofort erkennen, daß nun auch ich als Kandidat für den «reinen» Autismus komplett ausscheide. Als ich auf besagtem Kongreß vor 2000 Teilnehmern auf der Rednerbühne am Schluß sogar eine kleinere Kataplexie hatte, erntete ich Applaus und freundliches Gelächter, wahrscheinlich für das Zurschaustellen intellektueller Normalbegabung bei gleichzeitig «behindertem» Aussehen und motorischer Dysfunktion.

Tut mir leid, es war bloß eine Kataplexie vor Lachen und Gefühlsbewegung, als ich erst so «spastisch» und mit Maulsperre grinste und dann halb die Treppe herunterflog!

Wenn ich alle Symptome, die von der Narkolepsie herrühren können, bedenke, dann bleibt einfach kein primärer Autismus mehr übrig. Im Informationsmaterial der DNG findet man mehrfach Hinweise darauf, daß auch andere Narkoleptiker *sekundäre* Störungen entwickeln können (aber nicht unbedingt müssen, vor allem nicht, wenn sie Hilfe und Verständnis erfahren), die man eindeutig als «autistische Züge» bezeichnen kann: «Durch die bizarre Symptomatik und das fehlende Verständnis der Umgebung entstehen meist schwerwiegende Probleme am Arbeitsplatz, in der Familie und in der Partnerschaft. *Psychische Auffälligkeiten*, wie reaktive Depression und Angstzustände, sind häufig, ebenso eine Affektarmut als Abwehrstrategie gegen die affektiv ausgelösten Symptome (= Kataplexien). Sozialer Rückzug und Vereinsamung können die Folge sein.»

Genauso war mein Weg: Während gerade viele Menschen mit high-functioning-Autismus sich in der Pubertät und im jungen Erwachsenenalter noch verbessern und den Autismus, wenn auch nicht ganz, so doch irgendwie durch Lernen und Beobachten etwas «auswachsen», habe ich immer genau dann einen Rückzieher gemacht, wenn die Narkolepsie voranschritt:

während der Pubertät, als der Schlafzwang, auch die hypnagogen Halluzinationen und Schlaflähmungen sich verstärkten, und dann später noch einmal, als das mit den Kataplexien losging. Viele Narkoleptiker haben ebenfalls eine wahre Odyssee durch Arztpraxen, Kliniken und Fehldiagnosen von oft psychiatrischer Natur (u.a. Depression, Schizophrenie, MS, Epilepsie, Autismus) hinter sich.

Jetzt frage ich: Mag es noch andere Fälle von Autismus mit unentdeckter Narkolepsie geben? Autismus ist häufig verknüpft mit z.B.

- geistiger Behinderung (80% haben IQ unter 70)
- Epilepsie (ca. 20% haben «echte» Epilepsie, jedoch 33% entwickeln im Verlaufe ihres Lebens nicht näher definierte «Anfälle» – woran erinnert mich das bloß?!)
- Rett-Syndrom
- Hör- und Sehbehinderungen
- Eßstörungen
- motorische Beeinträchtigungen.

Etwa 30% haben folgende zusätzliche medizinische Diagnosen:

- Fragil X- und andere Chromosomenabweichungen
- Tuberöse Sklerose
- Itos-Hypomelanose
- Möbius-Syndrom
- Neurofibramatose
- PKU
- Allergien

– und immer wieder findet man in der Autismus-Fachliteratur den Hinweis auf *Schlafstörungen*! Schlafstörungen, die nur vage umschrieben werden und nie genauer untersucht wurden, geschweige denn, daß auch nur in *einem* Fall so etwas wie Ableitungen in einem Schlaflabor dokumentiert sind!

Ich habe mit Eltern Betroffener, mit wenigen selbst Betroffenen und der fachwissenschaftlichen Elite Skandinaviens darüber gesprochen, meine Fragen gestellt – und keine Antwort erhalten. Aber die Kinder mit Melatonin u.ä. vollstopfen, ohne zu wissen, wo die Schlafstörung begründet liegt, das können sie!

Der Arzt, der die Idee zu meinem «Notfall»-Zettel gehabt hat, meinte nach meinem Aufenthalt im zeitgeberfreien Labor, ich sei wahrscheinlich der schlafmedizinisch am besten vermessene Mensch mit Autismus – wahrscheinlich auch der einzige. Kinder mit Autismus haben oft einen scheinbar verminderten Nachtschlaf oder abweichende 24-Stunden-Rhythmen. Genau das hatte und habe ich auch (bin aber nie danach gefragt worden).

Ich möchte nur zu gerne wissen, wieviele von den mysteriösen, unspezifischen «Krampfanfällen» (die erst nach der Pubertät oder im Erwachsenenalter auftreten) nicht vielleicht verkappte Kataplexien sind!

Meine Mutter hat sie früher auch manchmal als «autistische Krampfanfälle» bezeichnet, obwohl es sich vielmehr um *Lähmungen* handelte, während denen – selten und nur bei ganz großen Kataplexien – höchstens einzelne Muskeln verkrampft sein konnten. Aber auch diese scheinbare Gegenreaktion kommt bei Narkolepsie-Kataplexien vor: «Das zweite Kardinalsymptom sind *Kataplexien.* Darunter versteht man einen plötzlichen, kurzzeitigen Tonusverlust der Muskulatur, der einzelne Muskelgruppen, z.B. im Gesicht, aber auch die komplette Skelettmuskulatur betreffen kann. *Bei manchen Patienten tritt simultan eine Hypertonie einiger Muskelgruppen auf.*»

Es ist einzusehen, daß allein aus technisch-praktischen Gründen nicht jeder, der Autismus hat, im Schlaflabor getestet werden kann, weil solche Messungen viel Mitarbeit seitens des Patienten erfordern, langwierig sind und selbst an mich große Anforderungen stellten. Doch das sollte keinen Wissenschaftler davon abhalten, trotzdem zu forschen. Hier möchte ich besagte Autismus-Fachleute, die an einer Diskussion über die Sache mit dem Schlaf nicht sonderlich interessiert gewesen zu sein schienen, mit einem Spruch provozieren, den sie mir selbst schon oft unter die Nase gerieben haben, wenn ich mal zu sehr nervte und ihnen die logischen Argumente ausgingen: «Du hast Autismus – deshalb fehlt dir der Überblick, das Verständnis für das Gesamte; du siehst nur *kleine Details eines großen Ganzen.*»

Okay: Ich war im Neurologischen Krankenhaus wegen Muskelschwächen bzw. -aussetzern, und keiner hatte eine bessere Idee, als Ausschlußdiagnosen für die bekanntesten fünf Muskelkrankheiten zu erstellen und dann noch alles auf die Psyche zu schieben. Ich war in der Kinder- und Jugendpsychiatrie wegen autistischer Zurückgezogenheit und reaktiver Depressionen, doch niemand interessierte sich für die quasi «live» vorgelebten Symptome einer Schlafkrankheit, nicht einmal, als ich von mir aus darauf zu sprechen kam.

Meine Damen und Herren, Sie überblicken nur *kleine Details eines größeren Ganzen* – Sie haben doch nicht etwa Autismus?!

Ich war bei den Schlafmedizinern – und bei den nicht wissenschaftlich vorgebildeten Menschen der Narkolepsie-Selbsthilfegruppe – ursprünglich ausschließlich wegen der Schlafattacken. Doch hier waren sich die Leute nicht zu schade, sich mit dem *gesamten* Menschen zu beschäftigen, fachfremde Bücher zu wälzen, über Zusammenhänge nachzudenken. Vor allem: mir wie einem mündigen Menschen zuzuhören, obwohl ich auch bei ihnen eine Nervensäge war (manche würden auch «Schmeißfliege» dazu sagen ...). Nur auf diese Weise fanden sie heraus, was mein Hauptproblem darstellte, obwohl ich sie aufgrund einer falschen Vordiagnose und übler Vorurteile betreffend der Muskeltonusverluste von der richtigen Spur abgebracht hatte. Und nur so konnten sie mir auch letztendlich *helfen*!

Ich behaupte, folgende dem Autismus zugeschriebenen Symptome gehen alle zumindest in meinem Falle auf die Narkolepsie zurück:

- Schlafstörungen
- reaktive Depressionen und Ängste (früher)

- angebliche Gefühls- und Affektarmut bis hin zum Sich-Verkneifen fast jeglicher Mimik und Spontanität sowie jeden Körperkontakts (gerade *weil* ich von Natur aus eher zu überdurchschnittlich intensiven Affekten neige)
- Sprechlähmung (tritt nur während der «Anfälle» auf; unlogisch, dies auf Autismus zu schieben bei ansonsten hohem Sprachniveau)
- «autistische» Einsamkeit
- großes Bedürfnis nach Routinen (ein verzweifelter, vergeblicher Versuch, den Schlaf-Wach-Haushalt in den Griff zu bekommen; geregelter Tagesablauf wird Narkoleptikern normalerweise sogar ausdrücklich vom Arzt angeraten!)
- Wunsch nach Voraussehbarkeit, zeitlichen Terminabsprachen (klar: damit ich beizeiten ein Nickerchen halten konnte, um nicht irgendwo unterwegs einzupennen!) Dies wird ebenfalls beim Umgang mit Narkolepsie-Patienten zur Vorbeugung von «Kataplexien bis hin zu massiver Aggressivität» (vor allem während des Ermüdungszustandes) empfohlen (siehe unten, Auszug aus Gruppengespräch «Angehörige untereinander»)
- starre Mimik und langsame Bewegungen (aufgrund von Müdigkeit und unbewußter Vorbeugung von Kataplexien; s.o.: was bereits unten hängt, kann nicht mehr plötzlich herabfallen)
- vorbeistieren (mit glasigem Blick) an den Augen des Gegenübers (müde!)
- Stimmungsschwankungen (in direkter Abhängigkeit vom Grad der Wachheit)
- Konzentrationsschwierigkeiten (wegen Tagesschläfrigkeit)
- Eßstörungen (wenn der innere Schlaf-Wach-Rhythmus vom regulären 24-Stunden-Takt abweicht, dann ja wohl auch der Appetit-Rhythmus!)
- Überempfindlichkeit für akustische und optische Reize (bei Müdigkeit nervt alles!)
- undeutliche, lahme, u.U. echolalische Sprache (im Zu-

stand großer Müdigkeit – während ausgeschlafen munter gequatscht wird)
- Lethargie vor allem ab der Pubertät (als die Tagesschläfrigkeit schlimmer wurde; bei Wachheit durchaus aktiv).

Das ist doch alles logisch: Jedes ansonsten «normale» Kind wird, wenn es übermüdet ist, knatschig, träge, unkonzentriert und damit auch sprachlich nachlässiger, schaut anderen kaum noch in die Augen, weil die eigenen fast zufallen – und ob es dann noch großes Interesse an seiner sozialen Umwelt, dem Spiel mit Kameraden hat, wage ich zu bezweifeln.

Vielleicht könnte sogar hyperaktives oder selbststimulierendes Verhalten ein verzweifelter Versuch sein, sich wachzuhalten. Hektik bei eigentlicher Müdigkeit ist kein Widerspruch; das wird auch im Zusammenhang mit dem Medikament Ritalin diskutiert, das sowohl bei Überaktivität von Kindern als auch bei Narkolepsie von Erwachsenen eingesetzt wird! – Ein ganz normales übermüdetes Kind.

Jetzt stellen Sie sich bitte ein normales, übermüdetes Kind vor, an das zusätzlich noch Ansprüche seitens seiner Umgebung gestellt werden, an dem hier und da herumgezerrt wird – weil niemand erkennt oder verstehen will, warum es sich so «komisch» verhält – weil es zu den Tageszeiten, an denen keiner das vermuten würde, übermüdet ist – weil es überhaupt fast ständig übermüdet ist, weil es aufgrund seiner verdrehten Schlaf-Architektur und der außer Takt geratenen «inneren Uhr» nach dem wenig fruchtbaren Schlaf nur für jeweils kurze Zeit erfrischt ist!

Okay, nun stellen Sie sich vor, wie sich das Kind weiterentwickelt und älter wird. Wie soll es so etwas wie Empathie, Einfühlungsvermögen und soziale Regeln erlernen, wenn es kaum Konzentration und Interesse dafür aufbringen kann, mit Gleichaltrigen zu spielen und die Menschen zu beobachten?

Kennen Sie das nicht auch: Manchmal erscheint Ihnen die ganze Welt wie ein Chaos, alles geht schief, liegt wie eine unlösbare Aufgabe vor Ihnen. Sie sind müde, haben Kopfweh, sind gereizt; jedes zusätzliche Geräusch schmerzt in den Ohren, helles Licht in den Augen. Und dann überschlafen Sie mal richtig gut das Ganze – schon sieht die Welt wieder anders aus; mit klarem Kopf läßt sich die Sache viel leichter angehen, Sie sind gut gelaunt und denken vielleicht sogar nach, wie Sie Ihren Lieben eine Freude machen können, um die «Launen» von gestern wieder gutzumachen.

Aber zurück zu jenem Kind: *Seine* wenigen, kostbaren wachen Stunden befinden sich oft in Zeiten, zu denen es nichts damit anfangen kann, nämlich nachts, wenn es im Bett liegen soll.

Weil die so viel wachere Umwelt immer noch nicht versteht, statt Rücksicht zu nehmen noch zusätzliche reale und symbolische Nackenschläge verteilt, werden die sekundären sozialen Schäden noch größer. Das Kind erlebt die Menschheit als stressig, ungerecht, zu hektisch und damit kaum überschaubar, sucht sich seine eigenen Hobbys und holt in halbwegs klaren Stunden das nach, was es in der Schule verpennt hat.

In seiner Gier nach Wachheit und Frischluft liebt es die Natur. (Anmerkung: Auf der DNG-Tagung und in Erfahrungsberichten von Narkoleptikern habe ich überproportional viele «Naturmenschen» und «Frischluftfanatiker» gefunden. Wie sehr kann einen eine solche Krankheit doch prägen!)

In der Pubertät, die für *jedes* Kind eine große Umstellung bedeutet, schlägt der Schlaf erst richtig zu und verstärkt alle Schwierigkeiten. Statt zu helfen, verschlimmern die Reaktionen der anderen die Lage – es sieht sich gezwungen, sich und seine Probleme zu verstecken. Unser normales, übermüdetes Kind wird krank, bevor es zum Jugendlichen wird. (Erst ab *diesem* Stadium wäre die Narkolepsie auch medizinisch nachweisbar.)

Dennoch: Es lernt, langsam, aber es lernt – vor allem, als es außerhalb des Elternhauses die unterschiedlichsten neuen Leute kennenlernt, auf Reisen, in der Firma, in Vereinen, im freiwilligen Sozialdienst. Doch der Wurm steckt zu tief drin:

Merkwürdiges Weichwerden in emotional bewegten Situationen irritieren den jungen Erwachsenen und lassen ihn vor starken Gefühlen unbewußt zurückweichen. Chaotische «Anfälle» führen zu Problemen mit der Umwelt und lassen am eigenen Verstand zweifeln. Außerdem ist die Müdigkeit eher noch stärker geworden. Der übermüdete junge Erwachsene hat im Laufe der Jahre einen gehörigen sekundären Autismus entwickelt. Mit dieser Diagnose hat man zwar einen Namen für die Sache gefunden, doch der Grundzustand bleibt trotz einer gewissen Erleichterung unverändert. Erst nach weiteren Jahren können die Schlafmediziner der Odyssee eines knapp dreißigjährigen Narkoleptikers ein Ende bereiten – und *helfen*.

(Dies ist natürlich eine rein fiktive Geschichte. «Eventuelle Ähnlichkeiten mit einer real existierenden Person sind rein zufällig.» Dennoch, erklärt sie nicht schön-logisch den scheinbar so «widersprüchlichen, rätselhaften autistischen Menschen»?)

Gegen den Autismus selbst gibt es keine Medizin oder andere zuverlässige Therapieformen; die Forscher stellen auch für die nähere Zukunft keine wesentliche Verbesserung dieser Situation in Aussicht. Was heutzutage an Medikation bei Autismus eingesetzt wird, erinnert mich meist eher an «Ruhigstellen» als an echte Therapie. Manche der assoziierten Krankheiten können jedoch behandelt werden, z.B. einige Epilepsieformen. Und siehe da: Bekommt man die Epilepsie einigermaßen in den Griff, schwächen sich auch oft die autistischen Symptome ab!

Einmal habe ich von einem Kind gelesen, das ein hyperempfindliches Gehör und Autismus hatte. Nachdem man das Gehör operativ auf eine höhere Hörschwelle eingestellt hatte, so daß das Kind nicht ständig unter dem unerträglichen Lärm leiden mußte, verschwand auch der Autismus. Dasselbe geschah auch mit einem als «autistisch» diagnostizierten Jungen, als seine Mutter nach hartnäckiger Suche herausfand, daß er in Wirklichkeit an einer Allergie gegen Milch litt, und er fortan mit einer milchfreien Diät lebte.

Sicher können nicht *alle* der primären organischen und medizinisch nachweisbaren Störungen hinreichend behandelt und damit der Autismus «geheilt» werden; wer weiß, wievieles auch unentdeckt bleibt. Doch es wäre ein Denkansatz, eine Aufforderung an die im Vorweisen von Behandlungserfolgen leicht stagnierenden Autismus-Fachleute.

Unter anderem würde es sich vielleicht lohnen, das Thema Schlafforschung etwas näher unter die Lupe zu nehmen. Ich kann natürlich nur für mich persönlich sprechen, aber selbst die nicht optimal geglückte medikamentöse Einstellung wirkt sich verblüffend auf meine «autistischen» Züge aus: Wenn ich einmal richtig *wach* bin, sei es durch ein gutes Nickerchen oder durch Ritalin, dann fühle ich mich wesentlich *kontaktfreudiger*; auch die anderen Symptome treten in den Hintergrund (s.o.). Dies bestätigen bereits nach wenigen Wochen die Menschen in meiner Umgebung. Zusätzlich, selbst wenn ich Ritalin-freie Tage habe, scheine ich mich etwas geschützter vor Kataplexien zu fühlen – wie sonst wäre zu erklären, daß die anderen beobachten, daß ich mich irgendwie «sicherer» bewege und meine Mimik auflebt?

Im Gesicht hatte ich ja bislang schon eine Art «Dauer-Kataplexie» (fast wie eine regelrechte Amimie bei Parkinsonismus) gehabt, wie ich heute vermute, um von vorneherein einem im unpassendsten Moment «fallenden» Gesicht und dadurch einer für den Gegenübersitzenden vielleicht sogar gegenläufig bzw. «blöde» erscheinenden Mimik vorzubeugen. Ähnliches gilt auch für die Hände, auf die ich mich oft während eines Gespräches setzte, damit nicht etwa mitten im Gestikulieren die Hand oder der ganze Arm herabfiel und den anderen erneut bewies, daß ich einen «Dachschaden» hatte. Über diese minimalen Muskelschwächen habe ich mir selbst noch die wenigsten Gedanken gemacht, obwohl sie viel zahlreicher als die größeren gewesen waren, doch die Vorwürfe oder Verspottungen der Umwelt habe ich noch genau im Ohr. 1991 fragte ich die Krankengymnastin, zu der ich Vertrauen gewonnen hatte, «ob die Neurologen auch die Muskeln im Gesicht nachmessen würden» – damit ich meiner Mutter beweisen könnte, daß ich keine *Schuld* an dem so oft plötzlich teigig herabhängenden «Pokerface» hätte.

Unbewußt habe ich mich im Laufe der Jahre auf ein Leben mit einer Menge Kataplexien eingestellt. Eingestellt – wie 'ne Zentriermaschine. Jetzt bin ich «eingestellt» auf Medikamente. Zumindest «gefalle» ich so allen Leuten besser. Was jedoch noch wichtiger für die Lebensqualität ist: das Verständnis und etwas Rücksichtnahme seitens der Umgebung sowie der Austausch mit anderen Betroffenen.

Ich weiß nicht, ob ich ohne die Narkolepsie gar keinen Autismus oder vielleicht bloß einen leicht autistischen Charakterzug hätte, oder inwieweit man bei zeitiger Entdeckung und Behandlung der Schlafkrankheit *das* hätte verhindern oder abschwächen können, was sekundär geschah. Da ich kein Mediziner, sondern nur eine Laborratte mit weißem Fell und roten Augen bin, gebe ich hiermit oben genannte Fragen gerne an die Forscher weiter. Sicher ist nur, daß es für jeden Narkoleptiker wichtig ist, wie sein Umfeld zu ihm steht, daß andere ihn ernst nehmen trotz der wirklich «bescheuerten» Symptomatik. Ansonsten läuft er tatsächlich Gefahr, «autistische Züge» zu entwickeln (siehe unten)!

Auszüge aus einem Gruppengespräch «Angehörige untereinander» am 5. 10. 1996 in Finsterbergen/Thüringen:
«Wie bei den vorangegangenen Gesprächskreisen für Angehörige zeigte sich erneut, daß es sowohl für den Erkrankten, als auch für sein soziales Umfeld zahlreiche Problemfelder gibt, die zu erheblichen Einschränkungen führen können. Bei vielen hat sich der Bekanntenkreis drastisch reduziert. Teils, weil keine Rücksicht auf die speziellen Bedürfnisse des Betroffenen genommen wird oder werden kann, teils, weil er sich selbst zurückzieht. Er will mit seiner Krankheit nicht unangenehm auffallen, nicht nur geduldet werden oder, noch schlimmer,

scheinbar bemitleidet. Zum Glück haben einige wahre Freunde, die den etwas anderen Lebensrhythmus akzeptieren und sich darauf einstellen. Kurze Erklärungen des Krankheitsbildes reichen meist für ein Verständnis nicht aus, es muß ‹mit offenen Karten› gespielt werden, sonst wird leicht das Gegenteil erreicht, und das Mißtrauen gegen diesen vermeintlich eingebildeten Kranken wächst.

Streß, z.B. unerwarteter Besuch mit gesellschaftlichen Verpflichtungen, direkte Übermittlung guter oder schlechter Neuigkeiten, können beim Patienten heftigste Reaktionen auslösen, Kataplexien, bis hin zu massiver Aggressivität. Im Ermüdungszustand sollten keine wichtigen Gespräche mit ihm geführt werden, häufig werden die Inhalte dann gar nicht oder verändert wahrgenommen (…).

Der Zeitpunkt der Diagnose, die vorher erlittenen Demütigungen durch die Familie, in der Schule, im Beruf und vor allem durch Mediziner, spielen bei Depressionen und Aggressionen eine wichtige Rolle. Das Gefühl der Unzulänglichkeit wegen geringerer Belastbarkeit und Konzentrationsfähigkeit scheint sich bei einigen an Narkolepsie erkrankten Personen mit zunehmendem Alter zu verstärken.

Bei Horrorträumen sollten Patienten durch Wecken, beruhigendes Zureden oder Berühren von ihren quälenden Ängsten befreit werden, selbst dann, wenn der Traum an der gleichen Stelle weitergeht. Die direkte Zuwendung vermittelt das Gefühl, nicht allein gelassen und den Schrecken der Träume schutzlos ausgeliefert zu sein. Patienten, die, aus welchem Grund auch immer, den Zeitpunkt ihrer Ruhepause oder des Nachtschlafes mit aller Gewalt hinausschieben, werden meist umso heftiger von Schlafattacken erwischt. Mit ‹sanfter› Gewalt sollten Angehörige sie davor bewahren, die Betroffenen sich einsichtig schieben lassen. Entspannter scheint es in der Partnerschaft und im Freundeskreis zu gehen, wenn jeder den anderen seinen Rhythmus finden läßt und ihm seine Freiräume gewährt. Dabei sollte keiner über- oder unterfordert werden. Ein Leben mit Narkolepsie stellt Betroffene und Angehörige vor immer neue, aber sicher nicht unlösbare Fragen und Probleme.»

«Wer ewig schluckt, der stirbt von innen!» *(Herbert Grönemeyer)*

«Es besteht kein Grund zu der Annahme, daß der Narkolepsie-Patient geistes- oder gemütskrank werden könnte. Sein Verstand arbeitet einwandfrei. Es ist allerdings zu beobachten, daß Narkolepsie-Patienten bei falschen Reaktionen ihrer Mitmenschen dazu neigen, depressiv zu werden und sich gegen die Umwelt abzukapseln. Zusammenfassend läßt sich sagen, daß Ihr Verständnis für den Narkolepsie-Patienten von entscheidender Bedeutung ist. Es liegt an *Ihnen,* ob es dem Betroffenen gelingt, sich optimal auf seine Krankheit einzustellen und ein fast normales Leben zu führen.»

(An die Angehörigen, Informations-Faltblatt der DNG, 1996)

Referenzen

Literatur:

Autism 96; Stiftelsen för vetenskapligt arbete inom barnneuropsykiatri, Göteborg 1996.

Autismus Nr. 42/96, S. 30-36, 40-41; Bundesverband «Hilfe für das autistische Kind», Hamburg 1996.

Mary Callahan, *Tony;* Gustav Lübbe Verlag, 1991.

Uta Frith, *Autism - Explaining the Enigma;* Blackwell Publishers, Oxford 1989.

Borgny Rusten, *Gutten i ingenmannsland*; Gyldendal-Norsk-Forlag A/S, Oslo 1982.

Susanne Schäfer, *Sterne, Äpfel und rundes Glas. Mein Leben mit Autismus;* Verlag Freies Geistesleben, Stuttgart 1997.

Susanne Schäfer, *Om sambandet mellan autism och sömnstörning;* Fachzeitschrift *Ögonblick* Nr. 1, 1997, Stockholm 1997.

Jürgen Wendeler, *Autistische Jugendliche und Erwachsene;* Beltz-Verlag, Weinheim und Basel 1984.

Narkolepsie, Kurzinformation; Deutsche Narkolepsie-Gesellschaft e.V., Haan 1996.

Narkose - ein Problem für Narkoleptiker; DNG e.V., Haan.

Erfahrungen; DNG e.V., Haan.

Narkolepsie; DNG e.V., Haan 1995.

Der Wecker, Nr. 19, S. 32-33; DNG e.V., Haan 1995.

Der Wecker, Nr. 21, S. 22-23; DNG e.V., Haan 1996.

F.-R. Leu und K. Meier-Ewert, *Sozialmedizinische Folgen der Narkolepsie*; Wiener medizinische Wochenschrift, Sonderheft, S. 82, Blackwell MZV, Wien 1994.

K. Meier-Ewert, *Tagesschläfrigkeit*; VCH Verlagsgesellschaft, Weinheim 1989.
Herbert Grönemeyer, *Bochum;* EMI-CD, 1984.

Persönliche Gespräche:

Lena Andersson, Riksföreningen Autism, Stockholm
Hanna Christiansen
Marga Grimm, DNG
Bengt Hagström, Riksföreningen Autism, Göteborg
Geert Mayer, Hephata-Klinik, Schwalmstadt
Traugott Schmidt-Collin, DNG
Bärbel Schäfer, Mutter
Maria Schäfer, Großmutter
Gaby Wallon
Günter Woll, DNG
Zentrierraum-Belegschaft, Optisch', X-Stadt

Anhang

Bilder aus dem Leben eines «Penners»

Die folgenden Seiten zeigen einige Schnappschüsse aus dem Penner-Fotoalbum.

Urlaub in Spanien

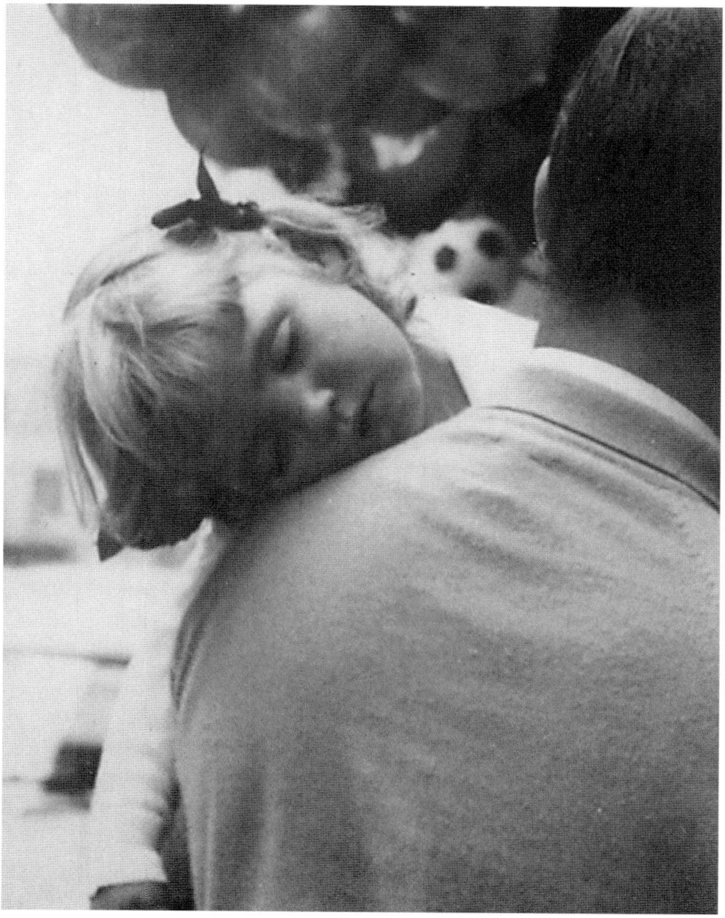

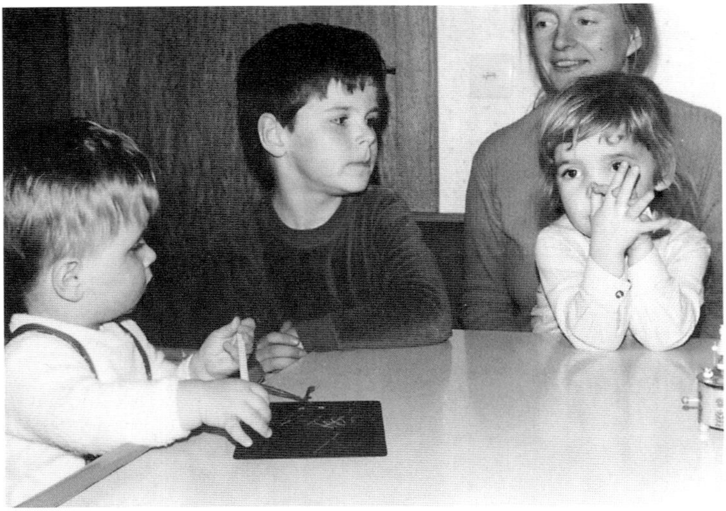

Susanne (rechts) kurz vorm Einschlafen – mit angeblich «typisch-autistischem Blick ins Leere»

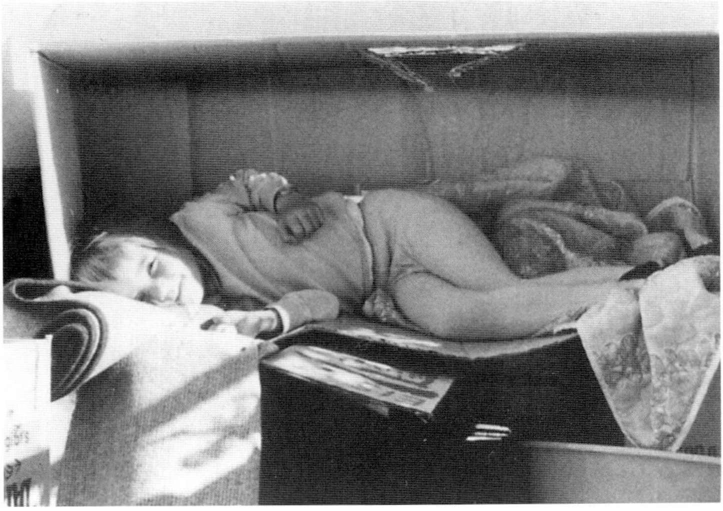

Eines meiner ersten Pappkarton-Penner-Asyle

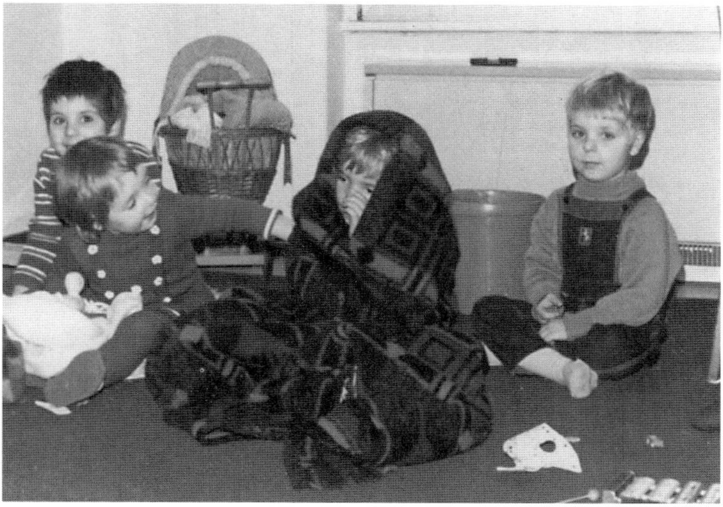

Nachbarskinder, sozial interessiert, Susane (in Decke) müde

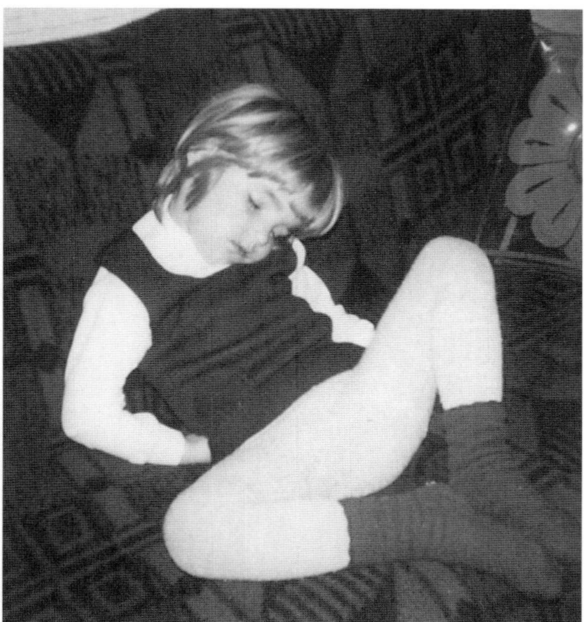

Gelegenheit macht Nickerchen

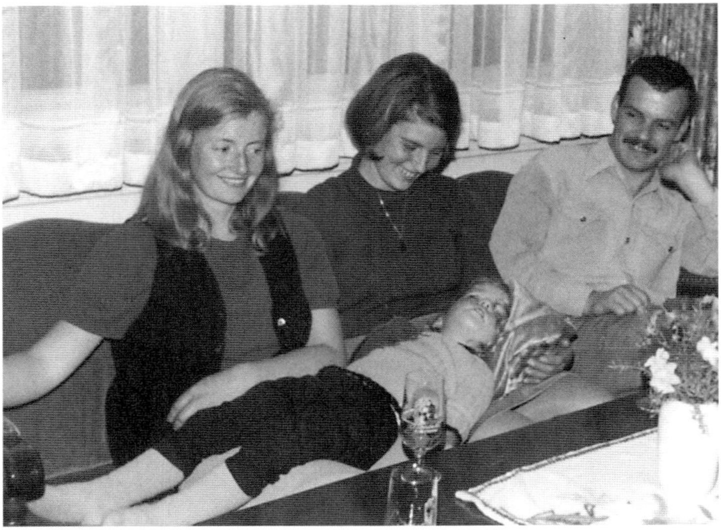

Laß die Erwachsenen reden!

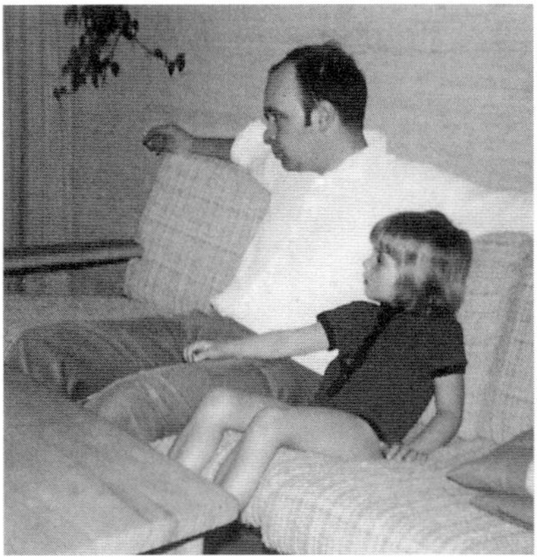

beim Fernsehen …

und ein paar Minuten später

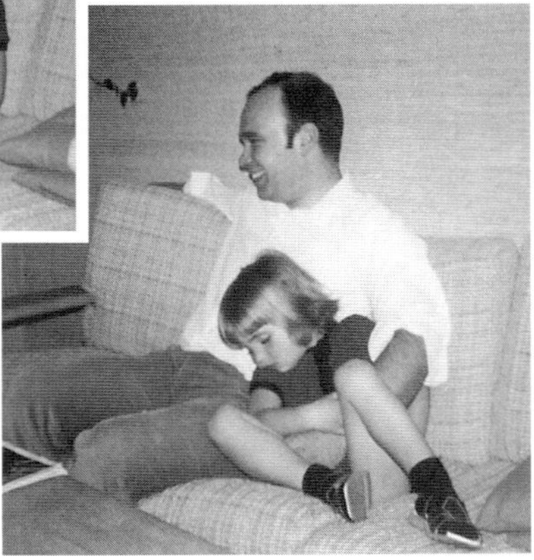

In Dänemark 1982

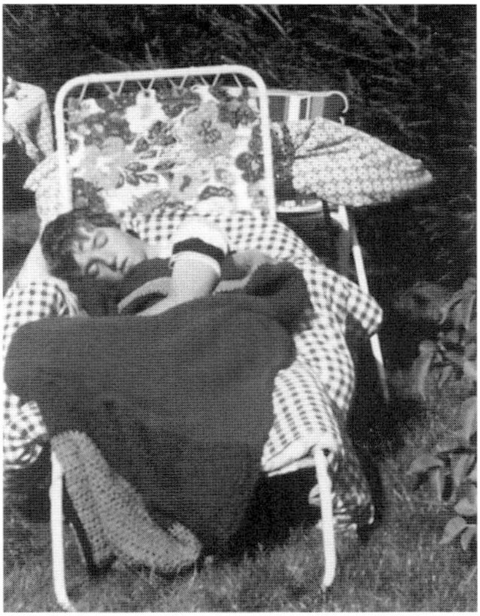

In Dänemark 1983

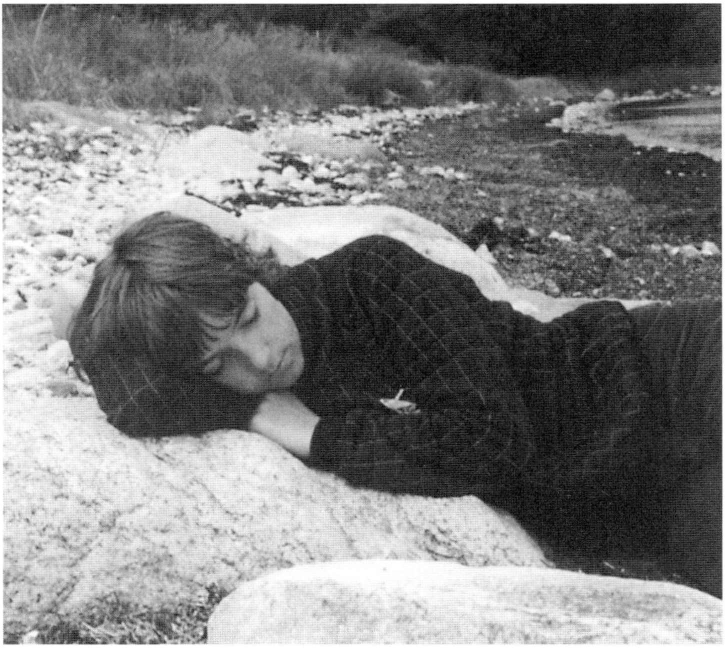

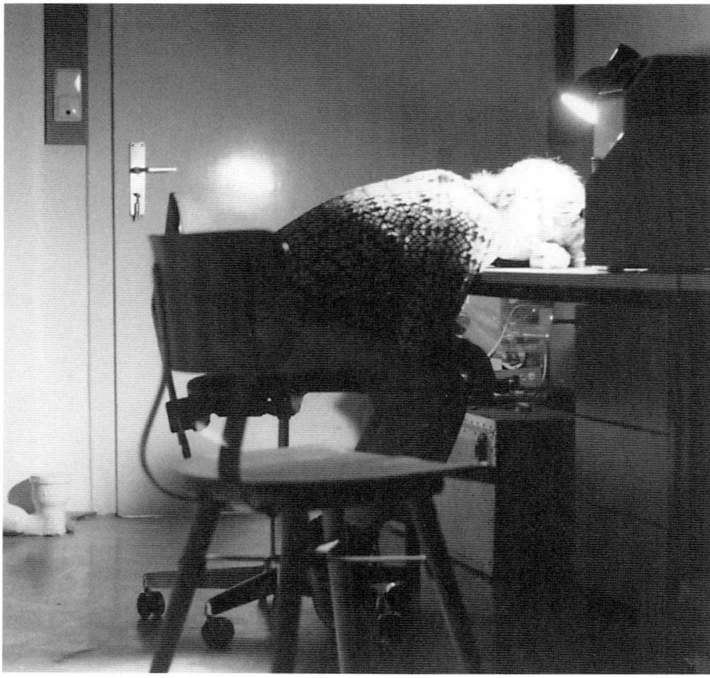

Als Azubi im Optik-Labor 1987

In der Linsenkontrolle-Abteilung 1988

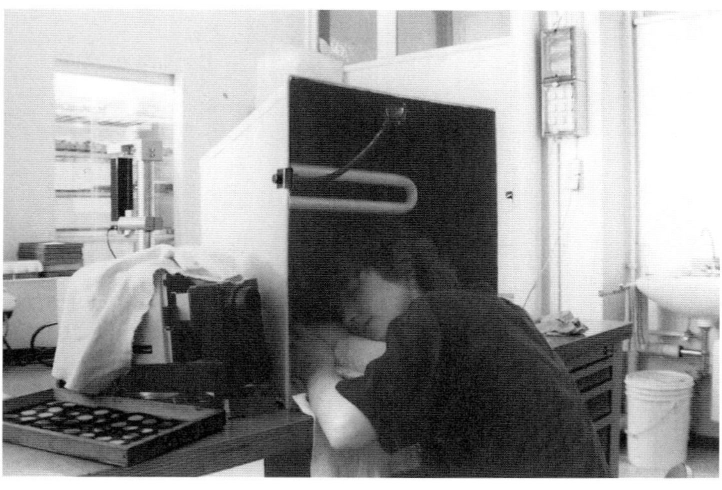

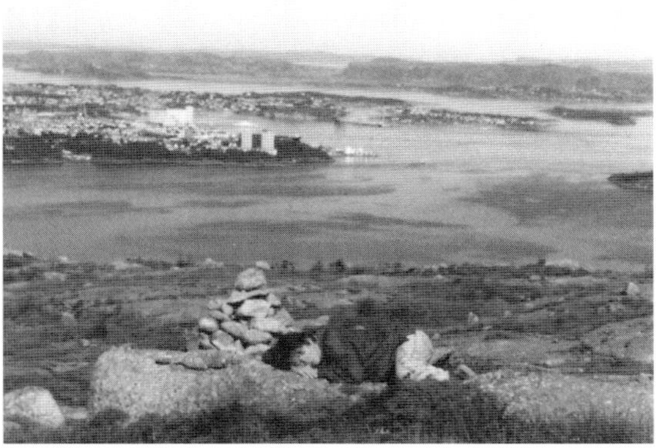

Norwegen 1990

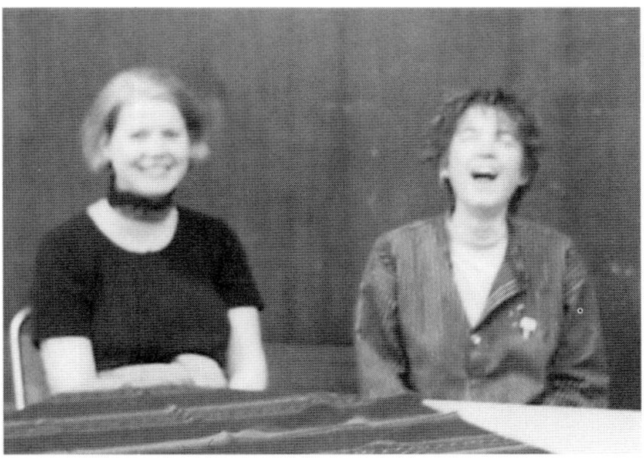

Kurz vor dem Lachschlag

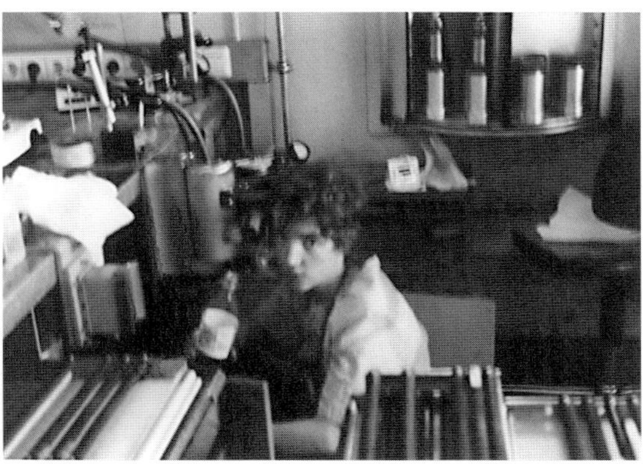

Habe zu lange unter der Kitt-Loh gepennt und eine Ladung Wasser erhalten – jetzt erst mal 'ne Cola!

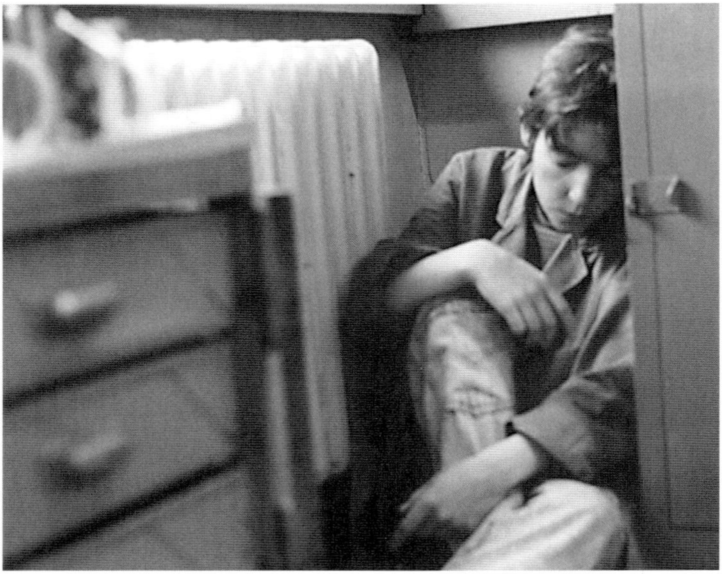

Müde in «meiner» Ecke

Pause im Pappkarton, neben Zentriermaschine Nr. 5

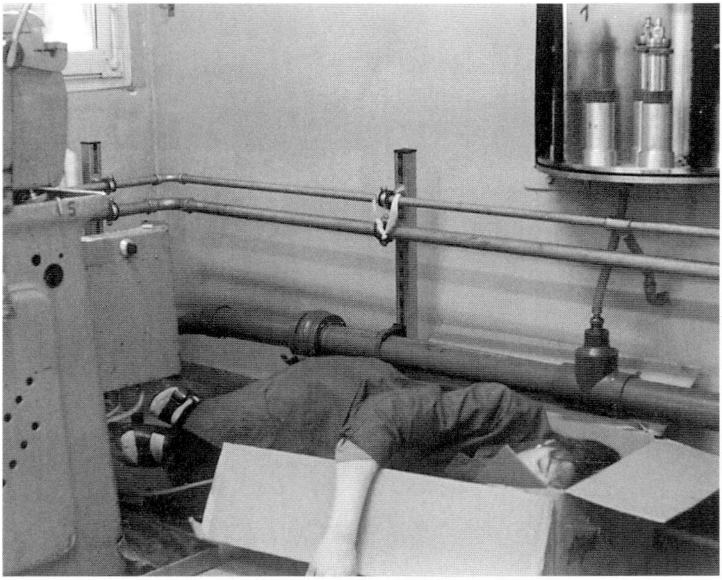

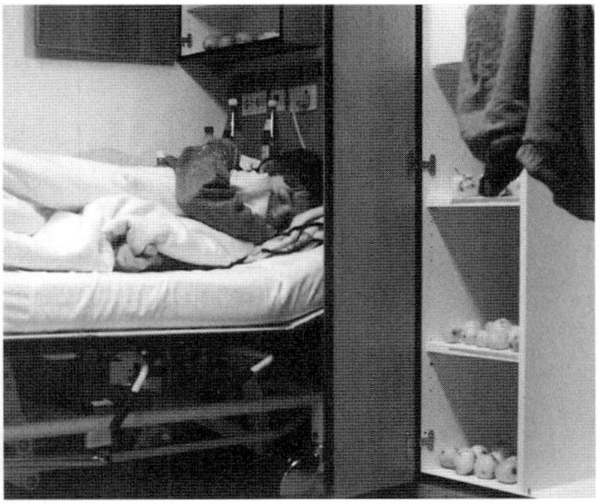

In der Hephata-Klinik (mit Apfel-Vorrat im Schrank)

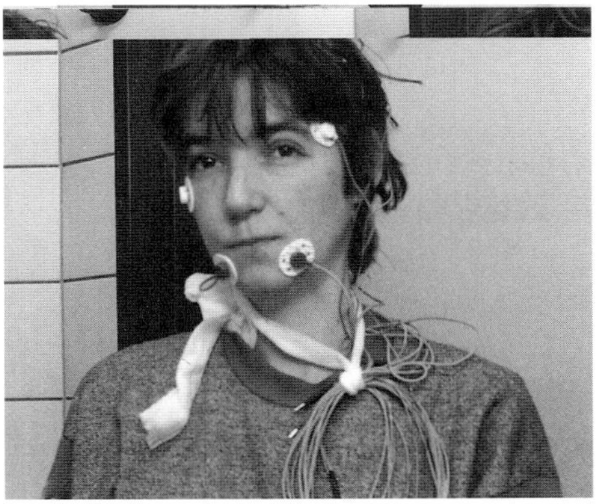

Zwischen den MSLT-Ableitungen – vier Stunden vor der Narkolepsie-Diagnose

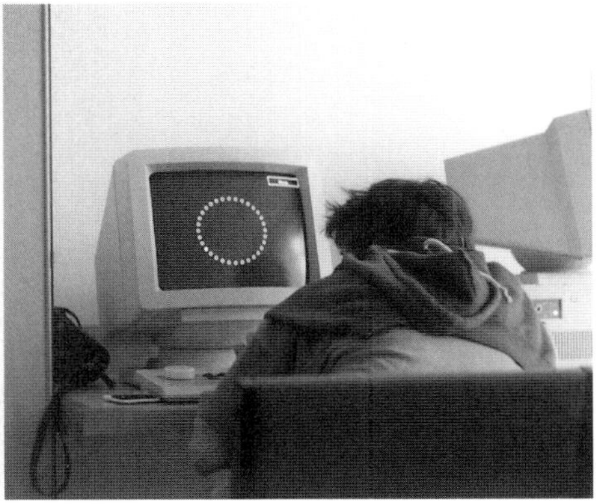

Beim Vigilanz-Test

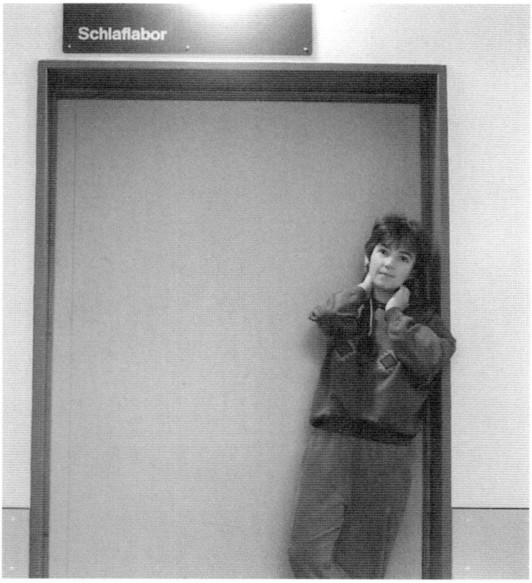

Die Versuchsratte vor ihrem Labor

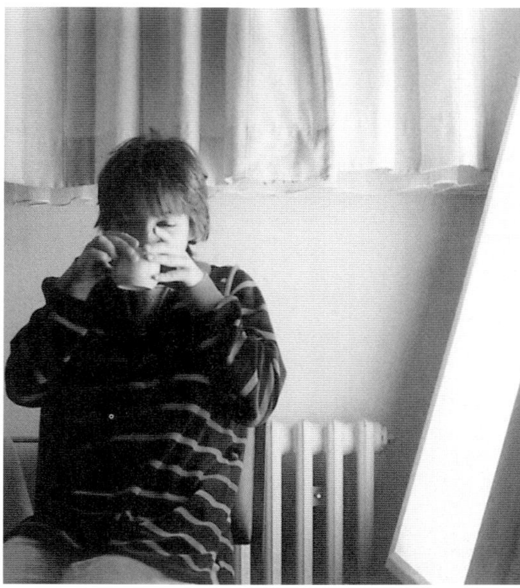

Frühstück vorm Lichttherapie-Strahler – nach einer durchgemachten Somsanit-Nacht

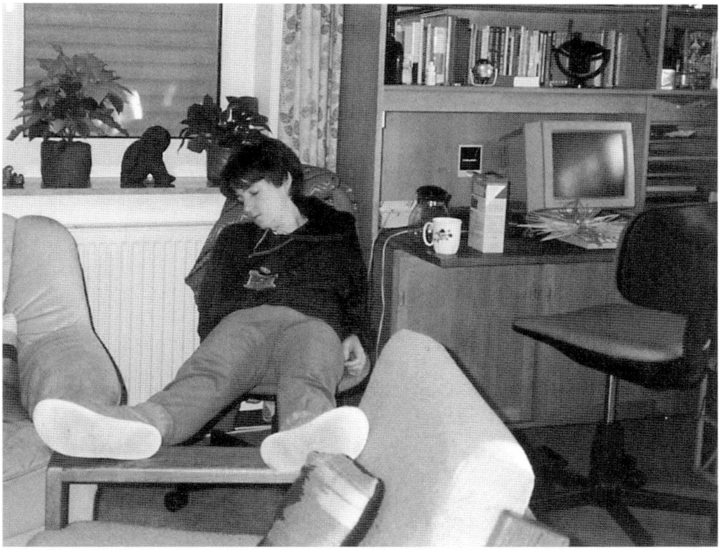

Beim TV-gucken: «Jurassic Park», nach 2 l Cola + Schwarztee

Weihnachten 1996: die neue Kuscheldecke wird gleich mal «eingeweiht» – brauche mich dabei nicht mehr zu verstecken!

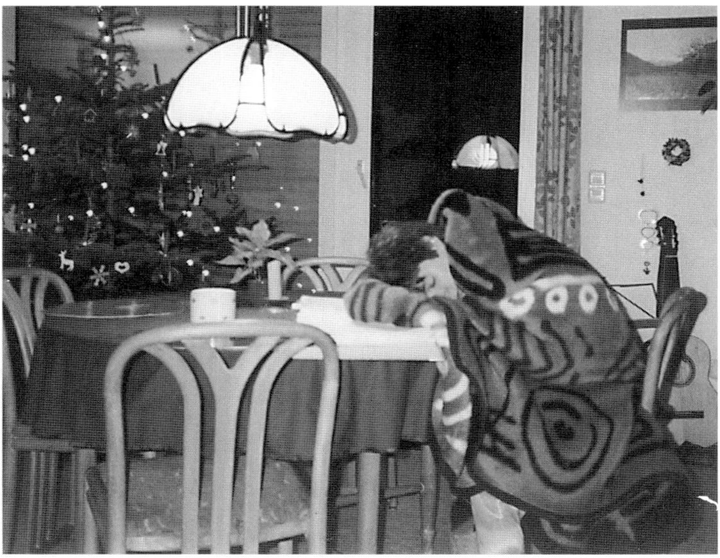

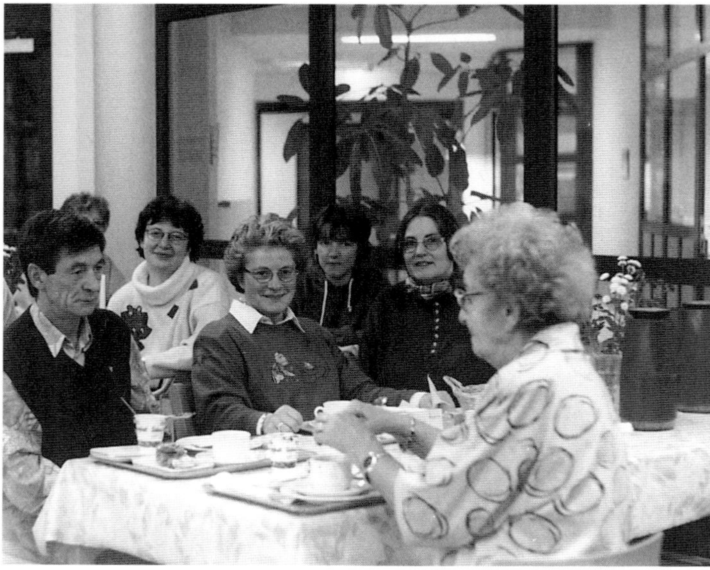

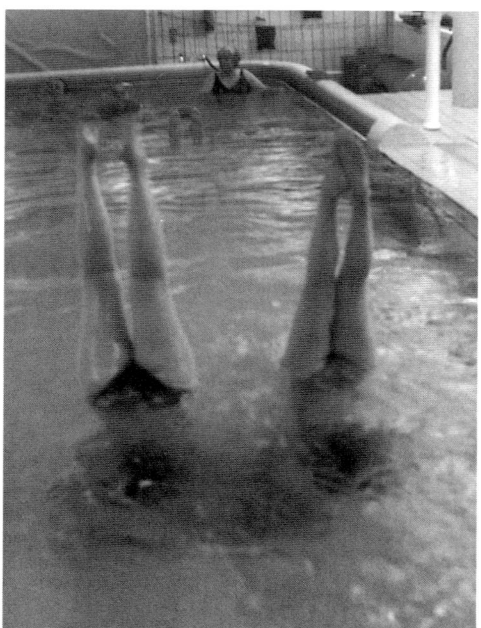

Unsere Eßecke – hinten Gaby und Susanne

Gaby und Susanne im Schwimmbad – kurz nach dieser Aufnahme hatte ich eine Lach-Kataplexie, als uns klar wurde, daß wir entgegen unserer Absicht doch die Hinterteile hatten fotografieren lassen!

Schlafprotokolle

Hier ein paar Auszüge aus den Schlafprotokollen, die ich seit August 1996 führen muß. Zeichenerklärungen siehe unten.

Ein schwarzes Feld *ohne* Pfeil darunter bedeutet demnach, daß ich irgendwo geschlafen habe, aber nicht im Bett. Allerdings sieht man den schwarzen Feldern nicht an, wie *tief* der Schlaf war; es kann sich dabei vorwiegend um oberflächlichen REM-Schlaf handeln.

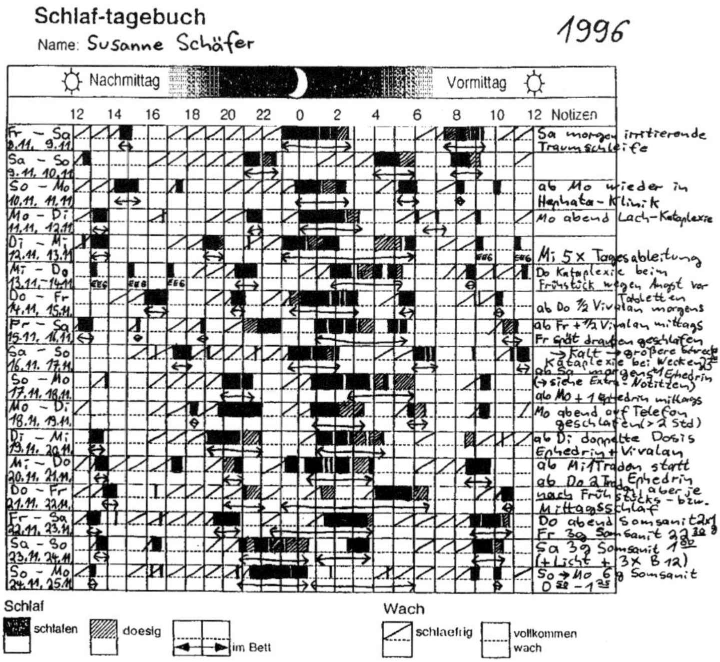

Aufzeichnungen während des Aufenthaltes in der Hephata-Klinik

Ebenso bedeuten die völlig weißen Felder meistens keine 100%ige Wachheit, und die Schrägstrich-Felder können im Grad der Schläfrigkeit untereinander variieren. Schlafattacken von weniger als 5 Minuten Dauer und Sekunden-Wegnicken sind nicht dargestellt.

Seite A: Wildes Herumpennen während 4 Wochen Ferien in Arolsen, ohne Weckmittel. Jedes Erwachen nach einem Schlaf

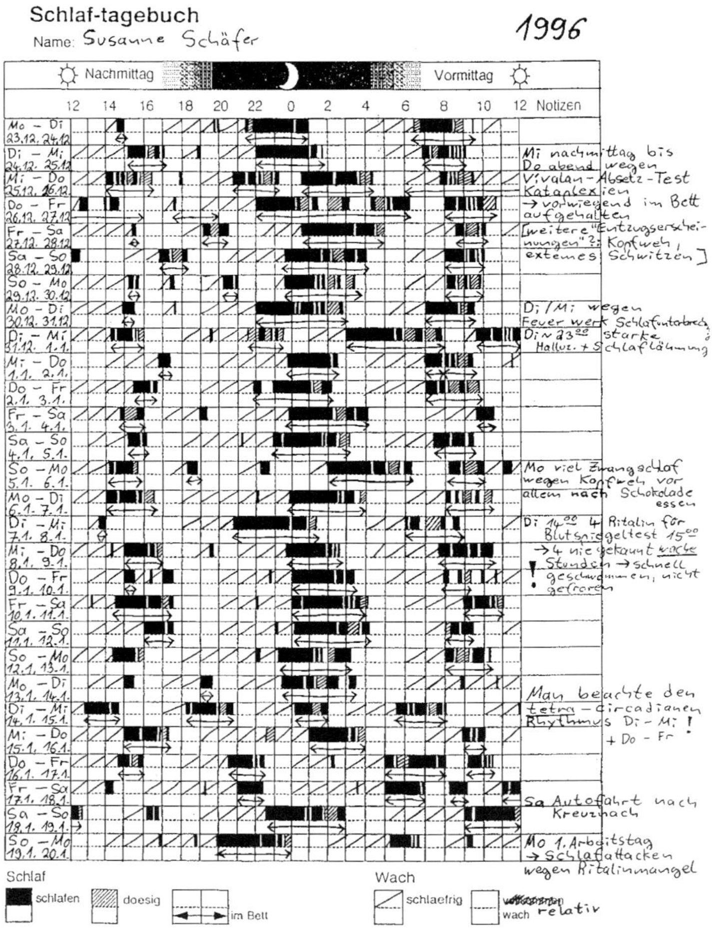

von ½ Stunde bis 4 Stunden ist für mich ein subjektiver «Morgen»!

Seite B: Aufzeichnung während der allmählichen Einstellung auf den Tagesverlauf mit Ritalin. Der Einnahmezeitpunkt ist mit einem «R» gekennzeichnet.

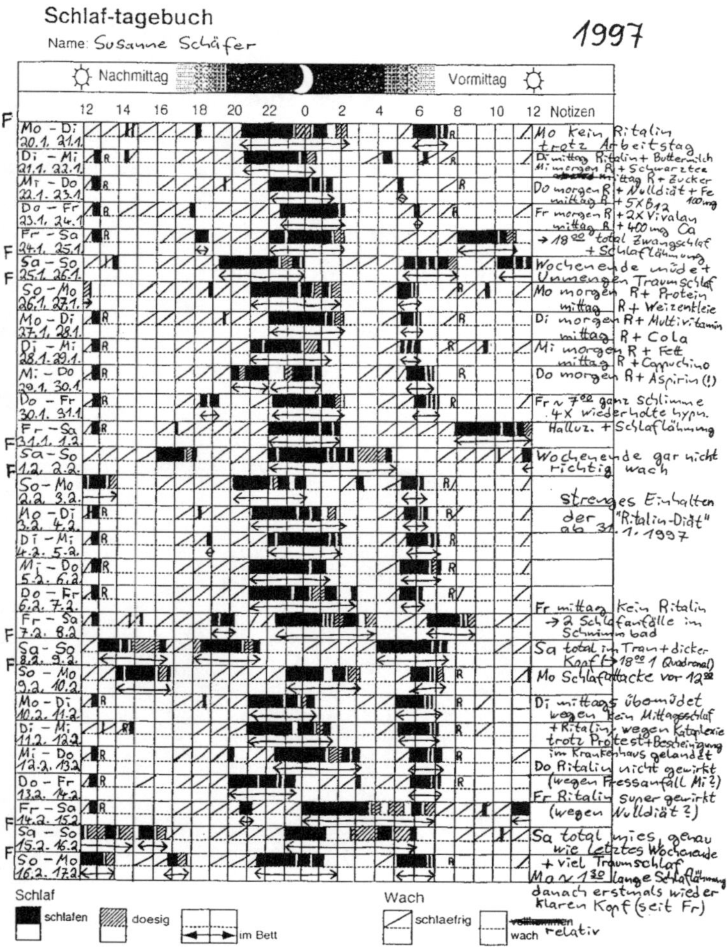

Man achte auf das Chaos an den Wochenenden, wenn der Entzug geübt wird! Der Nachtschlaf bleibt die Arbeitswoche über unverändert, egal ob Ritalin genommen wurde oder nicht.

Die Tagesnickerchen lassen sich jetzt zumindest insofern unter Kontrolle bringen, als sie zu den vorherbestimmten Zeiten gehalten werden – kleine Pannen während der Testphase nicht eingerechnet. Der Wachheitsgrad ist am größten ca. 1 - 3 Stunden nach der Ritalin-Einnahme (*wenn* sie funktioniert hat) und wie ein kostbares Geschenk!

Meine von Natur aus wachesten Stunden liegen oft in der Zeit, zu der sich beim normalen Menschen der absolute Tiefpunkt befindet und sich die meisten Katastrophen wegen «menschlichen Versagens» ereignen:

2.00 bis 5.00 Uhr frühmorgens!

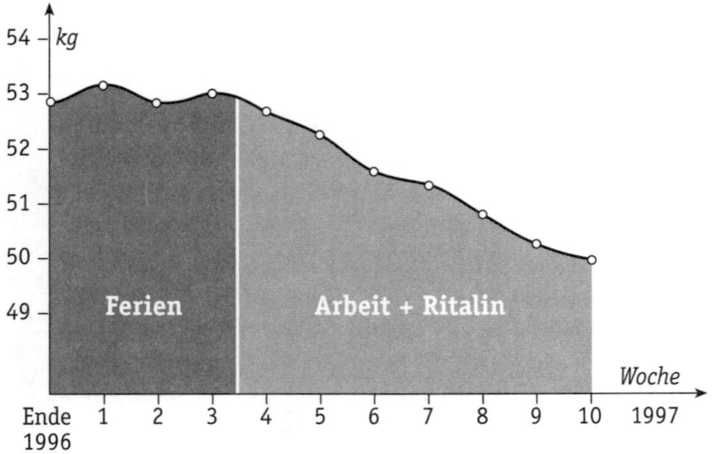

Verlust an Körpergewicht (wöchentlicher Durchschnitts-Wert) während der ersten Wochen mit der «Ritalin-Diät». (Das werde ich aber in den nächsten Ferien schnell wieder drauffuttern!)

«Zeit des Erwachens»

Februar/März 1997

Ich merke schon, dies ist eine «Neverending-Story»; dabei wollte ich doch nie mehr schreiben, zumindest keine Autobiografien mehr.

Wer diesen Bericht hier mit meinem ersten Buch vergleicht, kann erkennen, welch gewaltige *Entwicklung* dazwischen stattgefunden hat. (Wenn meine Worte manchmal etwas dramatisch geklungen haben – genau so sind sie gemeint gewesen!) «Better late than never!»

Sogar mein Vater ist in der letzten Zeit etwas freundlicher zu mir. Die Mama sagt, er hätte die Narkolepsie-Diagnose jetzt akzeptiert, doch er spricht nie über etwas, was irgendwie mit Krankheit o.ä. zu tun haben könnte. Er mag auch nicht im Fernsehen medizinische Sendungen ansehen, was meine Mutter oft gerne möchte. Vielleicht kann er nicht anders. – Ich bin immer noch offen für Gespräche. Doch er muß verstehen, daß man nicht mit Susanne leben kann, ohne nicht *ab und zu* auch einmal über Krankheit, Medikamente & Co. zu sprechen, auch über gelegentliche Gedanken, wie es in Zukunft weitergehen soll, oder daß man manchmal mit verschiedenen Symptomen konfrontiert wird – und ich mir in dieser Hinsicht nichts mehr einreden lasse!

Dieses Jahr bin ich auf drei Kongresse nach Skandinavien eingeladen worden. Ich werde dort hinfahren, Ritalin nehmen und den Zuhörern zeigen, was ich kann, wenn ich *wach* bin. Ich werde gewissen «Fachleuten» die Meinung geigen und mir *dieses* Mal nicht mehr das Gesprächsthema aus dem Munde nehmen lassen.

Ein paar kostbare Stunden lang werde ich wach sein, und danach wird niemand mehr über mich schreiben, ich sähe «behindert» und «autistisch» aus.

Ich werde nicht mehr müde dahertapsen, sondern mit wachen Augen alles um mich herum wahrnehmen; pennen kann man später. Sie sind verdammt teuer erkauft, diese stundenweisen Ausflüge in die Welt der normal-wachen Menschen; doch sie helfen mir so gut, daß ich mich nach Kräften bemühe, so lange wie möglich etwas davon zu haben. (Wie Herbert Grönemeyer treffend feststellt: «Ruhe gibt's genug nach dem Tod!»)

Ich habe mich selbst auf einen persönlichen Tagesplan «eingestellt», der die einzige Möglichkeit darstellt, mit den Medikamenten zurecht zu kommen:

Die Ritalin-Diät bei Narkolepsie

Problemstellung:

Zusätzlich zu einer personenbedingten generell schlechten Medikamente-Resorption beeinträchtigen gleichzeitig aufgenommene Stoffe aus Nahrung und evtl. anderen Medikamenten die zentral-stimulierende Wirkung von Ritalin.

Ziel:

Durch Suchdiät herausfinden, welche Stoffe stören. Entwicklung eines Diätplanes, bei dem die Wirkung von so gering wie möglich zu haltender Dosis Ritalin optimal zum Tragen kommt.

Testperson:

Susanne Schäfer

Versuchsaufbau:

Es wird getestet, daß Ritalin bei Nulldiät und mindestens 3 Stunden Abstand von der letzten Medikament-Einnahme (in diesem Falle Vivalan und Vitamin B12) relativ gut wirkt, maximal 4 Stunden lang. Danach werden jeweils einzelne potentielle Störstoffe provozierend zusammen mit je 20 mg Ritalin (Methylphenidathydrochlorid) morgens (7.30 bis 8.00 Uhr) bzw. mittags (13.00 Uhr) eingenommen und der Effekt beobachtet.

Dabei sollten die Grundbedingungen (Nickerchen von mindestens 25 Minuten kurz vorher, zeitlicher Abstand von der letzten Mahlzeit, gleiche Arbeitszeiten) stets genau eingehalten und der Störstoff möglichst isoliert eingenommen werden. Im bereits müden Zustand (oder wenn ich Kopfschmerzen habe) wirkt Ritalin sowieso nicht mehr.

Test-Zeitraum:

Dezember 1996 und Januar 1997

Gemessener Blutspiegel:

1 Stunde nach Einnahme von 40 mg Methylphenidat (unter Nulldiät-Bedingungen): > 10 µg/ml.

Versuchsdurchführung:

je 2 Tabletten Ritalin plus	potentieller Störstoff	Resultat
Vollkornbrot	Magnesium Kohlenhydrate Ballaststoffe	keine Wirkung; müde
Buttermilch	Protein Lactose Calcium	Schlafanfall nach 1 1/2 Stunden
Kartoffeln	Magnesium, Stärke (Ballaststoffe)	kaum Wirkung; müde
Obst (Apfel, Apfelsine)	Vitamine (C) Ballaststoffe Fruchtsäuren	bei bis 200g Obst bis 1 Stunde vor Ritalineinnahme Wirkung kaum beeinträchtigt
400 mg Calcium	~	nicht eindeutig beeinträchtigte Wirkung
150 mg Magnesium	~	müde
100 mg Eisen (2+)	~	stört Wirkung in keinster Weise
200 mg Viloxazin (Vivalan)	~	nicht eindeutig beeinträchtigte Wirkung
5 mg Cyanocobalamin (Vitamin B12)	~	müde

5 mg Cyanocobalamin (Vitamin B12)	~	müde
Multivitaminsaft	~	munter
Fett (15g Öl)	~	Schlafanfall nach 2 Std.
Protein (200 ml Eiweißdrink)	~	Schlafanfall nach 1 1/2 Std.
Zucker (45g)	~	zuerst munter, jedoch läßt Ritalin vorzeitig nach (knapp 3 Std. statt 4 Std.)
Ballaststoffe (10g Weizenkleie)	~	sehr verzögerte und abgeschwächte Wirkung
250 ml Cola light	Coffein	wirkungsfördernd ?
250 ml Schw. Tee	Teein	wirkungsfördernd ?
1 Tassenportion Cappuccino	Coffein (! Milchpulver)	stört nicht, fördert nicht

Es wurden außerdem einmal bei starken Bauchschmerzen (Periode) gleichzeitig Aspirin (Acetylsalicylsäure) und Ritalin eingenommen und dabei bemerkt, daß sich beide Medikamente nicht gegenseitig stören, evtl. sogar verstärken. Zu keinem Zeitpunkt wurde ein merklich veränderter Blutdruck oder Pulsschlag gemessen.

Auswertung:

Es scheinen fast nur die Alternativen «Hungern» oder «Pennen» zu bestehen.

Generell sollte die letzte Mahlzeit vor der Ritalin-Einnahme mindestens drei Stunden zurückliegen und selbst dann nicht übermäßig reichhaltig gewesen sein. Frühestens 1 bis 2 Stunden nach der Einnahme, wenn man eine Wirkung eindeutig verspürt, darf wieder gegessen und getrunken werden.

Vorsicht besonders bei fett-, protein-, magnesium-, calcium- und ballaststoffreicher Nahrung, die möglichst nur abends und an den Wochenenden konsumiert werden sollte. Tagsüber Obst vorziehen. Zur Sicherheit andere Medikamente nicht gleichzeitig mit Ritalin einnehmen.

Tagesplan (individuelle Einstellung):

- aufstehen nach 1. Nachtschlaf (z.B. 1.00 Uhr), Tee trinken
- spätestens 4.00 - 5.00 Uhr kleines Frühstück, B12, 1 ½ Vivalan
- 2. Nachtschlaf

– aufstehen 6.00 - 7.30 Uhr , bis 8.00 Uhr 2 Ritalin
– 9.30 Uhr kleine Mahlzeit, viel trinken, 1 ½ Vivalan
– 12.30 - 13.00 Uhr Mittagsnickerchen, direkt danach 2 Ritalin
– ab 15.00 Uhr kleines Häppchen + trinken zwischendurch
– bei großer Müdigkeit nach Arbeitsschluß kurzes Nickerchen
– ca. 18.00 - 19.00 Uhr große Mahlzeit
– Beginn 1. Nachtschlaf (z.B. 21.00-22.00 Uhr)

Es ist mit dem Arzt abzusprechen, wie weit die Dosis erhöht werden kann, um diese labile Wirkung etwas mehr abzusichern. Sollte evtl. das Erhöhen wegen Gewöhnungseffekt dadurch so lange wie möglich herausgezögert werden, daß man das Ritalin generell mit Cola, Vitamin C oder Schwarzem Tee statt mit Wasser einnimmt?

Inwieweit könnten sich die nüchterne Einnahme und die abendlastige Ernährung negativ auf Magen u.a. auswirken? (Hungergefühle treten zum Glück nicht auf, da das Ritalin selbst diese unterdrückt.) Wie oft und wie lange sollten Ritalin-Ferien eingelegt werden?

Anmerkung für den Klinik-Betrieb, bei dem Medikamente grundsätzlich zu den Mahlzeiten verabreicht werden: Es steht sogar im Beipackzettel vom Ritalin, daß gleichzeitige Nahrungsaufnahme die Wirkung erheblich beeinträchtigen kann!

Der Apotheker fand das toll, daß ich das so «richtig wissenschaftlich» getestet und aufgeschrieben habe. (Ich bin halt ’ne prima Laborratte!) Für mich war es eher eine Überlebens-Notwendigkeit.

Immer wenn ich merkte, die Medizin wirkte nicht, wenn es wieder Probleme mit dem Verschreiben gab oder ich samstags nach dem Absetzen von Ritalin ziemlich übel herumhing, kaum mitbekam, ob draußen Tag oder Nacht war (wahrscheinlich weil ich gar zu abrupt abgesetzt hatte – ich versuche jetzt bereits freitags die Dosis zu halbieren und gehe an dem Tag dann nur bis Mittag arbeiten), wollte ich das ganze Zeug am liebsten aus dem Fenster schmeißen.

Sollte denn alle Mühe umsonst gewesen sein? Doch dann ging es nach Hilfe von Herrn Woll, Frau Grimm und Dr. Mayer, dessen telefonische Betreuung bei Schwierigkeiten ich ihm hoch anrechne, wieder aufwärts, und ich kämpfte weiter. Ich sagte zu Dr. Mayer, jetzt haben Sie mich einmal aufgeweckt, *jetzt* will ich nicht mehr pennen! (D.h., die kurzen Nickerchen sind an sich nicht so schlimm, aber der Tran in Kopf und Muskeln, die allgemeine Tagesschläfrigkeit *davor*.) Selbst bei der Arbeit lassen sich Streß und schwierige Linsen weitaus besser ertragen, wenn man wach ist. *Alles* läßt sich wach besser bewältigen; selbst die Kataplexien treten fast ausschließlich dann auf, wenn die (maximal) 4 Ritalin-Wachstunden abgelaufen sind.

Lieber bin ich auf der Arbeit und erfreue mich dabei eines klaren Kopfes, als daß ich Freizeit habe, mich dabei aber im Halbschlaf befinde. (Natürlich spielt es dabei auch eine Rolle, daß ich meine Arbeit an sich sehr gerne mache.) Das Schwimmen, sonst immer eine Pflichtübung und Quälerei, wurde zum reinen Vergnügen, als ich einmal eine Ration Ritalin dafür aufgespart hatte: Ich fror nicht, schlief nicht im Wasser ein, hatte Kraft, richtig zu schwimmen und sprang zum ersten Mal seit wohl 20 Jahren wieder vom 3m-Brett. Ich quatschte munter mit dem Bademeister, der aus dem Staunen nicht herauskam.

(Der muß mich sonst immer aus meiner Ecke aufscheuchen und hätte mir nicht mal zugetraut, daß ich die Leiter zum Sprungbrett hinaufklettern könnte.)

Die Mama, die mich jetzt auch total lieb unterstützt, ist ja hellauf begeistert, schreibt in jedem ihrer Briefe, ich solle bloß meine Tabletten nehmen. Doch, wie schon gesagt, sie «zünden» nicht immer, und wenn ich mal «sparsam» sein wollte, weil ich mich nach einem erfolgreichen Nickerchen frisch genug fühlte, um ohne Medizin auskommen zu können, dann stellte sich kurz danach doch wieder der alte Zustand ein.

Zweimal habe ich es trotz Ritalin nicht mehr ganz bis zur Mittagspause geschafft und auf die letzten paar Minuten davor noch eine Schlafattacke gehabt.

Ich spüre bereits jetzt, daß ich wohl nicht lange Freude am Ritalin haben werde, denn es wirkt nicht mehr so wie zu Anfang. Der Blutspiegel war selbst nach vier Stück noch kaum meßbar gering gewesen; eigentlich sollte ich die Dosis erhöhen, dürfte laut Arztbrief bis auf 2 x 6 Tabletten täglich gehen, doch abgesehen von meinen eigenen Bedenken macht es schon Probleme, die bisherige relativ geringe Menge verschrieben zu bekommen.

Mein neuer Hausarzt ist aber okay, vor allem, seit Herr Woll und Dr. Mayer mit ihm gesprochen und alles erklärt haben. Im Gegensatz zu dem Ex-Hausarzt wirkt er noch interessiert an den Sorgen seiner Patienten, kann auch mal zuhören und einen aussprechen lassen, und seine Sprechstundenhilfen sind auch sehr nett. Ebenso wertvoll ist es, einen interessierten und engagierten Apotheker zu haben, den man auch mal etwas fragen kann und der einen nicht schief anguckt. In Schleswig-Holstein wollen sie jetzt Haschisch in Apotheken verkaufen, in der Schweiz gibt es fast-gratis-Heroin für Abhängige, und ich bekomme die *Medikamente*, auf die ich in der Fachklinik mühsam eingestellt worden bin, nur unter größeren Schwierigkeiten. Vielen anderen Narkolepsie-Patienten geht es genauso, und immer mehr Medikamente, die dem einen oder anderen geholfen haben, sind aus undurchsichtigen Gründen oder weil gewissenlose Personen mit ihnen Mißbrauch getrieben haben, vom Markt genommen worden. Auslöffeln müssen es stets die Narkoleptiker.

Ich muß jetzt alle sechs Wochen ein EKG machen und alle drei Monate verschiedene Blutwerte testen lassen; ist mir nur recht, wenn alles ärztlich überwacht wird. Ich habe mir bereits ein eigenes, handliches Armband-Blutdruck/Puls-Meßgerät gekauft, um z.B. auch am Arbeitsplatz mal kontrollieren zu können, ob sich da etwas ändert, doch bis jetzt tut sich nichts. Weder steigt der Blutdruck nach dem Weckmittel an, noch fällt er unmittelbar vor der Schlafattacke ab.

Ich bin froh, daß ich in der Firma nichts verbergen muß. Meine direkten Kollegen sind sogar richtig in meinen Tagesverlauf mit einbezogen, z.B. auch bei der Beurteilung meines Wachheitsgrades. Als ich einigen Neugierigen auch mal zwischendurch den Blutdruck nachmessen sollte und überrascht voller Ernst ausrief: «Der Otmar hat ja unten mehr als ich oben!» (= diastolischer und systolischer Wert), gab es lautes Gelächter, und da verstand ich auch die Komik: Während ich medizinische Parameter meinte, hatten die Wildschweine natürlich wieder an gewisse männliche und weibliche Attribute gedacht.

Einmal brachte ich es kurz vor der Mittagspause fertig, fast sämtliche die Narkolepsie ausmachenden Symptome direkt nacheinander zu bekommen (ich war wie immer um diese Uhrzeit sehr müde und brachte noch schnell den Müll weg):

1. *Automatisches Verhalten*: Ich kippte den Müll einfach in den Trichter des Sammelcontainers, obwohl die darunterstehende Auffang-Tonne gerade zur Leerung unterwegs war, so daß der ganze Salat auf den Fußboden fiel, was ich aber nicht bemerkte.
2. *Kataplexie*: Als sich kurz darauf der Müllmann, der Produktionsleiter, der Obermeister und andere Leute über die Schweinerei aufregten, ein tierisches, aber lustig anzuhörendes Gebrüll veranstalteten und Hardy mich am Kragen packte und zum Container zum Aufsammeln schleppte, mußte ich mehrmals so köstlich lachen, daß ich zu Boden ging und für eine kurze Zeit nicht aufstehen konnte.
3. *Schlafanfall*: Inzwischen war Pause, und ich fiel sofort in meinem Pappkarton in Traumschlaf und
4. *Schlaflähmung*.

Meine Schlafsituation wird immer luxuriöser: Inzwischen habe ich den Karton sogar mit einer Iso-Matte ausgepolstert. Den Karton selbst habe ich (weil die Männer in der Pause immer mehr störenden Lärm gemacht hatten) aus dem Vorraum in den eigentlichen Zentrierraum hinein verlegt. Dort ist es zwar noch öliger, aber da lärmen wenigstens nur meine

Zentriermaschinen – ein *gleichmäßiges* Dröhnen, das mich in einen herrlichen Schlaf summt.

Sowohl die Kollegen als auch meine Mutter haben sogar schon behauptet, mich beim REM-Schlaf beobachtet zu haben! (Kann man den denn wirklich von außen *sehen*? Ich dachte, das erkennt man nur in den EEG-Kurven?)

Herr Woll ist im Januar noch mal in der Optisch' gewesen (ist dafür bei Glatteis extra nach X-Stadt gefahren) und hat wieder einen sehr positiven Eindruck hinterlassen, was ich den Äußerungen der Kollegen und Chefs entnehme. Er hat mir gesagt, daß ich 100 «GdB» (= Grad der Behinderung) für meinen Schwerbehinderten-Ausweis bekomme. Damit stehe ich jetzt wirklich unter «Naturschutz»!

Ich kann mich sicher am Arbeitsplatz fühlen, und die Optisch' bekommt ihren Zuschuß, den ich ihr jetzt voll gönne. Auch bei den Stechuhr-Zeiten habe ich ausdrücklich vom Personalchef mehr Freiraum eingeräumt bekommen, bemühe mich aber nach Kräften, das alles nicht übermäßig «auszunutzen». Ich will keine einzige Minute geschenkt haben, bloß meine Arbeitszeit anders *verteilen*. Deshalb habe ich mir jetzt auch täglich pauschal eine halbe Stunde mehr Pausenzeit in meinen Stechuhrzähler einprogrammieren lassen, um guten Gewissens mehr «bummeln» und um 15.00 Uhr meine Privatpause halten zu können. So was hat es in der Optisch' auch noch nie gegeben!

Ich befürchte bloß, die nehmen mir bald wirklich das Fahrrad fort; habe so Bemerkungen gehört. Oder von wegen, ich könnte ja gar nicht alleine wohnen, bloß weil mir so Sachen passieren wie die, daß ich z.B. schlafe, derweil das Tee- oder Kartoffelwasser wegkocht, oder daß ich in meiner Wohnung über DM 1000 verschlampe, dies nicht mal bemerke (obwohl ich echt nicht so reich bin!) und das Geld nach Jahren zufällig beim Altpapier wiederfinde …

Na und – meine Herdplatte schaltet sich bei Überhitzung automatisch ab, Kerzen stecke ich gar nicht erst an (nur selbstlöschende Stövchen-Teelichte im Winter), und Kataplexien habe ich, wenn ich alleine zu Hause bin, nur selten. Und wem schadet es, wenn ich bei der Küchenarbeit o.ä. manchmal vertausche, daß «die guten ins Töpfchen und die schlechten ins Kröpfchen» sollen?

Oder derartige Reaktionen: «Ach, beantrag' doch deine Rente, Mäd'!» – und das nicht nur von meinem früheren Chef, der jetzt selbst Pensionär ist. Nur das nicht! Ich sehe doch bereits jetzt an den Wochenenden, daß ich, wenn ich keine dringenden/zwingenden Aufgaben habe, erst recht herumhänge und -penne und immer steifer werde. Ich habe echt keinen Bock mehr darauf!

Wegen der Kataplexien, die immer noch ab und zu (bei Müdigkeit und starken Auslösern) auftreten, hat mir Dr. Mayer eine neue Bescheinigung geschrieben:

«Frau Schäfer leidet an einer Narkolepsie-Kataplexie. Im Falle einer Kataplexie (Tonusverlust ohne Bewußtseinsverlust) benötigt sie *keinen Arzt.* Eine Behandlung mit Stimulantien (z.B. Ritalin, Tradon, Captagon, AN 1) ist bei dieser Erkrankung dringend erforderlich.»

Ein Schreiben dieser Art könnte sicher für viele Narkoleptiker von Nutzen sein. *Trotzdem* bin ich letzte Woche wieder mal für eine Stunde im Krankenhaus gelandet. Grund: Ich war gegen 14.00 Uhr mangels Mittagsnickerchen und 13.00 Uhr-Ritalin bei meiner neuen Frauenärztin auf dem gynäkologischen Stuhl trotz der extrem unbehaglichen Situation während der Untersuchung zuerst eingepennt und hatte kurz darauf vor Erleichterung, daß doch alles okay war, eine mittelgroße Kataplexie gehabt. Die Ärztin hatte weder der Bescheinigung noch meinen Beteuerungen, daß ich schnell wieder fit sei, geglaubt.

Also, mich zu blamieren, das ist eine Kunst, die ich meisterhaft beherrsche. (Ich könnte ja mal ein *Witzbuch* nur über Kataplexie- und Schlaf-Stories schreiben!) Doch die Bescheinigung ist sehr gut formuliert; ich fühle mich einfach sicherer, wenn ich sie dabei habe, erst recht im Hinblick auf die Skandinavien-Reisen.

Die Zentrierkumpel, die um meinen Betäubungsmittel-Konsum wissen, haben auch schon gefrozzelt. Nicht mehr: «Da kommt die Schlaftablette!» sondern: «Jetzt haben sie unseren Junkie wieder mal einkassiert!»

Die letzten Tage hat sich ein besonderer «Drogencocktail» aus Ritalin, 150 ml Cola light und einer kleinen Apfelsine oder etwas Vitamin C-Saft zur Erzielung des Wach-«Kickes» bewährt, was auch meine Kollegen bestätigen. (Bitte diesen Narkomanen-Jargon nicht mißverstehen – er ist galgenhumoristisch gemeint!) Besonders der Karl ist mein zuverlässigstes Wachheitsgrad-Meßgerät.

Ich stelle mehr und mehr fest, wie sehr Hyperaktivität und Narkolepsie miteinander verwandt sind. Früher habe ich manchmal, gerade wenn ich besonders müde war, regelrecht herumgekaspert oder «Vogelgeschrei» ausgestoßen, wie um dadurch verzweifelt einen Adrenalinstoß zu provozieren, um noch etwas wach bleiben zu können. Wenn ich jetzt aber wirklich wach bin, verhalte ich mich zwar munter und energiegeladen, aber nicht albern wie ein Abteilungsblödel.

Eine alte Freundin meiner Mutter hat zwei früher hyperaktiv gewesene Söhne, die trotz aller Bedenken später Ritalin (in Kinder-Dosierung) bekamen und dadurch derart positiv verändert wurden, daß ihre Mutter laut eigener Aussage diesem Medikament «ewig-dankbar» ist. Vor dieser Zeit, als ich selbst gerade eine ganz schwierige Phase durchlebte, sollte ich mit einem dieser Jungen immer Mathe lernen. Daraus wurde natürlich nur Chaos, aber bezeichnenderweise haben wir uns prächtig verstanden und statt zu büffeln allerlei Unsinn angestellt, vor allem Experimente mit Feuerwerkskörpern u.ä. Wer hätte damals geahnt, daß wir im Prinzip an ähnlichen Krankheiten litten und ich heute, ein halbes Leben später, dasselbe Medikament bekommen würde? Und daß meine Mutter dem Ritalin bereits *jetzt* schon dankbar ist!

Allerdings verliere ich allmählich an Gewicht, wie die zwei Buben damals; schon aus diesem Grunde muß ich, bevor es kritisch wird, mal irgendwann Pause machen. (Merkwürdig; wieso heißt es da öfters, Narkoleptiker würden zu *Übergewicht* neigen?!)

Hier noch eine abenteuerlichere Spekulation über denkbare Zusammenhänge: Wenn die Narkolepsie-*Kataplexie* tatsächlich genetisch verankert ist – könnte sie dann vielleicht ein früher sinnvoller, im heutigen Leben des Menschen aber fehlplazierter Reflex sein?

Der Gedanke kam mir, als ich während der Ferien den Action-Thriller «Jurassic Park» anschaute (zum Glück auf Video, denn trotz der spannenden Handlung schlief ich dabei ein. Siehe Foto S. 189). Darin wurden ein Mann und zwei Kinder von aus einem fiktiven Zoo ausgebrochenen («geklonten») Dinosauriern bedroht. Obwohl der Mann, ein Archäologe, erklärt hatte, daß die Saurier nur *sich bewegende* Lebewesen als Beute erkennen könnten, wibbelten die Kinder vor Angst und laut schreiend in ihrer Deckung herum, was natürlich den Jagdinstinkt der Saurier erst recht anstachelte. Wäre hier nicht eine ordentliche Kataplexie (im Sinne von «Schrecklähmung») von lebensrettender Bedeutung gewesen? Eine Art Not-Aus-Schalter, der das schwache «Beutetier Mensch» trotz instinktivem Panik-Flucht-Reflex im Anblick größter Gefahr paralysiert, damit für den Jäger *unsichtbar* macht – und ihm dadurch das Überleben sichert! (Man hat sogar schon bei einigen *Tieren* Kataplexien als Reaktion auf plötzlichen Schreck – oder auch auf den überraschenden Anblick von Futter oder Sexualpartnern – beobachtet.)

Ein kleiner Trost-Gedanke für die Narkoleptiker: Vielleicht wären wir unter unseren urzeitlichen Vorfahren überlebensfähiger gewesen als Menschen, die *nicht* unter kataplektischen Attacken leiden. (Ja, ja, meine Mutter hat schon immer gesagt, ich sei in Wirklichkeit ein verkappter Neanderthaler!)

Zum Schluß noch eine geile Anekdote von meinem letzten Besuch beim neuen Hausarzt. Ich hätte hurraschreien können, als er mich nebenbei auf meinen vieldiskutierten merkwürdigen Blick ansprach, der irgendwie halb «schiele», kurzerhand meine Stereo-Sehfähigkeit testete und dann meinte, es sei eine optische Täuschung: Wegen meiner Gesichtsform und dem überdurchschnittlich großen Pupillenabstand wirke es so, als stünden die Seh-Achsen nicht ganz richtig, was dazu führe, daß ich mein Gegenüber scheinbar nicht vollständig fixieren könne. Der «autistische Blick ins Leere» (oder auch als «bekifft» mißgedeutet) – warum hat das noch niemand auf diese Weise erklärt? Dann kommt bei mir noch der Schleier der Müdigkeit dazu. Als ich die Praxis verließ, mußte ich lauthals lachen! Ohne Kataplexie dieses Mal: Es war 9 - 10 Uhr, die Zeit, zu der das Ritalin am besten wirkt!

Ich mußte an eine elende Zeit 1992 denken: Was hatte doch damals der eine Neurologe (derselbe, der meinte, ich solle mal ein gutes Schnitzel essen), als ihm ansonsten nichts mehr einfiel, gemutmaßt: «Vielleicht *wollen* Sie ja langsam sein ...?»

Große Galaxis! Könnte ich doch bloß immer so *schnell* sein wie jetzt!

… *und Zeit des Wiedererstarrens*

April/Mai 1997

Durch den sorgfältig erarbeiteten und streng eingehaltenen Diätplan, kombiniert mit den neuen, individuell angepaßten Arbeitszeiten, die mir der sehr verständnisvolle Personalchef der Optisch' freundlicherweise gewährte, war es mir gelungen, die Arbeitstage mit bis dahin nie gekannter Wachheit zu bewältigen. Manchmal kam es mir so vor, als hätte ich in jenen Wochen mehr gelernt, erlebt und bewirkt als all die 30 Jahre davor, speziell was die immer mit dem Autismus assoziierten Dinge betraf.

Ich hatte Situationen, während denen ich früher mit Kataplexie auf dem Boden gelegen hätte, mit Bravour bestanden. Ich hatte neue Gedanken und Ideen gehabt, die ich sogar bei der Arbeit in konstruktive Verbesserungsvorschläge umsetzen konnte, vor allem, als es darum ging, eine völlig neue Linsenart, die «Asphären», auf meiner uralten Maschine auszurichten und zu zentrieren. Dies nahm die Firma tatsächlich nach einigem Hin-und-Her ernst und hielt es für so wichtig, daß ich für den etwas keck eingereichten Vorschlag sogar eine Prämie von DM 400 erhielt. Da war mir bange geworden; ich hatte ein schlechtes Gewissen, weil es mir so vorkam, als hätte ich das gar nicht verdient, sondern daß es bloß das Ritalin gewesen sei, das die Idee (plus die Energie, für sie zu kämpfen) gehabt hätte – weshalb ich bestimmte, daß das Geld als Spende an die DNG ging. Ich verachte nämlich persönliche Gier. Das, was ich mein persönliches Rechts- und Ehrgefühl nenne, versteht sowieso kaum jemand, auch nicht, daß jemand weinen kann, weil er *keine* 400 DM haben will. Doch unser guter Personalchef hatte ein Einsehen und übernahm die Formalitäten, um meinen Wunsch zu erfüllen. – Ich hatte auf einmal soziale Situationen, die früher grenzenlose Rätsel aufgegeben hätten, verstanden und sogar einen seit einem halben Jahr schwelenden und scheinbar unmöglich zu brechenden Streit beendet, den fünf der Männer unter sich ausgetragen hatten.

Das alles konnte doch keine bloße Illusion gewesen sein? Ich *bewirkte* doch tatsächlich etwas! Auch die Ritalin-Absetz-Problematik mit der scheußlichen «Samstags-Migräne» und der abgrundtiefen Müdigkeit bekam ich gerade halbwegs in den Griff (durch «Ausschleichen» bereits freitags mit Dosierungshalbierung und dank Frau Grimms Tip, *vor* dem Tagesschlaf einen Kaffee zu trinken), als ... ja, als der Wirkungsverlust durch Gewöhnung eintrat, so daß ich bereits ein bis zwei Stunden nach der Einnahme von zwei Ritalin-Tabletten wieder eine Schlafattacke erleiden konnte. Ehe ich die Dosis erhöhen würde, wollte ich es mit zwei Wochen Medikamente-Ferien versuchen. Es wurden fast acht Wochen daraus, weil ich mich für die Transfusionszentrale bereit hielt, die meine Thrombozyten für eine bestimmte Patientin brauchte, die nur «HPA 1 negativ» vertrug.

In Kombination mit meiner Blutgruppe und Rh-Formel ist das eine Eigenschaft, die nur zehn Spender in der gesamten Kartei besitzen – und die Patientin benötigte zu der Zeit alle drei Tage frische Thrombozyten. Mitzuhelfen, ein Leben zu erhalten, ist wichtiger als mein persönlicher Wachheitsgrad. Natürlich durfte ich keine Medikamente nehmen, wenn ich jeden Moment zum Spenden gerufen werden könnte, so daß ich, bis es der Patientin besser ging, eben ohne auskommen mußte.

Früher war es ja auch gegangen – ja, und *alles wurde wieder wie früher*, nach und nach, je länger der letzte wache Tag zurücklag, je mehr die Erinnerung daran, daß es einen besseren Zustand geben konnte, verblaßte. Auf ihre Weise war diese Zeit schlimmer als der eine Tag unmittelbar nach dem Absetzen, vor allem, wenn ich aus den eigenen vier Wänden heraus mußte.

Ich hatte Hardy und den anderen Kollegen die Sache erklärt, denn offiziell bin ich eigentlich nur mit Medikation arbeitsfähig. Nun schlief ich wieder mindestens dreimal auf der Arbeit; wenn es sich einrichten ließ, dann in den Pausen. Mir war wieder kalt, vor allem im Schwimmbad. Meine Muskeln schienen wieder zu erstarren, wie damals in der Pubertät und danach, als die Narkolepsie zum ersten Mal voll zuschlug. Ich verstand nicht einmal die Hälfte von dem, was um mich herum vorging, was Leute zu mir sagten, während die anderen ihrerseits sich über meine undeutliche und umständliche Sprech- und Ausdrucksweise beschwerten. «Es ist ja alles wieder wie früher!» klagte meine Mutter enttäuscht nach den Osterferien. Es war, als fließe all die herrliche, neu gewonnene Lebensenergie langsam aus mir heraus.

Sicher spielten dabei auch psychische Ursachen mit. Ich wußte ja nicht einmal sicher, ob das Ritalin nach der Absetzperiode überhaupt wieder wirken würde. Demgegenüber waren die medikationsfreien Wochenenden erträglich wie ein Schnupfen gewesen: ekelig, aber man weiß genau, daß er vorübergehen wird. Hinzu kam der Gewissenskonflikt wegen der Thrombozyten. Warum mußte ich bloß so eine seltene Eigenschaft in meinem Blut haben?!

Nach einigen Wochen stellten sich auch die berüchtigten Süßkram-Freßanfälle, unter denen ich früher gelegentlich, aber regelmäßig gelitten hatte, wieder ein, vor allem, wenn ich abends oder am Wochenende verzweifelt gegen den Schlafzwang ankämpfte, weil ich unbedingt noch einen Brief fertig schreiben wollte.

Viele Narkoleptiker reagieren ähnlich, habe ich inzwischen erfahren. So sehr wir auch dauernd dem Schlaf frönen, so stark kann zuweilen der Haß auf das Bett sein (bzw. auf das, was es symbolisiert). Sicher liegt hier auch die ausgeprägte Furcht vor einem für uns «unnatürlichen» Tiefschlaf (durch Medikamente à la Somsanit oder Narkose erzeugt) begründet. (Trotzdem wünsche ich manchmal, man hätte in

Schwalmstadt doch auch eine wirksame Nachtmedizin für mich gefunden.)

Empfand ich es nur so, oder waren die Narkolepsie und die Kataplexien im Laufe der letzten Jahre noch stärker geworden? Würde es noch schlimmer werden, bis ich das Endstadium erreicht hatte? Mensch, red' dir bloß nichts ein! schimpfte ich mit mir selbst. Schlechtere und bessere Phasen hatten sich schließlich auch früher abgewechselt. Doch zuweilen hatte ich so heftige Kataplexien, die ich auch kaum noch abfangen konnte, daß ich abrupt auf die Nase flog und mir blaue Flecken und andere Macken holte. Der Bademeister, der inzwischen von der Diagnose wußte, wollte mich nicht mehr ohne Begleitung ins Schwimmbad lassen, bis Herr Woll ihm erklärte, daß man weder bei Schlaf noch bei Kataplexie ertrinken kann. Dennoch, an medikationsfreien Tagen wolle er mich nicht mehr im Wasser sehen, polterte er. Schmerzlich erkannte ich, was ich sowieso die ganze Zeit gewußt hatte: daß die Medikamente nicht «heilen», nicht einmal den weiteren *Verlauf* beeinflussen konnten, sondern nur die Symptome unterdrückt hatten.

Die letzten Jahre über hat die Narkolepsie jedenfalls keine Anstalten gemacht, *vor* Erreichen des «Vollbildes» (siehe Abbildung nächste Seite) anzuhalten.

Auch das «automatische Verhalten» kann ziemlich gefährlich sein. Am sichersten fühle ich mich noch im Zentrierraum, wo alle Bescheid wissen und wenigstens keinen Krankenwagen rufen, wenn ich mal den Schreck- oder Lachschlag kriege. Die passen höchstens auf, daß mein Industrie-Fön, mit dem ich den Kitt erhitze, dann keinen Brand verursacht. Wenn ich gerade an einer Stelle zu Boden gehe, die von anderen Abteilungen aus einsehbar ist, schleift mich jemand kurzerhand aus der «Schußlinie», und evtl. gibt es noch eine frische Wasserladung in den Kragen. «Oh-oh, Ch-Chef … l-l-lausig schlecht eingestellt Zentriermaschine bin ich …», lallte ich frustriert, als ich mich einmal dabei patschnaß und wie ein Häuflein Elend vom Fußboden aufrappelte. Die anderen fragten, wann ich denn endlich «wieder bei ihnen sein würde»? Ich war zwar dort, aber doch nicht richtig da – wie früher!

Auch begann ich wieder, als unbewußte Strategie gegen das Einschlafen, grundlos herumzualbern oder gar völlig «weg» und still dazusitzen oder vor meinen Maschinen zu stehen, initiativlos und stumpfsinnig auf sie zu starren. Bettina fragte: «Sag mal, wird das mit dir noch mal irgendwann so schön wie neulich?»

Alle wollten Susi, die *gut eingestellte* Zentriermaschine, zurückhaben.

Entwicklungsstadien der idiopathischen Narkolepsie:

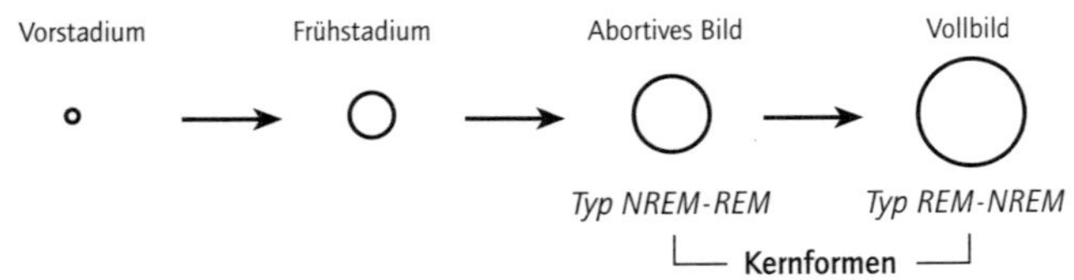

Symptome:

NREM-Einschlafneigung in monotonen Situationen Kein Sleep onset REM Keine Verkürzung der REM-Latenz Diagnose: Hypersomnie ungeklärter Ätiologie	NREM-Einschlafattacken und Sleep onset REM oder stark verkürzte REM-Latenz	NREM-Einschlafattacken und gelegentlich Kataplexien Automatisches Handeln evtl. gelegentlich hypnagoge Halluzinationen und/oder Schlaflähmung	Ausgeprägte Neigung zu Kataplexien und NREM-Einschlafattacken hypnagoge Halluzinationen, schwere Störung der Vigilanz und des Nachtschlafs, fragmentierte REM-Perioden

Typ NREM-REM

Definition: Der Typ NREM-REM wird charakterisiert durch das Vorherrschen narkoleptischer Einschlafattacken. REM-Symptomatik (Kataplexien, hypnagoge Halluzinationen und Schlaflähmung) ist vorhanden, aber gering ausgeprägt und oft nicht behandlungsbedürftig. Auch die Störung von Nachtschlaf und Tagesvigilanz hält sich in Grenzen.
Es handelt sich um eine milde Form einer Narkolepsie, die ihr Endstadium entweder noch nicht erreicht hat oder deren Entwicklung vorher zum Stillstand gekommen ist.

Typ REM-NREM

Voll ausgebildetes Endstadium einer Narkolepsie mit Überwiegen der REM-Symptomatik und schwerer Störung von Tagesvigilanz und Nachtschlaf. Die Vigilanzstörung dieser Patienten fällt klinisch u. U. kaum ins Auge, so daß die pathologischen Ergebnisse der Vigilanztests mit dem klinischen Eindruck kontrastieren können.

aus: Karl-Heinz Meier-Ewert, *Tagesschläfrigkeit*

Als ich dann auch noch in Arolsen den Film «*Awakenings – Zeit des Erwachens*», der nach einer wahren Begebenheit gedreht worden war, anschaute, bekam ich erst recht den moralischen Durchhänger. Es wurde das Schicksal von Patienten geschildert, die nach der Epidemie der «Europäischen Schlafkrankheit» (*Encephalitis lethargica*) der 20er/30er Jahre jahrzehntelang in einem fast völlig katatonen Zustand verbracht hatten, bis sie mit Hilfe eines neuen Medikamentes (L-Dopa – das u.a. auch bei der Narkolepsiebehandlung eingesetzt wird) «geweckt» werden konnten – und dann, als die «Wunderdroge» nach nur wenigen Wochen ihre Wirkung verlor und wegen gravierender Nebenwirkungen abgesetzt werden mußte, bei vollem Bewußtsein, was mit ihnen geschah, wieder erstarrten. Auch wenn es diesen Menschen ungleich schlimmer als jedem Narkolepsie-Patienten ergangen war, die Parallelen zu dem, was ich selbst gerade erlebte, waren allzu deutlich. (Das ist echt ein super-Film, aber vielleicht sollte man ihn nicht gerade während der ersten Weckmittel-Absetzperiode ansehen!)

Alte Ängste, auch die im Zusammenhang mit der früheren «Katatonie»-Diagnose, kamen wieder hoch. Einschlafen, aufwachen und «nicht mehr da sein». Ewig in der «Traumschleife» gefangen sein, eine Achterbahnfahrt des Grauens. Nicht mehr aus der Erstarrung oder Lähmung herauskommen.

Doch immer, wenn ich gerade besonders schlecht dran war, machte mir ein Telefongespräch mit Frau Grimm, Herrn Woll oder Dr. Mayer neuen Mut. Auch mein neues Fax-Gerät kam mir dabei zugute. Wie sich die Zeiten doch ändern: Früher wollte ich nicht mal ein Telefon haben – jetzt habe ich Telefon plus Fax und benutze beide sogar eifrig!

Allerdings ist daraufhin seit einigen Monaten meine «hypnagoge-Halluzinationen-Kategorie Nr. 2» (= «Haushaltskatastrophen») um eine Variante reicher: Ich «wache auf», weil es in der Nähe des Fax-Gerätes raschelt. Dann «sehe» ich, wie mit hoher Geschwindigkeit Faxpapier herausquillt, das zu meinem

Entsetzen auch noch fast schwarz ist und qualmt, als sei die Papierrolle von einem Schwelbrand erfaßt. In Panik ziehe ich den Stecker aus der Dose, doch das Gerät spuckt nur noch beschleunigter das verkohlte Papier aus! In *diesem* Moment ist das die *absolute Realität*! Ich will schreien oder weglaufen, werde aber von einer Kataplexie lahmgeschlagen.

Wie üblich kann ich dieses allein an einem Morgen gleich mehrmals hintereinander mit kurzen Unterbrechungen erleben.

Auch wenn diese Halluzination erst nach Wochen wiederkommt, so läuft sie stets nach demselben Schema ab. Irgendwann sollte man das doch mal kapieren, daß das nicht real ist, doch ich falle jedes Mal aufs neue darauf herein (wie auch auf alle anderen Sorten von Wiederholungs-Halluzinationen).

Inzwischen hatte mir Herr Lin vom Verlag Freies Geistesleben zugesichert, daß sie auch meinen Penner-Erfahrungsbericht drucken wollen, also dieses Buch hier, mein Geschenk an die Narkolepsie-Gesellschaft. Ich bin froh, daß meine Bücher bei einem solchen Verlag herauskommen: Freies Geistesleben ist anthroposophisch orientiert, und Anthroposophen sehen den *ganzen* Menschen! (Außerdem ist ihre Philosophie von «Freiheit» der meinen sehr ähnlich.)

Ihr Glaube scheint ungefähr eine Mischung aus dem Christentum, wie es meine Mutter versteht, und meiner eigenen «Naturreligion» (Pantheismus?) zu sein.

Wenn ich die Anthroposophen richtig verstehe, dann sehen sie Krankheit/Behinderung als eine Art Prüfung für den Menschen an, als eine Möglichkeit, sich in diesem Leben zu bewähren und zu lernen – wobei jeder Mensch unterschiedliche Prüfungen und Aufgaben auferlegt bekommt. Wenn dies wirklich so sein sollte, dann muß ich ja beinahe *stolz* darauf sein, soviele Chancen, Schwierigkeiten zu bewältigen, zu kämpfen und soviel Gelegenheit zu *lernen* erhalten zu haben!

Dieses Leben ist eine große Herausforderung für das, was ich «meine Klingonenkriegerehre» nenne. Ich hoffe, ich habe die Tests bis jetzt einigermaßen zufriedenstellend geschafft.

Meinen herzlichen Dank für gute Zusammenarbeit! Dasselbe an Karin Neuschütz aus Schweden für ihre Fürsprache!

Dr. Mayer erklärte sich bereit, ein Vorwort zu schreiben; vielen Dank!

Mein letztes Fax hatte wohl etwas frustriert geklungen, jedenfalls fragte er, wo denn meine Energie geblieben sei, und drohte, wenn ich den Mut verlöre, würde er mich eine Schmeißfliege nennen. Das half; ich merkte, ein Rest von Humorverständnis war noch vorhanden. Selbst *wenn* das Ritalin eines Tages nicht mehr wirken sollte, so würde mich die Schlafmedizin noch lange nicht aufgeben! Es gäbe noch viele Medikamente, die ich noch ausprobieren könnte, darunter auch einige Neuentwicklungen, die sich noch in der Testphase befinden.

Vielleicht ist in Zukunft sogar mit Hilfe der Gentechnik etwas zu machen, gerade bei der vermutlich teilweise genetisch bedingten Narkolepsie. Bei aller gebotenen Skepsis und Vorsicht gegenüber der Gentechnologie: Ist es nicht eine fantastische Vorstellung, man könnte eines Tages Patienten wie mich stabil und auf Dauer in «die Welt der Wachen» zurückholen?

Ich mußte wieder an die Postencephalitiker aus «Zeit des Erwachens» denken, an ihre Lebensfreude trotz der verschlafenen Jahrzehnte, dann, als sie ihre Kräfte schwinden spürten, ihr verzweifeltes Klammern daran, wach bleiben zu wollen, vor allem an den tapferen Hauptdarsteller-Patienten (gespielt von Robert de Niro), wie er bis zuletzt kämpfte, experimentierte und den Ärzten so viele Daten wie möglich zu verschaffen versuchte, daß sie, wenn vielleicht nicht mehr ihm, doch den anderen noch helfen könnten.

Das war wirklich einer, an dem man sich ein Beispiel nehmen sollte! Ich schäme mich, mich so hängengelassen zu haben, bloß wegen der Thrombozytengeschichte.

Frau Grimm meinte sogar, zur Not könnte ich für ein paar Wochen zu ihr kommen, und dann würden wir etwas Neues austesten. Ich war gerührt; nein, bei so viel Leuten, die sich einem so lieb annehmen, da kann man gar nicht aufgeben!

Gerade führte die Uni Mainz ein neues Narkolepsie-Grundlagenforschungsprojekt durch und suchte noch freiwillige Versuchspersonen. Ich meldete mich, nun entschlossen, die Mediziner mit allem, was ich eben beitragen konnte, zu unterstützen. Das gibt mir wieder ein Stückchen Lebenssinn; außerdem bin ich ja sowieso eine passionierte Laborratte. Es wirkt zwar so, als sei die ganze Forschung wie eine Suche nach der Stecknadel im Heuhaufen, doch wenn man *gar nicht* sucht, findet man ganz sicher nichts.

Ein Aufruf an die Betroffenen: Wer nicht selbst mitarbeitet, der darf sich auch nicht beschweren, wenn es noch immer keine Fortschritte (und Hilfe) gibt!

Die Sache mit dem Blutspenden erledigte sich von selbst, als der Chef-Hämatologe von der Geschichte hörte und mich vom Thrombozytenspenden suspendierte, angeblich auch aus Sorge um mein Wohlergehen, nicht nur um das seiner Patienten. Keiner verstand, warum mir deshalb dauernd das Salzwasser aus den Augen lief.

Ich war sehr traurig, fühlte mich wertlos und krank, weil mir das Spenden immer so viel bedeutet hatte und das HPA 1 negativ und die zwei großen C's in der Rh-Formel mein ganzer Stolz gewesen waren. Nun sollte ich nur noch gelegentlich Vollblut für Erythrozytenpräparate spenden; dafür müßte man auch die Medikamente nicht wochenlang vorher absetzen.

Ich klammerte mich an einen von Dr. Mayers guten Sätzen: ich hätte doch ein Recht auf Lebensqualität – und außerdem hätte ich hier noch einige Aufgaben zu erledigen, und dafür bräuchte ich doch meine Wachheit!

Über Stimulation, Zeitgefühl und Sinneswahrnehmungen – und über Leben!

Ende Mai fuhr ich nach Bergen, Norwegen, wo ich zusammen mit der Spezialpädagogin Kari Steindal, einer «alten Bekannten», einen ganztägigen Kurs mit Autismus-Themen hielt und am Tage danach einige hochinteressante Gespräche hatte, die mich nur noch darin bestärkten, die in dem Aufsatz mit dem «Ei und dem Huhn» eingeschlagene Richtung weiterzuverfolgen.

Ich stellte fest, daß ich nicht der einzige «Rebell» gegen Schmalspur-Fach-Vorurteile war; viele Angehörige empfanden ähnlich. Am meisten hat mich die Geschichte einer Mutter schockiert, deren Tochter zuerst Autismus diagnostiziert bekommen hatte, aber außerdem noch geistig behindert gewesen war und an Tuberöser Sklerose gelitten hatte. Letztere wurde nicht früh genug entdeckt, weil alles auf den Autismus geschoben wurde, auch, als das Mädchen vor Schmerzen (wegen innerer Geschwulste, an denen es schließlich auch starb!), die es nicht mitzuteilen in der Lage war, herumtobte. Das war halt alles «autistische Verhaltensstörung» –, woher kenn' ich das bloß? Doch während bei mir «nur» eine Behandlungsmöglichkeit versäumt wurde, war es bei diesem Mädchen um Leben und Tod gegangen!

Eine andere Mutter aus Schweden, mit der ich Briefkontakt habe, schrieb mir etwas Ähnliches: Sie glaube kaum, daß ihr mit bereits eineinhalb Jahren diagnostizierter Sohn «autistisch» sei, eher extrem geistig-entwicklungsverzögert, aber das dürfe sie nicht laut sagen, weil es zur Zeit «Mode» sei, Autismus zu haben, weil die «Fachleute» nie eine einmal geäußerte Meinung revidierten und weil sie sonst vielleicht keine Hilfe mehr bekäme.

Die Reise nach Bergen verlief sehr chaotisch; denn die schwedische Zollpolizei schleppte mich trotz ärztlicher Bescheinigungen mitten in der Nacht aus dem Zug, weil sie mein Ritalin für «Speed»-Narkotika hielt. Die Sache ließ sich zwar aufklären, doch bis dahin war mein Zug längst weg, dabei mußte ich doch pünktlich sein! Das Abenteuer kostete mich drei Kataplexien nacheinander, mehrere blaue Flecken, schlimme Kopfschmerzen und schon wieder einen kaputten Ohrring.

Es war wie in einem Horrorfilm: Als ich nachts um 2 Uhr bei strömendem Regen durch die menschenleeren Häuserschluchten von Helsingborg lief, weder den Bahnhof wiederfand noch eine Telefonzelle entdeckte und schließlich erschöpft am Straßenrand einschlief, gabelte mich eine Polizeistreife auf und brachte mich erneut in dasselbe Krankenhaus, aus dem ich gerade ausgebüxt war. Meine norwegischen Gastgeber mußten mir einen Flug von Oslo nach Bergen bezahlen, obwohl ich schon die Zugfahrkarte hatte, sonst wäre ich nicht mehr rechtzeitig angekommen.

Am Kurstag war ich jedoch fit wie ein Turnschuh, wach und mit ausreichend Ritalin im Bauch. Auch diejenigen, die mich von früheren Treffen her kannten, bemerkten den Unterschied.

Ich konnte fließend sprechen (und das auf norwegisch), treffender und schärfer formulieren als je zuvor, und das vor 200 Leuten, wie ein Wellensittich, der Sprechperlen gefressen hat. Keine Spur mehr von dem früheren verlangsamten Denken und Sprechen!

Als ich am nächsten Tag über die Episode mit dem schwedischen Zoll in der Bergen-Zeitung las und meinen Namen auf derselben Seite wie den des norwegischen Königs (der die Stadt zur Eröffnung der Festspiele besucht hatte) wiederfand, konnte ich bereits wieder so darüber lachen, daß ich samt Rucksack in die Glastür des Hotels flog. In Deutschland regt sich keiner über so etwas auf, doch es war so lustig zu sehen, wie die Norweger die Gelegenheit nicht ausließen, die Schweden (wieder mal) zu verspotten.

Während des Kurses waren so viele Fragen aufgetaucht, die mir so wichtig erscheinen, daß es sich fast lohnen würde, ein Extra-Buch darüber zu schreiben. Als ich dann auch noch das Sachbuch von Oliver Sacks mit den Hintergrundinformationen zu «Zeit des Erwachens» las, stellte ich fest, daß ich mich mehr mit den von ihm beschriebenen Patienten, die ja auch an einer «Schlafkrankheit» litten, identifizieren konnte als mit denen, die ständig auf ihrem Autismus herumgeigen, sich regelrecht darin suhlen und gar nicht anders sein *wollen* – und, nebenbei, dies eifrig vermarkten!

Dieses Phänomen habe ich bislang bei keiner anderen Handicap-Gruppe beobachten können. «Autist sein ist toll!» – Wer so redet, hat nie leiden oder kämpfen müssen! Und was sagen wohl die *Eltern* von stärker betroffenen Kindern dazu?!

Ich distanziere mich immer mehr von dieser «Clique intellektueller Autisten», aber auch von denjenigen Fachleuten, die ihnen auch noch einreden, das sei ein lebenslanges Handicap und da könne man gar nichts dran ändern.

Klar, wenn man es überhaupt nicht erst *versucht*!? *Lernen* kann man auch, wenn man behindert ist. Vielleicht sehr langsam, vielleicht auf andere Weise, aber man *kann*!

Ich weiß nicht, wie wichtig es ist, ob ich die Diagnosekriterien für Autismus erfüllt habe oder noch immer erfülle – diese Kriterien sind auch nur von Menschen erstellt und von Jahr zu Jahr immer etwas anders ausgelegt worden. Nach dem, was mir jene schwedische Mutter spöttisch schrieb, hätten eine ganze Menge Leute Autismus, besonders solche, die müde sind oder denen es aus irgendeinem anderen Grunde schlecht geht. Auch bei mir kehren die alten Zustände zurück, sobald man mir die Medizin entzieht. Doch selbst dann kann ich jetzt besser als früher damit umgehen.

Ich weiß nur, daß *ich* mich nicht mehr mit der Perspektive «lebenslange Stagnation» zufrieden geben werde. Es ist noch gar nicht so lange her, daß Professor Gillberg an meinen Ex-Hausarzt auf die Frage nach der Prognose schrieb:

« ... *In my experience neuroleptic or other psychopharmacological treatment has little or no effect on these disorders and symptoms. (...) Outcome is likely to be in the type of range we are seeing Susanne functioning in today. I don't expect her to become worse and I don't expect her to become very much better although she has benefited from learning about her diagnosis ...»*

«Meiner Erfahrung nach hat eine Behandlung mit Neuroleptika oder Psychopharmaka wenig oder gar keinen Einfluß auf Funktionsstörungen oder Symptome dieser Art. (...) Das Ergebnis würde wahrscheinlich in dem Spektrum liegen, in dem wir Susannes Befinden heute sehen. Ich erwarte bei ihr weder eine Verschlechterung noch eine wesentliche Besserung, obwohl sie sicher durch ihre Diagnose profitiert hat ...»

Das war im Dezember 1994. Keine zwei Jahre danach begann in Schwalmstadt-Treysa meine persönliche «Zeit des Erwachens».

Trotzdem bin ich für diejenigen, die an den so vielfältigen autistischen Störungen interessiert sind, nicht ganz verlorengegangen. Ellen Kleven vom Autismusverein in Bergen ist ein solcher Mensch – und eine Praktikerin (im Umgang mit Betroffenen) mit Leib und Seele! Sie hat meinen folgenden Aufsatz angeregt, der sowohl die Bereiche Autismus als auch Narkolepsie und parkinsonähnliche Zustände berührt.

Irgendwie ist das alles miteinander verwandt, so kommt es mir vor. Oft sind dieselben Ursachen/Störungen im Gehirn dafür verantwortlich, und sie sprechen teilweise sogar auf dieselben Medikamente oder äußeren Reize an.

Über Stimulation und selbststimulierendes Verhalten, Aktivität und katatone Zustände, lebenswichtige Bedeutung von Beschäftigung, über das Erleben von Zeit und Sinneswahrnehmungen – und über Leben!

(Gekürzte deutsche Übersetzung)

Ich wurde gefragt, wie ich die verschiedenen Zustände erlebte, und besonders, ob ich mich dabei wohl gefühlt hatte oder nicht, und ob man versuchen sollte, so etwas wie selbststimulierendes Verhalten bei Kindern/Erwachsenen mit Autismus abzustellen.

Für mich ist dies leicht und eindeutig zu beantworten, doch ich möchte darauf hinweisen, daß das, was ich hier schreibe, meine *persönlichen* (subjektiven) Erfahrungen, Gedanken und Ansichten darstellen, die nicht für *alle* Betroffenen zutreffen müssen.

Ich beanspruche nicht, daß ich die universale Wahrheit für mich gepachtet habe, und weiß, daß andere Autoren mit high-functioning-Autismus nicht einig mit mir wären. Doch ich protestiere dagegen, daß diese «Berufsautisten» behaupten zu «wissen», daß es am besten für die Kinder sei, sie sich selbst in «ihrer Welt», in der sie «glücklich» seien, zu überlassen!

Dies halte ich für arrogant, sogar schädlich. Viele, die Autismus haben, können nicht hinreichend kommunizieren, um zu sagen, wie man ihnen helfen soll.

Doch jene Begabten, die den Autismus eher als eine «Charaktereigenschaft» denn als ein Handicap beschreiben – und die es *mögen*, Autismus zu haben, weil dies angeblich sogar gewisse Stärken und Spezialfähigkeiten mit sich bringt –, die haben meiner Meinung nach auch keine Kompetenz, über die Sprachlosen zu bestimmen.

Klar, die *meisten* Behinderten entwickeln andere Fähigkeiten, um die Funktionsstörung zu kompensieren (bekanntes Beispiel: der phänomenale Hörsinn von blinden Menschen oder

der Tastsinn der legendären gehörlos-blinden Helen Keller), aber zählt dies *mehr* als all das, was *nicht* funktioniert?

Wir sind nicht alle «kleine Rainmans» oder verkappte Genies, und nur wenige sind so gut funktionierend, daß sie überhaupt darüber erzählen können.

(Die sprachen neulich auf einem Treffen in Amerika sogar von «celebrating autistic culture». Zu allem Überfluß gibt es sogar gewisse Damen und Herren Dr. Dr. Professoren, die den Betroffenen auch noch einreden, das sei schon richtig so, wie sie seien, und sie bräuchten sich gar nicht anzustrengen, weil eh' nichts zu machen sei. Also: Däumchen drehen, die Umgebung hat sich gefälligst anzupassen!? Was für ein Quatsch! Wie sollten denn die weniger gut funktionierenden Betroffenen «autistische Kultur zelebrieren»?! Diejenigen, die nicht einmal die grundlegenden Dinge im Alltag bewältigen, z.B. selbständiges Essen, Anziehen, WC usw.? Das ist wohl mehr eine *nicht*-Kultur, in der sie leben.)

Autismus ist eine *Behinderung*, vor allem eine gestörte Fähigkeit, Sinneseindrücke zu verarbeiten («Wahrnehmungsstörung»), keine «Charaktereigenschaft»! Ich *kann* sprechen und schreiben und hatte dennoch Schwierigkeiten zu beschreiben, wie ich erlebe/wahrnehme; denn um zu wissen, was mich von den anderen unterscheidet, muß ich zuerst wissen, *wie es für die anderen ist.*

Um beurteilen zu können, ob man lieber keinen Autismus haben will, muß man erst einmal wissen, wie sich das anfühlt. Das kann man nicht aus Fachbüchern lernen, das muß man mit Körper, Sinnen und Gedanken *erleben.* Man kann nicht etwas vermissen, was man nie gekannt hat.

Ich muß gestehen, daß ich früher ebenfalls überlegt habe, wie es sein würde, könnte man den Autismus einfach «wegnehmen» – und Angst hatte, in diesem Falle meine Individualität zu verlieren, weil ich dachte, der Autismus sei vielleicht ein Teil meiner Persönlichkeit und das Handicap so durchgreifend, daß ohne dieses keine Susanne mehr übrig bleiben würde. Aber man kann es ja nicht wissen, wenn man es nicht versucht hat.

Heute denke ich anders, heute weiß ich, was ich vorziehen würde. Ich *habe* die Möglichkeit erhalten, in einen Zustand hineinzuschauen, der dem, was man die «Normalität» (sofern es die überhaupt gibt) nennt, sehr nahe sein muß.

Das war, als die Narkolepsie-Kataplexie diagnostiziert und behandelt wurde und gleichzeitig sämtliche «autistischen» Symptome vermindert wurden – und das tat nur gut!

Ich möchte mit folgendem Gedankenexperiment meine Meinung untermauern: Wenn z.B. ein Kind, das sowohl Autismus als auch Epilepsie hat, Medizin gegen die Epilepsie bekäme und gleichzeitig einen Teil des selbststimulierenden Verhaltens u.a. verlieren würde, wäre das nicht schön? Da würde wohl niemand fordern, daß man dem Kind die Epilepsiebehandlung verweigern solle, «weil man damit das Kind ja auch aus seiner angeblich glücklichen eigenen Welt herausreißen würde»! Ich bezweifle, daß der «autistische, selbststimulierende, sogar selbstverletzende oder auch der katatone Zustand» *so* glücklich ist, wie gewisse Personen behaupten!

Würde man einem Kind, das an Autismus und Allergien leidet, eine vernünftig angepaßte Diät vorenthalten, «obwohl» dann der «wertvolle» Autismus vielleicht zurückgeht?

Würde man es unterlassen, selbststimulierendes Verhalten oder Passivität durch sinnvolles Lernen oder Verhaltenstherapie zu *ersetzen* – «auf die Gefahr hin», daß man das Kind aus der Isolation herausholt und ein Stück näher an die «Welt der Normalen» bringt?

So viel zu der Forderung danach, das Kind «sich selbst in seiner autistischen (glücklichen) Welt zu überlassen»! (Genauso gut könnte man postulieren, normalen Kindern jegliche Schulbildung zu streichen.) Ich bin gegen Anpassung um *jeden* Preis.

Wenn sich «Stereotypien» nur darin äußern, daß sich jemand intensiv mit seinen Spezialinteressen beschäftigt, dann kann man diese vielleicht sogar fördern und zum Aufbau von Kontakten oder im Hinblick auf einen zukünftigen Beruf nutzen – bei den wenigen, die so gut «funktionieren».

Aber egal ob high- oder low-functioning, egal ob man viel oder wenig Entwicklung erzielt: Wenn man Stereotypien oder Passivität abstellen will, so muß man etwas *stattdessen* geben. Es hat sich in der Praxis gezeigt, daß Pädagogen und Eltern großen Erfolg mit dieser Methode haben können. Es ist *deren* Aufgabe, die richtige Balance zwischen Strenge und Freiheit/Toleranz, zwischen Anforderung und Ruhepause zu finden. Zuviel Streß, Druck, Sinneseindrücke sind ebenso schädlich wie zu wenig Stimulation/Beschäftigung.

Dasselbe gilt für Stereotypien und Hyperaktivität auf der einen, Katatonie oder einfach nur Einschlafen auf der anderen Seite. Als Kind hatte ich mehr von ersterem, später, als sich die Narkolepsie nach und nach stärker auswirkte, mehr von letzterem. Aber alle diese Zustände (die scheinbar im Gegensatz zueinander stehen) haben die gleichen Ursachen: Müdigkeit, mangelnde Stimulierung von außen, Langeweile, manchmal auch zuviel Streß oder Erschöpfung. Da ist Hyperaktivität eine Strategie des Gehirns dagegen, in den Schlaf der Trägheit zu verfallen. Deshalb wirken zentral-*stimulierende* Medikamente sowohl bei Schlafkrankheiten *als auch* bei Hyperaktivität; dies ist kein Paradoxon.

So kann aber auch eine angepaßte und sinnvolle Beschäftigung dagegen helfen, in katatonen Zuständen «einzufrieren», aber auch gegen Stereotypien. Beide stellen «Zombie»-ähnliche Daseinsformen dar, nicht wach, nicht schlafend – und ich kann nicht behaupten, daß ich mich gerne in diesen aufhalte!

Es ist nicht viel, was dann in einem vorgeht. Es ist, als ob jemand einem den Stecker aus der Steckdose gezogen hätte. Auch das subjektive Zeitempfinden ist verändert; man fühlt die Zeit nicht, aber hinterher sieht man, es *ist* Zeit verflossen. Manchmal dehnt sich die Zeit ins schier Unendliche aus, wie bei einer Kataplexie oder Schlaflähmung.

Ich will nicht so sein, aber gleichzeitig fehlt der Wille oder die Initiative, aus diesem Tagtraum-Zustand auszubrechen.

Dann bin ich froh, wenn eine Person oder ein Reiz von außen (= Stimulation) mir hilft und mich da herausreißt. Genauso ist es, wenn ich mich nicht zwischen zwei oder mehreren Dingen/ Wegen entscheiden *kann* – dann bin ich dankbar, wenn mir jemand dabei hilft. Wenn ich müde bin, kann ich mich nicht einmal auf relativ einfache Entscheidungen konzentrieren, wohl aber, wenn ich *wach* bin. (*Wenn* ich weiß, was ich möchte, dann gebe ich schon deutlich Bescheid.)

Wenn ich keinen Ausweg aus einer Situation oder bei einer Entscheidung weiß, gehen die Gedanken nur immer im Kreis, springen zwischen «schwarz» und «weiß» hin und her, finden keinen Mittelweg, wie ein Computer, der nur binär in Einsen und Nullen denken kann. Wenn ich müde bin, kann ich scheinbar nur «binär» denken, wenn überhaupt, dazu noch viel zu langsam. Früher hätte ich dann eher nervös und hektisch reagiert, heute bleibe ich stehen, wie eine Maschine, die einen Kurzschluß hat, oder ich kriege eine richtige Kataplexie, wenn der Streß übermächtig wird.

Manchmal erfordert es nur einen kleinen Anstoß, die Maschine wieder zu starten. Ansonsten kann ich z.B. acht Stunden am Bahnhof sitzen, ohne irgendetwas zu verändern, halb schlafend, halb wach, wenn ich «Leerlauf» habe, weil der Anschlußzug erst so spät fährt. Bereits dieses starre Herumsitzen war schon für manche (Bahn-) Polizisten Grund genug, mich vorübergehend «einzukassieren».

Sowohl den sehr aktiven als auch den katatonie-ähnlichen Zustand habe ich in Oliver Sacks' Beschreibungen postenzephalitischer Patienten und verschiedener Variationen von Parkinsonismus wiedererkannt. Auch diese konnten «aufgeweckt» werden, *entweder* durch zentralstimulierende Medikamente *oder* durch starke Reize/Stimulation/Ereignisse von außen.

Nun habe ich erst begriffen, wie diese Medikamente chemische «Brücken» im geschädigten Gehirn bauen, so daß es wieder funktionieren kann (wenn auch zeitlich sehr begrenzt), und warum äußere Reize manchmal dasselbe bewirken können.

> «*Alle Hormone werden aktiviert.* Im Gehirn treten Neurotransmitter (Signalüberträger) in Aktion (vor allem Serotonin und Dopamin, aber auch Acetylcholin), aus dem Nebennierenmark wird Adrenalin freigesetzt. Dadurch wird eine sogenannte Streßachse aktiviert, eine Achse vom Gehirn über das Blut zur Nebennierenrinde. Hier wird ACTH ins Blut freigesetzt, ein Peptidhormon aus mehreren Aminosäuren. Das aktiviert Cortisol, das wiederum den Stoffwechsel zu Höchstleistungen animiert, mit positiven wie negativen (Gemüts-)Auswirkungen.
> Bei allen emotionalen ‹Entladungen›, egal ob positiv oder negativ, passiert im Körper prinzipiell das gleiche. *Die Neurobiologie und Psychiatrie unterscheidet nicht nach dem Gefühl an sich, sondern nach dessen Intensität.* Große Freude, große Trauer, ein bißchen verliebt sein, sehr verliebt sein, ein großer Schock oder ein bißchen erschrocken sein ist wissenschaftlich gesehen identisch. Wenn etwas Besonderes in unser Leben tritt, bleibt im Körper nichts konstant.»
>
> *(M. Schnekenburger)*

Die Stimulation von außen bringt das Gehirn dazu, Stoffe auszuschütten, die dasselbe bewirken wie die Medikamente. Das hat nichts mit der «Psyche» an sich zu tun, oder von wegen: «Wenn man nur will, dann kann man auch» – ergo: der Narkoleptiker sei bloß faul! Aber es erklärt, warum z.B. ein «erstarrter» Parkinson-Patient nach zehn Jahren im Rollstuhl jemanden, der vor seinen Augen im Swimmingpool am Ertrinken war, retten konnte – und danach sofort wieder erstarrte, als es keinen Anreiz, keine absolute Notwendigkeit mehr gab, aktiv zu sein.

Es erklärt, warum Narkoleptiker bei einem hochinteressanten Gespräch oder mitten in einer Aktion in den seltensten

Fällen einschlafen, oder warum sie eine kataplektische Lähmung im Anblick von lebensbedrohenden Gefahren überwinden können. Es gibt die Antwort darauf, wieso ich gerade noch, mitten in körperlicher Aktion oder einer mitreißenden Diskussion, keine Müdigkeit verspüre – aber abrupt einschlafe, sobald ich mich setze bzw. die Diskussion abgebrochen wird.

Maschine wird nicht mehr gebraucht, Maschine aus! Ich halte meistens gerade so lange durch, wie es nötig ist, keinen Schritt weiter.

Ich habe gelesen (und vieles wiedererkannt), wie stark hirngeschädigte Patienten vorwärts gehen konnten, solange der Fußboden ein auffälliges Muster besaß, an dem sie sich orientieren konnten, aber steif stehenblieben, als das Muster aufhörte und sie nur noch eintönig-grauen Boden vor sich sahen.

Andere konnten selbständig essen, aber nur solange sie Musik hörten, die sie irgendwie anzutreiben schien.

Ich kannte hyperaktive Jugendliche, die sich nur dann auf ihre Hausaufgaben konzentrieren konnten, wenn sie gleichzeitig ihre Lieblingsmusik laufen hatten. Paradox? Nein!

Ich selbst pflegte als Kind ebenfalls Antriebskraft aus Linien und Mustern auf den Bürgersteigen oder Waldwegen zu ziehen, wenn ich zu müde zum Weitergehen war.

Heute habe ich den ganzen Tag über das Radio an; das ist mein Motor, um nicht zu oft einzuschlafen oder in den Bewegungen einzufrieren, sowohl auf der Arbeit als auch zu Hause. (Selbst während ich dies hier schreibe, dröhnt aus dem CD-Spieler die neue «Supertramp»-CD und spornt mein Gehirn zu neuen Ideen und meine Hand zum Schreiben an.)

Es dürfen nur nicht *zuviele* störende Reize sein, sonst gibt es Chaos. Wieder einmal ist es die Kunst, die richtige Balance zwischen zuviel und zuwenig action zu finden, ebenso wie die Dosierung von Medikamenten sorgsam ausgeklügelt werden muß. Manchmal «möchte» ich sogar ein bißchen «gezwungen» werden, aus der eigenen Trägheit, unter der ich selbst am meisten leide, herauszukommen, wenn ich es selbst nicht schaffe.

Mit Oliver Sacks' Worten: Es ist, als ob einem der eigene Wille (oder die Motivation) fehlt, und man muß sich den Willen anderer Menschen (oder sogar den «Willen» von Gegenständen oder Musik) «ausleihen». Sacks benutzte diese Formulierung ursprünglich im Zusammenhang mit post-enzephalitischem Parkinsonismus.

Als er sich mehr als zwanzig Jahre später in seinem Buch *An Anthropologist on Mars: Seven Paradoxial Tales* (dt. *Eine Anthropologin auf dem Mars*) u.a. intensiv mit dem Thema «Autismus» auseinandersetzte, schrieb er rückblickend über seine damaligen Patienten:

«Autismus kann auch eine Folge von Stoffwechselstörungen (...) oder einer organischen Krankheit (...) sein.

Autismus oder autismusartige Syndrome entwickeln sich gelegentlich sogar noch im Erwachsenenalter, vor allem als Folge bestimmter Formen von Enzephalitis.

Ich glaube, daß auch einige meiner *Awakenings*-Patienten Elemente von Autismus aufwiesen.»

Allmählich schließt sich der Kreis ...

(Hallo, Herr Professor Sacks, falls Sie dies lesen: SOS! – Vielleicht können *Sie* das gewissen Fachleuten besser erklären; auf mich hört ja keiner!)

Eine sinnvolle Arbeit zu haben, ist sicher für die meisten Menschen wichtig, ob behindert oder nicht. Viele Handikapper strengen sich bei der Arbeit besonders an, um die Behinderung zu kompensieren, weil sie sich nicht als «Belastung» für die Gesellschaft fühlen wollen, vielleicht auch, weil sie sonst nicht so viele Beschäftigungsmöglichkeiten und keine Familie haben, mit denen sie ihre Zeit ausfüllen können. Doch ich meine, am allerwichtigsten ist es, für diejenigen Beschäftigung zu finden (natürlich eine den individuellen Fähigkeiten angemessene), die ganz besonders davon abhängig sind, in Aktion zu sein, die sich Stimulation und Willen von außen «leihen müssen», um nicht in sinnlose Hyperaktivität, Verzweiflung oder Katatonie zurückzufallen – oder wirklich alle zwei Stunden einzuschlafen. Bei dieser Kategorie Patienten hat die Beschäftigung *direkten* Einfluß auf ihren Zustand oder Krankheitsverlauf! Dies nicht, weil es sich um «sekundär-psychische» Effekte handelt, sondern weil die Aktion (= Stimulation) direkt chemische Reaktionen im Gehirn hervorruft.

Ich möchte hier die Medikamente nicht in den Himmel loben, obwohl sie in meinem Fall von entscheidender Bedeutung waren und sind. Es ist gut, *wenn* es ohne geht, aber bei gesicherter Diagnose der zusammen mit dem Autismus aufgetretenen Krankheit, die durch Medikamente oder andere Behandlungsformen beeinflußt werden kann, da wäre es eine Unterlassungssünde, wenn nicht gar ein Verbrechen, Hilfe dieser Art vorzuenthalten!

Stichwort «Differentialdiagnose»: Schiebt nicht alles auf den Autismus – man kann Behandlungsmöglichkeiten versäumen oder im schlimmsten Falle etwas Lebensbedrohendes übersehen! Auch wenn es helfende Medizin gibt, so sollte auch diese mit gezielter Aktivität kombiniert werden.

Ich kann z.B. sogar nach hohen Dosen zentralstimulierender Mittel einschlafen, wenn absolut nichts zu tun ist, z.B. im Arzt-Wartezimmer oder wenn ich keine Linsen am Arbeitsplatz stehen habe und mein Vorarbeiter mir die Maschinen nicht neu *einstellt*. Ich benötige Medizin *plus* Aktion, um wach zu bleiben, um gut zu funktionieren, um weniger Autismus zu haben.

Als ich in der Hephata-Klinik meine ersten Weckmittel ausprobierte und tatsächlich spürte, daß sie «etwas» im Körper bewirkten, ich aber ansonsten keine Aufgabe zu bewältigen hatte, schlief ich ein. Ich fühlte meine Muskeln zittern, als das Ephedrin zum ersten Mal seine Wirkung entfaltete, lag aber auf dem *Bett*, mit einem langweiligen Buch in den immer noch wach-tatterigen Händen – und schlief ein.

Um wach zu bleiben, um gut zu funktionieren, da muß es erst etwas geben, für das es sich lohnt, wach bleiben zu wollen!

Mit anderen Worten, ich bin mehr von Stimulation abhängig als die normal-wachen Menschen. Ich glaube, viele Narkolepsie- oder Parkinson-Patienten oder Menschen mit Autismus könnten dies unterschreiben, und wer weiß, wer noch alles.

Ich wurde gefragt, welchen Zustand ich vorziehen würde. Klare Antwort: Ich mag es am liebsten, wenn ich fühle, daß ich *lebe*!

Und das ist *nicht*, herumzusitzen, Tics zu haben oder in katatonieähnlicher Steifheit zu verharren; auch nicht, dauernd zu schlafen und doch halb wach zu sein. Sondern:

- Das ist, sich in seinem eigenen Körper zu Hause zu fühlen, ein ausgewogenes Temperaturempfinden zu haben;
- das ist, wenn die Hände und die anderen Muskeln den Signalen des Gehirns gehorchen, wenn ich so stark bin, wie ich es bei meiner Lebensweise und dem Schwimmtraining auch sein sollte;
- das ist, wenn ich Wahrnehmungen besser sortieren, mich auf mehr als nur ein einzelnes Detail konzentrieren kann, wenn ich sogar die Menschen in meiner Umgebung besser verstehe (und sie mich), wenn ich selbst mich auf demselben Zeitniveau wie der Rest der Welt bewege!

Sonst geht alles zu schnell in meiner Umgebung. Geräusche, Licht und Bewegungen verschwimmen zu einem chaotischen Brei, wie ein Film, der mit zu hoher Geschwindigkeit abgespielt wird, und zwar je schneller, je müder ich bin.

Es brauchte lange Zeit, bis ich erkannte, daß *ich* diejenige war, die auf dem falschen (zu langsamen) Zeitniveau lebte, nicht, daß es die Umgebung war, die ihre Geschwindigkeit veränderte (in der Regel zu schnell lebte), wie in einem Science-Fiction-Film.

Ich fühle mich *lebend*, wenn ich sehe, was ich alles schaffe, wenn ich wirklich wach bin. Mit Hilfe von Medikamenten *und* Aktivität erreiche ich einen annähernd «normalen» Zustand. Früher konnte ich nicht wissen, was ich versäumte, konnte nicht verstehen, wenn die anderen sagten: «Du lebst gar nicht richtig.» Sie hatten recht: Das Herz schlägt, man atmet, man quält sich vorwärts, als ob man sich auf einem Planeten mit doppelter Erd-Gravitation befände – und dennoch ist man wie ein Zombie; ein Schlaf-Wach-Zombie!

Erst jetzt kann ich den Unterschied beurteilen, und da ich nicht dauernd Tabletten fressen kann und auch nicht immer jemand mit der Peitsche oder dem Eiswasser-Kübel hinter mir steht, bin ich gezwungen, zwischen zwei verschiedenen «Universen» hin-und-her zu springen. In dem einen ist alles so begrenzt, die Zeit geht langsam, die Muskeln reagieren träge und schlecht koordiniert, Sinneseindrücke sind oft verwirrend, unbehaglich und scheinbar unlogisch; im Kontakt mit dem anderen Universum entstehen dauernd Mißverständnisse.

In dem anderen Universum, in dem ich Lebensenergie und Lebensqualität fühle, da ist es, als ob ich ein Leben lang blind gewesen wäre und plötzlich neu sehen kann! Doch dieser Zustand kann nicht stabil gehalten werden. Wenn man mir die Medizin entzieht, falle ich wieder in den alten Zustand zurück, verliere die neu entdeckten Sinne, werde wieder von der hohen Schwerkraft eines Riesenplaneten gefesselt. Nur die Erinnerungen daran, daß es eine andere Welt *gibt*, eine bessere Welt, in der alles so leicht geht, die bleiben mir, und nun *bin* ich in der Lage, etwas vermissen zu können.

Sogar meine Umgebung, die Menschen, die mich kennen, bemerken sofort, ob ich mich gerade in der fernen Welt des Halbschlafes oder in der Nähe ihres eigenen Universums aufhalte.

Und im Gegensatz zu meinen früheren Befürchtungen: Ich habe meine Persönlichkeit, Individualität, das, was einen einzelnen Menschen so speziell macht, auch in dem neu entdeckten Universum behalten. Ich verliere nichts, wenn die «autistischen» Symptome verschwinden, bloß weil ich *wach* bin.

Ich bin immer noch ich! Nur das Leben ist einfacher und *schöner* – für ein paar Stunden, genau gesagt: für jeweils vier Stunden.»

Narkoleptische Tagesschläfrigkeit:

Ein kleines Fünkchen «Ich», das so gerne wach sein will, wird von drei durch Halbschlaf verursachten Kugelschalen gelähmt und abgeschottet.

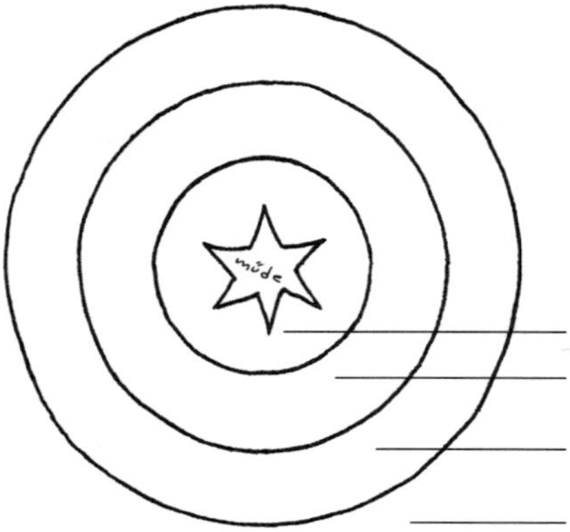

im Prinzip klares Bewußtsein/Verstand

Schlafdruck im Kopf, traniges Denken

träge Muskeln, schlaffer Körper, lahmes Sprechen

äußere Sinnesreize, soziale Eindrücke dringen nur schwach wie durch dichten Nebel

Wachzustand:

Das kleine «Ich» flackert auf, hat klare Gedanken und Gefühle, kann sich kräftiger bewegen, deutlicher sprechen, die Umwelt viel zusammenhängender erfassen, Menschen besser verstehen und sich mit ihnen austauschen – wird nur kurzandauernd erreicht, manchmal nach Nickerchen und stabiler durch Medikation.

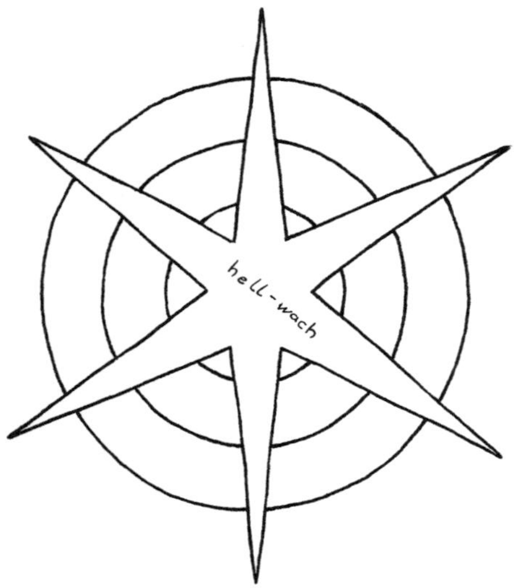

Symbolische Darstellung, wie verschieden ich mich in meinen zwei «Universen» fühle. In einem dankbaren wachen Augenblick für Dr. Mayer gezeichnet.

Referenzen

Familie Buchholz, Gespräche.

Bettina Berg, Gespräche.

Hanna Christiansen, Gespräche.

Uli Ehlert, Gespräch, Briefwechsel.

Mia Flodin, Briefwechsel.

Gunilla Gerland, «Autreat 1996 – Celebrating autistic culture», *Ögonblick*, Heft 3, 1996. / *En riktig människa,* Bokförlaget Cura 1996. / *Det är bra att fråga* 1997.

Christopher Gillberg, Annedalsklinik Göteborg, Vorträge (1991, 1993, 1996); Brief an Ex-Hausarzt (1994).

Temple Grandin, Autobiografien.

Marga Grimm, Gespräche.

Ellen Kleven, Gespräche, Briefwechsel.

Geert Mayer, Hephata-Klinik, Schwalmstadt; Gepräche.

Karl-Heinz Meier-Ewert, Hephata-Klinik, Schwalmstadt, *Tagesschläfrigkeit* (1989).

Tove Tvedt Pedersen, Gespräch.

Oliver Sacks, *Awakenings* (1973), (dt. *Awakenings – Zeit des Erwachens*). / *An Anthropologist on Mars* (1995), (dt. *Eine Anthropologin auf dem Mars*)

Bärbel Schäfer, Gespräche.

Susanne Schäfer, *Sterne, Äpfel und rundes Glas* (1992-1996)

M. Schnekenburger, Artikel «Was im Körper passiert, wenn wir Gefühle zeigen»

Jim Sinclair, Aufsatz «Don't mourn for us» (1993)

Kari Steindal, «Asperger-Syndrom» (deutsche Ausgabe 1996), Gespräche.

Donna Williams, Autobiografien.

Günter Woll, Gespräche.

Zentrierraum-Kollegen: Bernd, Hardy Oberboß, Holger, Karl, Klaus, Otmar, Ralf; Gespräche

Zeit-erleben

Die hier abgebildeten Uhren symbolisieren auf geradezu faszinierende Weise den großen Unterschied zwischen «normalem» und «krankem» Zeitgefühl, den ich mir nur indirekt ausmalen kann, da ich mich meistens im «falschen» Zeitablauf aufhalte.

Die Bahnhofsuhr steht für Geradlinigkeit, Überschaubarkeit, Vorhersehbarkeit und für das Gefühl, die Umgebung bewege sich mit einer mir angepaßten Geschwindigkeit. Oder umgekehrt: *Ich* bewege mich im richtigen Zeitniveau – annähernd erreichbar (?) im Zustand künstlich erzeugter Wachheit.

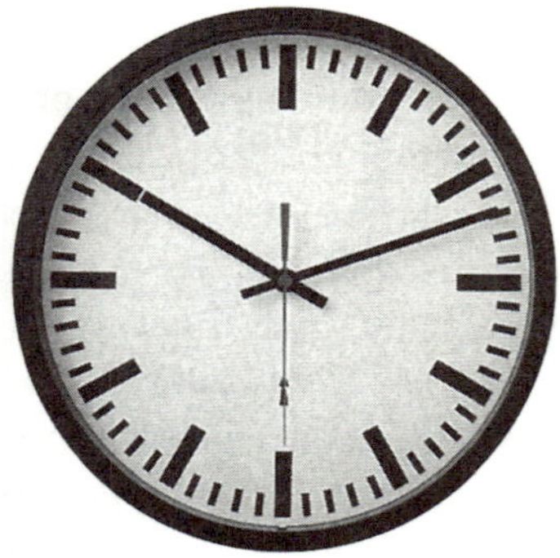

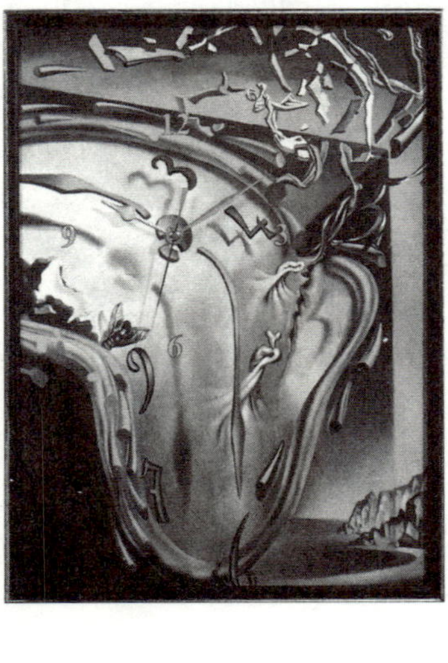

Das surrealistische Gemälde symbolisiert ein stark deformiertes subjektives Zeit-Erleben, wie es sich für einen Außenstehenden, der einen Zeit-gestörten Patienten beobachtet, darstellen mag.

In der Chrono-Medizin spricht man von den «*circadianen Rhythmen zellulärer Uhren*», d.h. der innere Tagesablauf von annähernd 24 Stunden sei in jeder einzelnen *Zelle* eines lebenden Wesens gespeichert!

Manchmal glaube ich tatsächlich, ich bin so weit weg von den inneren Uhren der anderen, daß man erst jede einzelne Zelle meines Körpers aufknacken müßte, um mich dauerhaft zu kurieren. (Also muß *doch* die Gentechnik-Medizin her?) Das äußert sich in meinem verdrehten Schlaf-Wach-Rhythmus, im falschen Bewegungsablauf vor allem während der Tranphasen, aber auch darin, daß ich mir Zeiträume nicht konkret vorstellen kann.

Wenn mir z.B. jemand im Schwimmbad sagt: «Schwimme noch eine halbe Stunde lang», kann das eine unüberschaubare Unendlichkeit bedeuten. Würde man es als für die Augen sichtbare Strecke ausdrücken – «Schwimme noch 500 Meter» –, hätte ich einen konkret wahrnehm- und damit vorstellbaren, endlichen Weg vor mir. Daß ich letztendlich für die 500 Meter genau eine halbe Stunde bräuchte, spielt dabei keine Rolle.

«Wer sich nicht im Einklang mit dem eigenen Zeitsystem erlebt, riskiert *Chaos*. Alles hat seine Zeit. Mehr Lebensqualität gewinnt der Mensch, der nach seinem individuellen Rhythmus lebt.» (Astrid Harms, «Jeder hat seine Zeit – innere Uhr und Zeitempfinden», Forscher-Fakten-Visionen, Wissenschaftsmagazin, 1997).

Weitere Parallelen und Wortklaubereien

Kurze Zeit später stöberte ich eher zufällig in dem alten Psychiatrie-Wörterbuch herum, das ich für DM 5 aus einer Bücher-Wühlkiste erstanden hatte. Ich entdeckte erneut Parallelen, dieses Mal zu dem, was man bei mir immer unter «Autismus» verstanden hatte, was man aber an anderer Stelle oft mit «epileptoidem Wesen» (nicht mit Epilepsie direkt) assoziiert.

Es veranlaßte mich dazu, endgültig zu behaupten: *«Den Autismus» gibt es nicht!*

Es gibt wohl gewisse Symptome, die «autistisch» *genannt* werden, die aber bei so vielerlei anderen Krankheiten vorkommen (und, im einzelnen, auch bei «Normalität»), daß ich bezweifle, ob man «den Autismus» als isoliertes Syndrom diagnostizieren kann.

Ich weiß, daß ich mich mit dieser provokativen These bei gewissen Leuten gehörig in die metaphorischen Nesseln setze, aber das ist mir egal. Ich bin jetzt aufgewacht, und ich bin frei! Und: Es gibt genug Menschen, die eine ähnliche Meinung haben.

Ich möchte hier die Auszüge zu den Stichworten weitgehend für sich sprechen lassen:

«*epileptoide Krankheiten:*

Ältere Bezeichnung für Krankheitszustände mit Anfällen, bei denen eine erbbiologische und konstitutionelle Verwandtschaft mit der genuinen Epilepsie vermutet wird, die jedoch nicht eigentlich zur Epilepsie gehören. Man zählte dazu: Pyknolepsie, *Narkolepsie*, Dipsomanie, *Migräne*, episodische Dämmerzustände. All diese Krankheitsbilder zählte die ältere Psychiatrie zur Epilepsie, jedoch wurde die Diskussion darüber um 1920 weitgehend beendet.»

Zur Erinnerung: Etwa ein Drittel aller Menschen mit Autismus hat primär Epilepsie. Narkolepsie ist zwar nicht direkt mit der Epilepsie verwandt, aber ein bißchen schon, kommt es mir vor, erst recht die *Kataplexie*. Dies wird auch von einer älteren Bezeichnung für «Kataplexie» angedeutet:

«*Lachschlag-Epilepsie:*

seltenes Synonym für Tonusverlust, affektiver».
Siehe auch «Terminalschlaf» und ... «suchtartiges Verlangen nach Anfällen bei Epilepsiepatienten», ähnlich dem Zwang, eine Lach-Kataplexie auszulösen.

«*Terminalschlaf:*

Am Ende eines vorübergehenden krankhaften psychischen Zustandes auftretender natürlicher Schlaf, der gewöhnlich den Zustand abschließt; Dauer wenige Minuten bis mehrere Stunden. Der Betreffende kann danach erfrischt und erholt oder mit einem Gefühl der Zerschlagenheit erwachen. Vorkommen insbesondere nach einem großen epileptischen Anfall, bei Delirium tremens und pathologischem Rausch.»

(... und nach großer Kataplexie!)

«*epileptoid:*

1. In einem älteren, auf Griesinger (1968/69) zurückgehenden Sprachgebrauch etwa so viel wie: anfallsartig auftretend. Insbesondere Schwindelanfälle, Migräne, plötzlich eintretende Verstimmungen wurden als epileptoid bezeichnet. →epileptiform. 2. Gegenwärtig so viel wie: epilepsieartig im Wesen; Bezeichnung von *Charakterzügen, die an einen epileptischen Charakter erinnern.* →epileptoider Psychopath.»

Es ist bekannt, daß eine ausgeprägte, fortgeschrittene Epilepsie gewisse Wesensveränderungen mit sich bringen kann. Ähnliches kommt auch bei Narkoleptikern vor: «Eine *erkrankungsbedingte Persönlichkeitsveränderung* gaben 38% an, 35% litten unter großen Stimmungsschwankungen, 30% unter depressiven Verstimmungen, 30% unter Verringerung der sexuellen Ansprechbarkeit bzw. Potenzstörungen, 10% hatten wiederkehrende Suizidgedanken.»[1]

Man sieht wieder einmal, wie weit *sekundäre* Auswirkungen einer Krankheit gehen können, und daher: *wie wichtig es ist, etwas dagegen zu unternehmen*!

«*epileptoide Psychopathie:*

(H. Roemer, 1910). Charakterzustand, der gewisse Züge des epileptischen Wesens zeigt (besonders Übergewissenhaftigkeit, Umständlichkeit, Weitschweifigkeit, Viskosität, Neigung zum Eigensinn, Jähzorn, Gewalttätigkeit).»

All dies hat man mir auch schon gar zu oft nachgesagt, bis auf die Gewalttätigkeit (höchstens zur Selbstverteidigung oder wenn man mich im Krankenwagen festbindet – dann sprenge ich alle Fesseln!)

«*Viskosität:*

Zähflüssige Verlangsamung des Denkens und der Affektivität. Etwa gleichbedeutend mit →Haften.»

«*visköses Temperament:*

(E. Kretschmer). Besondere Art des Temperaments. (...) Kennzeichnend sind Zähflüssigkeit des Gedankenganges (→Haften) und der ganzen psychischen Vorgänge, mangelnde Umstellungsfähigkeit und Wendigkeit, dabei Ausdauer, Zähigkeit, Genauigkeit und Neigung zu Affektausbrüchen.»

So etwa wird auch das Asperger-Syndrom oder «Autismus bei normaler Intelligenz» beschrieben. So wurde *ich* beschrieben. So *bin* ich – *aber nur, wenn ich nicht wach bin!*

Ich war total stolz, als Dr. Mayer den ursprünglichen Klinik-

Abschlußbericht u.a. in «Kein Hinweis auf Asperger-Syndrom» änderte, nachdem er mich besser (und wacher) kennengelernt hatte, auch wenn Rückfälle in die alten Zustände vorprogrammiert sind.

«*Affektlabilität:*

erleichterte Auflösung der Gefühlsäußerungen. Das Auftreten eines Ausdrucksverhaltens, das normalerweise auf einen tiefgehenden Affekt schließen ließe, paßt nicht zu den verhältnismäßig harmlosen Denkinhalten. Dieser Widerspruch wird von dem Kranken selbst empfunden. Da es gewöhnlich eher zu Tränenausbrüchen mit traurigem Affekt als zu enthemmtem Lachen kommt, wird Affektlabilität oft nur als häufiges Weinen verstanden. Weitgehend identisch mit → Affektinkontinenz.»

In meinem Fall ist es aber mindestens genau so stark mit dem *Lachen*, gerade jetzt, wo es in meinem Leben wieder mehr zu lachen als früher gibt!

«*Affektinkontinenz:*

verringerte Beherrschung der Affekte und Affektäußerung. Es brechen dem Betreffenden z.B. aus geringsten Anlässen (...) die Tränen aus; er schämt sich dieser Enthemmung und Gefühlsäußerung. Besonders bei hirnorganischen Krankheiten vorkommend.»

Über solche Psycho-Fachsprache kann ich mich immer köstlich amüsieren! («Inkontinenz» kannte ich bislang nur in anderem Zusammenhang.) Aber schlimm ist: Je mehr Affekt man nicht unterdrücken kann, je mehr kataplektische Backpfeifen gibt es!

«*Haften:*

Bezeichnung für formale Denkstörung, bei der an einem Gedanken zäh festgehalten wird, weil sich die für den Fortgang des Gedankens erforderlichen Assoziationen nicht in genügender Zahl einstellen. Der Gedankengang bekommt dadurch etwas Schwerfälliges und Umständliches, es entsteht eine «Steifheit des Denkens» (Bleuler). Der daran Leidende vermag raschen Wendungen des Gesprächs nicht zu folgen oder mehrere Dinge gleichzeitig zu beachten; seine Aufmerksamkeit richtet sich auf das Nächstliegende und Gegenwärtige, während Anspielungen und Doppeldeutungen nicht verstanden werden. Durch Unfähigkeit, das Wichtige vom Nebensächlichen zu trennen, wird das Denken bei erhöhter Bedeutung des Einzelnen kleinlich und umständlich. Das durch Haftneigung veränderte Denken stellt das Gegenteil dessen dar, was beim Gesunden Esprit genannt wird. – Gilt als charakteristisch für epileptische Wesensveränderung und in schwächerer Ausprägung als Kennzeichen der epileptoiden Persönlichkeiten.»

«*Umständlichkeit:*

Formale Denkstörung *besonders bei Epileptikern und Hirnorganikern.* Wird gekennzeichnet durch die Unfähigkeit, nebensächliche *Details* zu übergehen, so daß das eigentliche Denkziel erst nach längerem Verweilen bei Nebensächlichkeiten erreicht wird.»

Bis jetzt wurde ich noch in jedem neurologischen Abschlußbericht (1992, 1996, 1997) des verlangsamten, «umständlichen» Denkens und Sprechens bezichtigt, erst recht aber von Familie und Bekannten. Aber auch das alles gilt nur für die «Tranphase», in der ich mich ohne Medikation leider fast immer aufhalte. Manchmal konnte ich aber in Extremsituationen und «im Affekt» vergleichsweise supraleitend schnell und klar denken – je seltener, je älter ich wurde.

Und die Moral von der Geschicht':
Was ist denn hier Autismus und was nicht?
Gar Dummes nur der Fachidiot ja spricht!

Vor vielen Jahren, noch vor der Autismusdiagnose, beschrieb mich ein Neurologe als «schizoide Persönlichkeit» – was (laut

Wolff, Barlow und Wing) wiederum eine Randform von Autismus bzw. fast identisch mit der «autistischen Psychopathie von Asperger» sei.[2]

Ein Psychiater vom «alten Schlage» hätte mich genau so gut als «Narkoleptiker mit epileptoider Wesensveränderung, viskösem Temperament, Haften, Umständlichkeit und Affektinkontinenz» o.ä. beschreiben können. Ebenfalls treffend wären diejenigen Eigenschaften gewesen, die unter «Parkinsonscher Primärpersönlichkeit» zusammengefaßt werden (siehe das Kapitel «Zum Neujahr 1998»).

Solche Eigenschaften hat jedenfalls nicht bloß das Asperger-Syndrom für sich gepachtet! Welchen Sinn haben dann noch diese Formulierungen? Ist es, weil jede neue Fach-Generation ihre Forschungsergebnisse vorweisen muß und Altes neu verpackt, plus ein bißchen eigener Senf dazu?

Wie wird man Menschen wie mich in fünfzig Jahren definieren; wieder anders? Wie soll ich Definitionen oder Diagnosekriterien ernst nehmen, wenn sie von Jahr zu Jahr und je nach Nationalität und einzelnen Spezialisten so variabel sind? Bitte forscht doch, wo es Konkretes zu forschen gibt!

Zuletzt noch etwas Galgenhumor:

Ich erkläre hiermit, daß, sollte es mir jemals wesentlich schlechter als heute gehen, ich mir wünsche, eher nach «altmodischer» (aber effektiver) Art (siehe die folgenden Stichworte) behandelt zu werden. (Mama fragen!)

«*Karrengruppe:*

Von H. Simon gebrauchter Ausdruck für eine Gruppe von Kranken, die bei der Arbeitstherapie in einem psychiatrischen Krankenhaus einen kleinen Wagen ziehen. Nach Simon besonders geeignet, ‹um tief versunkene katatone Kranke wieder in Bewegung zu bringen.›»

«*Hermann Simon (1867 - 1947),* Anstaltsdirektor in Gütersloh, der mit einer konsequenten Anwendung der Arbeitstherapie Wesentliches zur Verbesserung von psychisch Kranken in den

Anstalten beitrug. Wirkte nicht durch theoretische Konzepte, sondern durch das Beispiel des eigenen Wirkens reformatorisch.»

«*Schockbehandlung:*

Überfallartige Störung des humoralen und neurovegetativen Gleichgewichts zur Behandlung psychischer Krankheiten. Wurde bereits im 19. Jahrhundert durch plötzliches Hinabstürzen von Kranken in *kaltes Wasser* ausgeübt, um Kranke aus ihrem Wahn zu reißen.»

Simon scheint mir ein sympathischer Therapeut gewesen zu sein und hat mit seiner *praktischen* Art mehr meinen Respekt als jeder Sigmund Freud & Co. gewonnen. Lieber kaltes Wasser und einen kleinen Wagen ziehen (= arbeiten) als Blah-blah-«Therapie» im muffigen Psycho-Büro! Da schläft man ja ein!

Quelle: Uwe Henrik Peters, *Psychiatrie und medizinische Psychologie von A-Z*; Urban & Schwarzenberg, 1980.

Zitate aus:

1 K. Meier-Ewert und F.-R. Leu, «Sozialmedizinische Folgen der Narkolepsie», *Wiener Medizinische Wochenschrift* (Sonderheft 1994).

2 Hans E. Kehrer, *Autismus. Diagnostische, therapeutische und soziale Aspekte,* Asanger Verlag, Heidelberg 1989.

Auf Anfragen von Kollegen hin, die wissen wollten, wie man mit Susanne umgehen solle, schrieb ich dann folgendes Schild:

Vorsicht!

Unter Naturschutz stehendes seltenes Tier (*homo narcolepticus-cataplecticus*), hört auf den Namen «Susi».

- Fensterschließen verboten!
- Rauchen in nächster Nähe verboten!
- Bitte nicht füttern!
  (schläft sonst ein; höchstens Äpfel o.ä. zur offiziellen Zeit geben)
- Bitte nicht erschrecken, ärgern oder übermäßig zum Lachen reizen!
  (fällt sonst um; siehe Pflegeanleitung Punkt 2)

Anweisungen für Tierpfleger:

1. Bei Schlaf: nicht vor einer Viertelstunde Dauer wecken
2. Bei Lach- oder Schreckschlag:
   liegen lassen (Streß und Uniformen von Rettungssanitätern wirken toxisch)
3. Bei Steifheit und Tagträumereien:
   anschubsen oder kaltes Wasser in Gesicht oder Nacken schütten und zur Arbeit treiben
4. Bei Müdigkeit:
   hübsch ins Körbchen (Pappkarton) schicken

Der Zoodirektor

Niemals aufgeben – Ein Penner ist aufgewacht!

Sommer 1997

Mein Leben wird wohl ein ewiges Hin und Her bleiben, aber ich habe keine Angst mehr davor. Selbst wenn ich so erstarrt wäre wie die tapferen Patienten in «Awakenings» (womit bei Narkolepsie nicht zu rechnen ist) und nur einen Tag pro Monat oder Jahr richtig wach sein dürfte, ich glaube, selbst dann würde es sich noch lohnen zu leben. Das, was für einen Menschen wirklich zählt, das kann man auch solchen Patienten noch geben: «Arbeit, Spiel, Freundschaft, Familie – allein das ist wichtig!»[1]

Meine eigene «Zeit des Erwachens» soll aber noch lange nicht zu Ende sein. Die lange Pause hat sich gelohnt: Das Ritalin wirkt wieder, allerdings habe ich jetzt auf die Dosis 2 x 3 Stück erhöht, in der Hoffnung, daß ich dieses Mal etwas länger Freude daran haben werde. Ich beobachte mich kritisch, kann aber immer noch keine Nebenwirkungen feststellen. Ziemlich genau ab einer Stunde nach der Einnahme bin ich für die Wirkungsdauer der Tabletten etwas tatterig in den Muskeln, doch das zeigt mir wenigstens, daß es «gezündet» hat. Ohne Tattern keine Wachheit.

Ich träume immer noch wie doll, und in diesen Träumen habe ich auch oft Kataplexien, als hätte ich eine regelrechte «Kataplexiophobie». Manchmal habe ich mehrere Tage hintereinander intensivste hypnagoge Halluzinationen und langandauernde Schlaflähmungen, dann gibt es wieder relativ ruhige Phasen, doch ich kann kein Muster darin erkennen. Die myoklonischen Zuckungen beim Einschlafen und vor allem während der Tagesnickerchen sind stärker als früher, aber nicht störend, eher fast erleichternd. Ob das von den Medikamenten kommen kann, weiß ich nicht.

In wachen Stunden habe ich so gut wie nie Kataplexien, nicht mal Kataplexie*chen,* während mich sonst schon die Telefonklingel im Zentrierraum, ein hupendes Auto oder ein beim Aufzugfahren plötzlich vor der Tür stehender Nachbar umschmeißen könnten. Das mit dem Lachen läßt sich auf Dauer nicht vermeiden; ich will es auch gar nicht mehr. Dr. Mayer hat mir ein echt geiles Buch besorgt, das ich jedem empfehlen möchte, der sich für mehr Informationen über Narkolepsie interessiert (und es irgendwo auftreiben kann, denn es ist nicht mehr im Handel erhältlich): *Tagesschläfrigkeit* von Prof. Meier-Ewert. Darin steht u.a. anschaulich beschrieben, wie die (Lach-)Kataplexien entstehen, wovon ich an dieser Stelle etwas zitieren möchte:

«In der überwiegenden Mehrzahl der Fälle werden Kataplexien hervorgerufen im Kontakt mit anderen Menschen (...). Ein Narkolepsiepatient, der als fastender Eremit lebte, hätte kaum Kataplexien, allenfalls hypnagoge Halluzinationen. Der Affekt, der das Lachen auslöst, verursacht auch die Kataplexie, welche dann das Lachen teilweise ersetzen kann. Ob dabei das Lachen unterdrückt oder geäußert wird, ist gleichgültig. Es genügt, daß sich der Patient der Empfindung hingibt, auch wenn er die Manifestation des empfundenen Gefühls verbirgt.»[2]

Ja, bitte, soll ich etwa als «fastender Eremit» leben?! So ähnlich habe ich früher gelebt; ich denke, das habe ich jetzt hinter mich gebracht.

Es wird auch erklärt, warum ich bei lustigen Situationen, die völlig unerwartet entstehen, gar keine *Chance* habe, die Kataplexie zu verhindern: Wenn ich etwas plötzlich sehr lustig finde, kann ich mir vielleicht noch das Lachen verkneifen, aber nicht das Weichwerden. Und, wie Prof. Meier-Ewert beschreibt, ist das herzhafteste Lachen das leicht «dreckige» Lachen, wenn man gerade jemandem eins ausgewischt hat o.ä. – Schadenfreude sei die schönste Freude, heißt es im Volksmund.

Wenn ich mir selbst gegenüber ehrlich bin, dann entstehen wirklich die meisten Lach-Kataplexien, wenn ich im Begriff bin, meinen Chef, Kollegen oder meine Mutter zu veräppeln, wenn jemand anders mich hereinlegen will und ich die Falle rechtzeitig erkenne (der «ätsch-bätsch»-Effekt!), wenn jemandem, der gerade frech zu mir ist, etwas herunterfällt (köstlich!), oder wenn andere Leute sich vor etwas ekeln, z.B. vor dem Biomüll-Eimer voller Maden und Fruchtfliegen.

Kataplexien entstehen auch leicht, wenn ich der «lachende Dritte» bin, z.B. wenn mein Bruder meine Mutter veräppelt oder ich beobachte, wie die Kollegen jemandem einen Streich spielen (z.B. als die Männer im Zentrierraum neulich davon sprachen, daß sie dem Otmar, weil er mittags nicht zum Essen kommen konnte, statt des erwarteten gegrillten Hähnchens die abgenagten Knochen ihrer eigenen Mittagsmahlzeit in Alufolie gewickelt in den Kühlschrank legen wollten – solche Witze verstehe ich sogar, wenn ich müde bin! – oder wenn der Otmar dem Hardy von hinten ein stinkendes Zwiebel-Mettbrötchen unter die Nase hält und ich weiß, daß Hardy Zwiebeln auf den Tod nicht ausstehen kann. Da kann ich bereits eine Lach-Kataplexie kriegen, noch *bevor* ich das zu erwartende Gebrüll höre. So'n Mensch ist ganz schön gehässig!)

Andererseits ist es etwas gemein, daß ein Narkolepsie-Patient derartige Freuden oder Triumphe nie richtig auskosten darf, ohne selbst auf die Nase zu fliegen. Das ist so ähnlich wie: «Kleine Sünden bestraft der liebe Gott sofort!» (In diesem Falle aber nur bei den Narkoleptikern.)

Wenn ich einen der Männer mal so richtig-dreckig lachen höre, dann schimpfe ich enttäuscht: Wann kriegt der jetzt endlich eine Kataplexie?! Warum ist der nicht schon längst auf die Nase gefallen?!

Eine weitere Textstelle aus dem oben genannten Buch ist inzwischen zum Schlagwort für mich geworden:

«Eine Patientin sagte, ‹obwohl ich weiß, daß ich die Kataplexie auslöse, wenn ich weiterlache, und sie gerne vermeiden würde, muß ich doch zu Ende lachen.› Ein anderer Patient meint, daß er die Kataplexien sogar gerne in Kauf nehme, denn da werde man so schön schlaff und wisse wenigstens, ‹jetzt habe ich richtig gelacht›.

Hier klingt eine positiv getönte Einstellung gegenüber den Attacken an, die bei Epilesiepatienten bekanntlich bis zu suchtartigem Verlangen gehen kann.»[3]

All dies kommt mir nur allzu bekannt vor, und meine Mutter und Kollegen können sicher ein Lied davon singen.

Besonders peinlich wurde es einmal, als eine Besuchergruppe (in feinen Anzügen mit Schlips und Kragen) in der Optisch' herumgeführt wurde und einer der höher gestellten Herren aus der «Chefetage» eine unverfrorene Lüge erzählte, um die Firma gut aussehen zu lassen. Da fiel einem doch glatt die Kinnlade herunter! Ich unterdrückte nur halbherzig ein spöttisches Lachen, das ich nicht mehr halten konnte, als der neben mir stehende Besucher meine Erheiterung richtig deutete und wie aus der Pistole geschossen nachsetzte: «Na, hat er gelogen?!» Da flog ich geradewegs vor Lachen durch die Tür zum Maschinenraum, direkt dem Chef vor die Füße, und blieb vor der Ölwanne von Maschine Nr. 1 mit schmerzhaft geprelltem Oberarmmuskel liegen. Aber es war einfach *köstlich* gewesen!

Wenn mir nun trotz aller Medikamente doch mal so etwas passiert und die Mama schimpft: «Hast du dein Vivalan etwa nicht genommen??!», dann antworte ich: «Laß mich doch auch mal lachen, du weißt doch, *da wird man ja so schön schlaff*!!»

Die Mama ist wirklich lieb; es ist ja immer noch besser, vor *Lachen* schlaff zu werden, als aus anderen Gründen, doch selbst wenn ich mal Streit mit ihr habe und mich vor lauter Ärger selbst zu Boden schimpfe, legt sie mir noch ein Kissen unter meinen empfindlichen Nacken und einen nassen Lappen aufs Gesicht. (Ich kriege nämlich oft üble Kopfschmerzen nach etwas größeren Kataplexien, vor allem wenn ich dabei ungünstig gelegen habe. Immer so ekeliges Kopfweh vom Nacken her, das außerdem auf die Augen drückt! Dieselben Kopfschmerzen habe ich auch, wenn ich zu lange im Bett liegen bleibe, oder bei Medikamente-Schockentzug. – Frau Grimm und andere haben das ebenfalls; ich hoffe, die vom Mainz-Projekt finden auch hierüber etwas heraus.

Früher hatte die Mama immer Angst bei diesen mysteriösen «Anfällen» und hätte mich ins Krankenhaus gefahren, wenn sie in der Lage gewesen wäre, mich hochzuheben. Jetzt geht sie die Sache eher cool an. Als ich neulich nach einem heftigen Wortgefecht, anläßlich meiner Telefon-Exzesse (auf Kosten der Eltern) nachts in der Küche, während ich zuerst noch dabei gewesen war, einen großen Rettich zu schälen, mit Wutschlag zwischen den Rettichschalen liegen blieb, machte sie sich erst mal in Ruhe einen Grog und wartete einfach nur ab – «Rettich-Nacht» ist seitdem unser Synonym für «Streit-Kataplexie».

In der Firma gilt jetzt nicht mehr: «lausig schlecht eingestellte Zentrier-Maschine», sondern unser Spruch: «Das muß kesseln!», d.h.: viele schöne Linsen zentrieren! Möge ich immer genug Beschäftigung haben! Ich will nicht mehr schlafen!

Leibniz hat einmal gesagt: «Wer nicht handelt, der existiert nicht.»[4]

Ich *will* existieren, in Aktivität und damit im *Leben* sein! Bloß, ganz alleine und aus eigener Kraft schaffe ich das nicht.

Ich hatte den anderen nicht vorher Bescheid gesagt, wann ich wieder mit der Medizin anfangen würde, doch sie merkten es sofort, als es soweit war, daß ich wieder «bei ihnen war».

Als ich mir in den letzten Ferien dann einen einzigen wachen Tag gönnte und die Mama mit mir schwimmen ging und ich wieder mit *weniger* Anstrengung *besser* voran kam als sonst, dazu mit richtig schönen fließenden Bewegungen, hielt die Mama auf einmal inne und fragte entgeistert, ob ich nicht gemerkt hätte, was ich gerade gemacht hätte: Ich hatte meine Bahn am Rande des Beckens *nicht* zu Ende geschwommen (weil da andere Leute am Startblock standen), sondern war ohne zu murren umgekehrt! Dazu muß erklärt werden, daß ich früher *immer* eine Bahn zu Ende schwimmen mußte, egal ob unbequeme Hindernisse in Form von Menschen im Weg waren.

Ich grübelte nach: Normalerweise orientierte ich mich an den Kacheln des Schwimmbeckens – dem Muster, der Linie, dem äußeren Reiz, der mich antrieb, an dem ich mich mühsam durch das verhaßte kalte Wasser zog. Eine Störung hätte mich verharren, aber niemals umkehren lassen. Nun hatte ich Ritalin im Bauch (oder besser gesagt: im Gehirn), das solche äußeren Behelfskrücken besser ersetzte als jede Aufforderung, ich «solle mich doch nicht so anstellen» (wenn ich einfach nicht weiterschwamm, weil die Bahn versperrt war). Ich lächelte glücklich darüber, eine weitere Grenze durchbrochen zu haben. «Wenn ich wach bin, brauche ich das alles wohl nicht mehr ...!»

Überhaupt, ich scheine viel weniger von Routinen, Ritualen und Plänen, meinen «roten Fäden» (oder Fußbodenmustern) durch den Tag abhängig zu sein. Das ist sogar Hardy im Zentrierraum längst aufgefallen: Mich wirft so leicht nichts mehr aus der Bahn, und, symbolisch ausgedrückt, ich erstarre auch nicht, wenn das Muster mal plötzlich aufhört.

Das Tragische ist auch hier, daß dieser Zustand zeitlich begrenzt ist.

Wenn ich dann verzweifelt versuchte, die Wachheit mit beiden Händen festzuhalten, um jede Minute voll auszunutzen, sagte meine Mutter manchmal, ich solle doch lieber etwas langsamer machen, damit die neue Energie vielleicht etwas länger anhalten möge, doch nach ziemlich genau vier Stunden fällt die Wachheitskurve rasch ab, egal ob ich die vier Stunden im Bett verbracht oder aktiv genutzt habe. Ich vergleiche das ganze gerne mit einem Feuer:

Das fängt schon bei der Medikamente-Dosis an. Entweder reicht sie aus, um den Motor zu starten, oder nicht. Maschine ein oder Maschine aus – dazwischen gibt es keine Abstufungen. Es gibt ein angezündetes Feuer oder einen nicht angezündeten Holzstapel, aber haben Sie schon mal ein «halb angezündetes Feuer» gesehen? Möglicherweise fliegen mal ein paar schnell erlöschende Funken, und das war's dann. Schlafen. Deshalb nehme ich lieber die Dosis auf einen Schlag statt zeitversetzt: Die Chancen, *daß* es zündet, sind höher, wenn drei Funken gleichzeitig treffen, als wenn im Abstand von je einer Stunde jeweils nur ein einzelner Funke fliegt.

Berücksichtigt werden muß auch meine seit jeher sehr unterschiedliche Grund-Tagesform, die weder in Abhängigkeit vom Nachtschlaf noch in sonst irgendeinem erkennbaren Muster stark schwankt. Also, manchmal ist das Feuerholz schon trokken, manchmal aber auch sehr feucht, und dann reichen eventuell auch die drei Funken nicht aus.

Wenn es aber erst einmal gezündet hat, dann ist es nicht mehr zu bremsen. Daran merke ich, daß meine Wachheit doch eben nur künstlich erzeugt ist: Ich kann anscheinend entweder nur ein bißchen zu schnell wach sein – dann bin ich sogar kurzzeitig fitter als die anderen –, oder ich erwache gar nicht erst richtig. Dazwischen gibt es nichts.

Sagen Sie mal zu einem Feuer: So, jetzt habe ich eine Ladung Holz aufgelegt, nun teile dir das aber hübsch ein, damit es nicht zu schnell abbrennt!

Nein, das Feuer brennt stur ab, bis das Holz verbraucht ist – egal ob die entstandene Energie genutzt wurde oder nicht.

Ich ziehe es vor, sie zu nutzen, und mich erst hinzulegen, wenn nur noch kalte Asche da ist – was nach etwa fünf Stunden der Fall ist.

Wir haben jetzt August 1997: Inzwischen habe ich auch das Ephedrin unter Alltagsbedingungen getestet, um das Ritalin etwas zu entlasten, das wieder nach sieben Wochen die Wirkung verlor.

Das war wieder eine Nervenprobe! Manche Narkoleptiker kommen seit zwanzig Jahren mit der Tagesdosis von 2 x 50mg aus, das sind zwei von Apothekerhand einzeln abgefüllte Kapseln. Weil es keinen Beipackzettel gab, hatte ich am Vorabend extra mit Frau Grimm telefoniert, um Ephedrin-Erfahrungen von jemand anderem einzuholen. Ich sollte «schön-vorsichtig» sein!

Ich nahm die 2 x 1 Kapsel, gefaßt auf eine «Explosion» von Wachheit im Gehirn, auf Herzklopfen und Kreislaufsymptome – auf eine Veränderung meiner Muskelkraft und -koordination vom Zustand der Hypokinesie (Schneckenhaftigkeit) hin zur «Kinesia paradoxa» (entspricht einer «Explosion»/Beschleunigung der Beweglichkeit) – und reagierte mit Gähnkrämpfen, Schlafanfällen auf und unter meiner Aufkitt-Bank, baute einen Mist nach dem anderen (wegen automatischen Verhaltens, weshalb mich die Kollegen dann «Alzheimer» nannten) und hatte wieder heftigere Kataplexien, so daß die Kumpel mir schon Helm, Knie- und Ellenbogenschützer anziehen wollten. Ansonsten war ich wie üblich sehr steif, lahm, apathisch, amimisch und nur schwer in Gang zu bekommen.

Nach ein paar Tagen hatte ich die Nase voll und verdoppelte die Dosis auf 2 x 2 Kapseln, und wider meine Hoffnung («Der Hustensaft* in Kapselform bringt ja eh' nichts!»): Es «zündete!»

Ich habe es generell schwer, an Medikamente zu «glauben»; wenn also bei mir etwas wirkt, dann ist echt etwas dran!

Die anderen merkten es sofort: Ich war wieder da!

Wieder maß ich eifrig Blutdruck, Puls und machte Tests beim Hausarzt, doch nicht einmal zum «Zündungs»-Zeitpunkt zeigten sich erhöhte Werte, auch nicht bei der dreifachen Dosierung 2 x 150mg.

Bereits Ende der zweiten Woche wirkte dann auch nur noch die Höchstdosis wirklich zuverlässig, trotz vorherigem Hungern und ausgiebigerem Nickerchen.

Irgendetwas ist da faul bei mir: Bei Unterdosierungen passiert rein *gar nichts*, manchmal scheine ich sogar eher noch müder als sonst zu sein. Bei der Stimulantien-Dosis jedoch, die

* *Erklärung für Nicht-Apotheker: Ephedrin kommt in geringen Mengen als Bestandteil eines Hustensaftes vor.*

erforderlich ist, um mich überhaupt erst aufzuwecken, stellt sich ein feines, aber deutliches Muskelzittern ein – ohne Zittern keine Wachheit. Normalerweise würde ich sagen, aha, da hast du doch *zuviel* Weckmittel genommen, doch die Erregung betrifft nur die Muskeln, nicht mein Wesen, nicht Herz und Kreislauf.

Aber es erscheint so paradox – ich kann sogar zittern und trotzdem gleichzeitig gähnen oder schlafen; vier bis fünf Stunden nach der Einnahme schlafe ich auf jeden Fall, und zwar wie ein Stein, oft besser als an medikationsfreien Tagen! (Andere Leute nehmen morgens ein Stimulans und haben die Nacht darauf noch Einschlafschwierigkeiten!)

Ich kann zitternd einschlafen, wenn ansonsten nichts zu tun ist (wie damals in der Klinik), ein, zwei Stunden richtig gut schlafen, mit Träumen und allem drum und dran – und zitternd aufwachen, nicht wissend, ob mich der Schlaf oder die Medizin erfrischt hat. Also, in meinem komischen Schlaf-Hirn muß etwas ganz und gar schief entwickelt sein.

Meine alte Skepsis betreffend Medikamente habe ich nicht abgelegt, doch solange Abhängigkeit und dramatische Wirkungen ausbleiben, habe ich keine Angst mehr, bin sogar inzwischen erstaunlich experimentierfreudig geworden.

Die *Art* der Wachheit ist bei jedem Medikament anders; auch die Wachheits*verläufe*, die ich hier versuche, grafisch darzustellen, sind verschieden. (Mein Hausarzt erklärte das mit den verschiedenen Wegen, auf denen die Medikamente zur Wirkung kommen. Ein Glück, daß es so ist, denn nur so können sich unterschiedliche Präparate gegenseitig «entlasten».)

Das Ephedrin wirkt insgesamt eher milde, zündet ab zwei, zuverlässiger erst ab drei Kapseln auf einmal. Kein Herzklopfen, nur wieder das obligatorische Muskelzittern, welches mich aber nicht an gezielten Bewegungen hindert; wenigstens spüre ich dann, daß sich *überhaupt etwas* im Körper tut. Lieber tatternd und halb verhungert, aber wach, als müde und erstarrt!

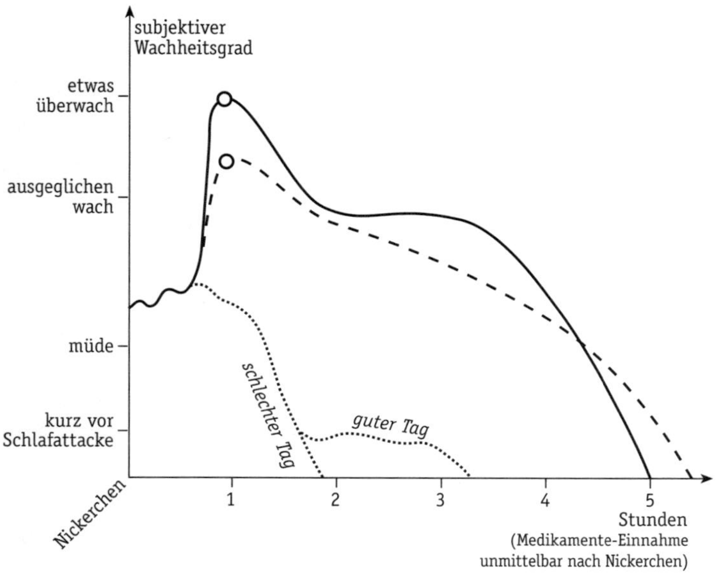

Wachheitsverlauf bei Ritalin ——, Ephedrin – –
(bei *optimaler* Wirkung) und ohne Medikation ······ .

Mittags schlafe ich allerdings schon knapp 5 Std. nach der Einnahme.
Der «Zündpunkt» ist durch O dargestellt.

Ephedrin scheint weniger vor Kataplexien zu schützen als Ritalin, doch als Ausweichmedikation ist es akzeptabel und bis jetzt auch die einzige Alternative. Der Gewichtsverlust ist bei beiden Präparaten ähnlich.

Ein extra provozierter Schockentzug am Wochenende erwies sich als weniger schlimm als beim Ritalin – vorerst. Dennoch, mein Gehirn scheint besser auf Methylphenidat als auf Ephedrinum hydrochloricum anzusprechen, und wenn der Gewöhnungseffekt in meinem Falle bereits beim Ritalin zügig voranschreitet, so ist er beim Ephedrin von geradezu galoppierender Geschwindigkeit.

Damit ich in meinem dusseligen Kopf nicht dauernd Pannen wegen vergessener Medikamente-Einnahme erleide, habe ich jetzt eine stabile, kompakte «Medi-Box» mit Fächern für jeden Tag der Woche. Die muß ich nur einmal pro Woche auffüllen, dann bin ich versorgt. Für den Weg zur Arbeit habe ich jetzt ein Tri-Cycle, das zwar nicht vor automatischem Verhalten schützt, aber wenigstens nicht so leicht umkippen kann. Außerdem hat es hinten einen riesigen Korb, in dem ich sogar schon einmal draußen geschlafen habe. Nun fühle ich mich ein großes Stück sicherer beim Fahren.

Ein weiteres praktisches Hilfsmittel ist der Vibrationswekker, den mir meine Mutter geschenkt hat, weil sie immer Angst hat, ich würde im Zug das Aussteigen verschlafen oder im Winter erfrieren, wenn ich mich mal draußen hinlege. Der Wecker, ursprünglich für hörbehinderte Menschen konzipiert, ist sicher eine prima Lösung für Narkolepsie-Patienten, die zwar so leicht schlafen, daß sie noch im Schlaf vieles von der Umgebung mitbekommen, aber Probleme mit Schlaflähmung und hypnagogen Halluzinationen haben.

Ich selbst höre jeden Wecker und kann doch manchmal nicht auf ein akustisches Signal reagieren. Manchmal reicht ein kurzes «Susi!» aus, um mich aus einem Nickerchen zu reißen, manchmal erfordert es aber auch ein Anschubsen oder einen Tritt vor meinen Pappkarton, selbst wenn ich das Rufen vorher auch gehört habe. *Wenn* ich wirklich in der Schlaflähmung gefangen bin, flehen meine Gedanken, die anderen mögen doch nicht so zaghaft sein und mich am besten ordentlich durchschütteln, damit ich mich wieder bewegen kann (ebenso bei katatonischer Starre). In meiner Wohnung ist sowieso niemand da, der das machen könnte.

Ein normaler Wecker reizt durch akustische Signale das Ohr, einen *Fern*sinn. Der Vibrationswecker, den man direkt am Körper trägt, stimuliert durch seine sanften «Schläge» das Tastgefühl der Haut, einen *Nah*sinn; so etwas reißt einen viel zuverlässiger aus der Schlaflähmung heraus. Außerdem kann man den Wecker so einstellen, daß er nach z.B. einer Viertelstunde noch mal weckt. Den hätte ich damals im November in der

Klinik dabei haben sollen, dann hätte ich sicher unproblematischer «Ausgang» erlaubt bekommen.

Nun ist meine «Doktorarbeit» hier, wie ich das scherzhaft nenne, erst mal abgeschlossen. Zumindest einen Vorteil habe ich aus meinen diversen Macken und der ganzen Schreiberei gezogen: Ich habe die unterschiedlichsten Menschen, Mediziner, andere Autoren und vor allem Betroffene und Angehörige Betroffener aller Art kennengelernt, hier und da interessante Informationen aufgeschnappt, die ich sonst nie erfahren hätte, bin sogar weit herumgereist, wenn auch oft unter größeren Schwierigkeiten. Frau Grimm meinte, wenn die Selbsthilfegruppen bald, wie geplant, international zusammen arbeiten würden, könnte ich vielleicht etwas beim Kontakt zu den skandinavischen Narkolepsie-Vereinen helfen. Ausgerechnet ich, die angeblich kontaktgestörte Pennerin! Ach, wie gerne werde ich helfen, wenn ich kann!

Wieder ein Grund, wach bleiben zu wollen …

Wenn ich mal in einer hellen Stunde etwas medizinische Fachliteratur lese, vor allem die erstaunlichen Parallelen zwischen auf den ersten Blick unterschiedlichsten Krankheiten und Störungen entdecke, daß mir fast übel wird und ich heilfroh bin, daß ich Narkolepsie habe (weil ich sonst annehmen müßte, es wäre etwas von den anderen, eher bösartig verlaufenden Gehirnkrankheiten), dann stelle ich fest, wie interessant das alles ist, und entsprechend leicht kann ich diese Informationen und Fachwörter aufnehmen. (Vielleicht war es damals in der Schule doch von Nutzen, mich bis zum Großen Latinum durchzuquälen.)

Dieses Interesse geht über das, was mich persönlich betrifft, hinaus. Ich glaube, der spannendste Bereich in der Medizin ist der, der sich mit dem menschlichen Gehirn und dem Rest des Nervensystems befaßt; da gibt's Sachen, die gibt's gar nicht, meint man.

Neulich dachte ich, wenn ich *könnte*, wenn ich bloß nicht so ein Penner wäre, der nicht mal straßenverkehrstauglich ist und kaum seinen Haushalt geregelt kriegt, der spätestens, wenn man ihm die Medizin entzieht, wieder alle paar Stunden aus verschiedenen Gründen auf der Nase liegt, vertrottelt wie einer mit dem Alzheimer Syndrom, steif und tatterig, als hätte er sich irgendeinen jugendlichen Parkinsonismus o.ä. eingefangen ... – ja, wenn das alles nicht wäre, dann würde ich Neurologie und Schlafmedizin studieren (wenn es damals schon nicht mit der Astronomie geklappt hat).

Dann würde ich so lange suchen, bis ich alle fehlenden Mosaiksteine dieser jungen Wissenschaft zusammen hätte, bis alle Schlaf-Wach-Kranken für immer in die Welt der Wachen geholt werden und nachts dafür richtig schlafen könnten.

Sie sehen, liebe Leser, jetzt bin ich vollends größenwahnsinnig geworden.

Meine Mutter, die in solchen Dingen sehr schnell begeisterungsfähig ist und es wohl immer gerne gesehen hätte, wenn ich studiert hätte, schrieb mir auf dieses Gedankenspiel hin, daß, wenn sie könnte und unabhängig wäre, sie mit mir zur Uni gehen und aufpassen würde, daß ich nicht einschliefe bei den Vorlesungen – und daß man mich nicht gleich bei jeder kleinen Kataplexie in einen Krankenwagen oder auf die Polizeiwache schleppte.

Ist das nicht lieb gedacht? Wenn ich die Mama nicht hätte, könnte ich gar nicht nach Arolsen fahren. Es ist nur schade und ihr gegenüber nicht gerecht, daß sie wegen der Medizin-Pause in den Ferien so selten erlebt, wie es ist, wenn ich «wirklich da bin». Das wirkt so, als käme ich bloß nach Hause, um «Entziehungskur» zu machen und mich pflegen zu lassen.

Ich hoffe bloß, der zur Zeit eingependelte labile Familienfrieden wird nie auf die Probe gestellt werden müssen. Ob mein Vater (oder auch mein Bruder) mir ein Kissen in den Nacken legen und nasse, kalte Lappen bringen würde, wenn es mir wegen Kataplexie, Migräne, extremer Schläfrigkeit, Entzug-Tran o.ä. so schlecht geht, daß ich kaum auf die Füße komme?

So etwas tritt fast nur an Wochenenden und in den Ferien

auf. (Dann bringt mich kein noch so starker Schmerz dazu, eine Tablette zu nehmen. Nur wenn ich fit für die Arbeit sein muß, dann gibt es eventuell einen regelrechten «Drogencocktail» gemixt.)

Es tut gut, daß dann wenigstens in Arolsen jemand da ist, der mir hilft. Deshalb ist meine Zimmertür nie mehr wie früher verschlossen. In meiner X-Stadt-Wohnung und unterwegs habe ich niemanden; entsprechend oft passiert Chaos. Nie aufgeben …

Manchmal glaube ich, der Schlüssel zu vielen medizinischen Rätseln liegt in fachübergreifendem Denken versteckt. Es müßte einen Mediziner mit einem Supergehirn geben, der all die viel zu spezialisierten Einzel-Fachbereiche auf einmal überblickt.

Wieviele Entdeckungen geschehen eher durch Zufall oder als unbeabsichtigtes «Nebenprodukt» auf der Suche nach etwas ganz anderem?! Welche Chancen gehen verloren, weil es manchen Leuten vorwiegend um Karriere, Status und Geld geht?

Ich habe nicht studiert, und ich habe nichts an Prestige zu verlieren. Ich bin bloß ein Patient, der Fragen stellt (Vorsicht, hier kommt die Schmeißfliege!), eine kleine Laborratte, die manchmal denkt, sie säße auf der falschen Seite der Käfigwand.

Zurück zur Realität: Egal wieviele Kontakte unterschiedlichster Art ich auch habe, egal wieviel ich schreibe – wirklich *stolz* bin ich nur darauf, wie die Menschen in meiner nächsten Umgebung mit mir umgehen – ganz normal und doch voller Verständnis für meine Schwächen – und daß ich immer noch meine Arbeit, das Ausrichten und Zentrieren von Linsen an den Kitt-Loh-Maschinen, bewältige. Daß ich dazu gehöre, egal, ob zitternd oder schlafend, wobei ersteres das weitaus kleinere Übel ist.

Ich habe meiner Zentrierraum-Mannschaft erklärt, wie man zu einem besonders treuen Hund kommt: indem man einen *getretenen* Hund bei sich aufnimmt. Das haben sie damals getan (sogar ohne daß ich ein Attest vorlegen mußte). Wenn es mir mal ganz schlecht geht, ist oft die einzige Motivation, mich noch mal zusammenzureißen und vorwärts zu zwingen, der Gedanke, daß ich den Zentrierraum doch nicht im Stich lassen kann.

Ich bin dankbar für jeden Tag, den ich *wirklich da bin.* Auch wenn ich nie eine echte Power-Frau wie Bettina werde.

Auch wenn die Wachheit nur für jeweils ein paar kostbare Stunden andauert; ich zehre auch während der müden Stunden von den neuen Gedanken.

The sleeper has awakened!

Susanne, August 1997

Zitate-Quellen

1 Dr. Sayer (alias Oliver Sacks) in «Zeit des Erwachens»; Spielfilm von 1990 nach Oliver Sacks: *Awakenings* (1973).

2 Karlheinz Meier-Ewert, *Tagesschläfrigkeit*, S. 66-67 (1989).

3 Karlheinz Meier-Ewert, *Tagesschläfrigkeit*, S. 65 (1989).

4 Gottfried Wilhelm Leibniz, (1646-1716); *Discours de Métaphysique / Metaphysische Abhandlung*, Hamburg (1958).

Schlafprotokolle

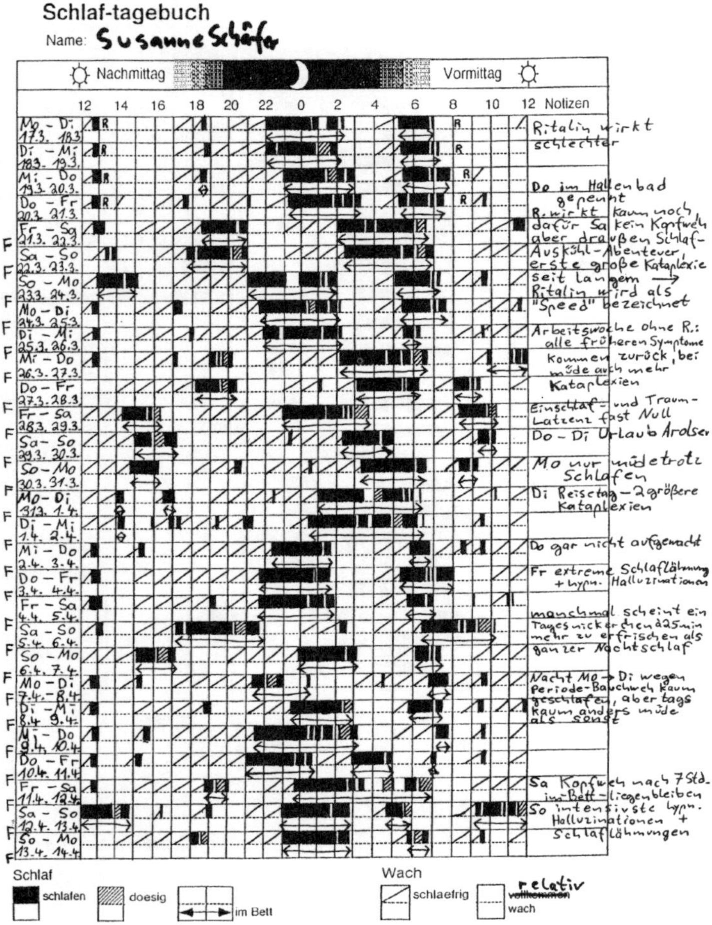

Beginn der «Zeit des Wiedererstarrens», April 1997 (F=medikationsfreier Tag)

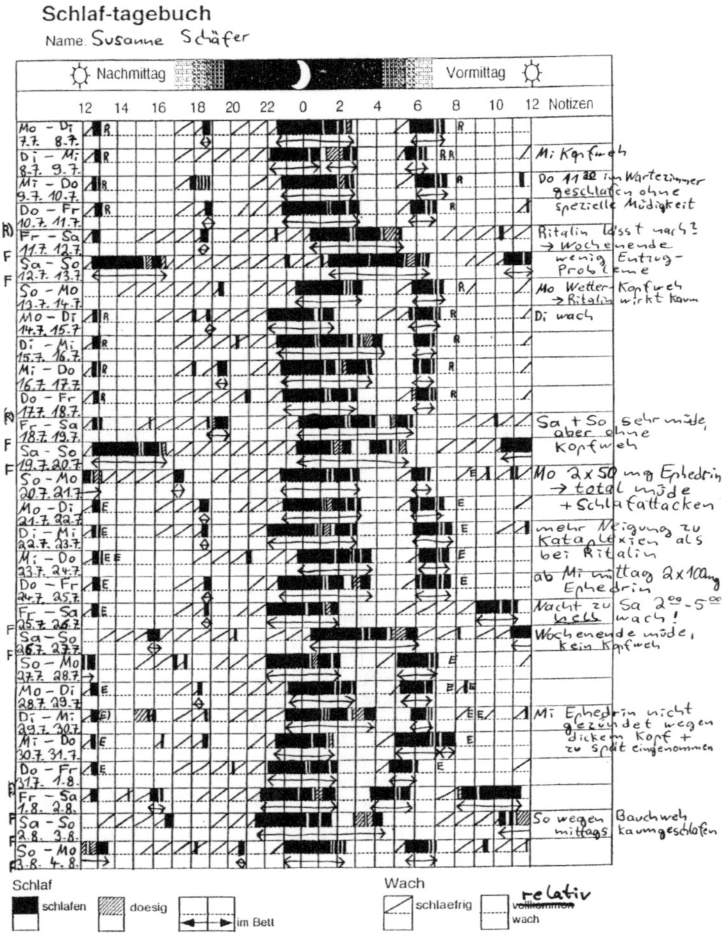

Erneutes «Erwachen», Juli 1997
«Relativ geordneter» Schlaf-Wach-Verlauf (mit einem langen «hellen Tag» und einem kurzen «dunklen Tag»), bei dem ich nur am Wochenende sofort wieder in den «Bunker-Rhythmus» zurückfalle, obwohl ich hier im Gegensatz zum zeitgeberfreien Labor noch Tageslicht und Uhren sehen kann.
(R=Ritalin-, E= Ephedrin-Einnahme-Zeitpunkte)

Informationen über Narkolepsie: Symptome, Therapie, Selbsthilfegruppen

Hier werden die wichtigsten Symptome der «Schlafkrankheit» noch einmal übersichtlich aufgelistet, kurz erläutert, sowie unterschiedliche Behandlungsansätze gezeigt. Die typischen Symptome sind:

1. Tagesschläfrigkeit (Schlafattacken und/oder Dauermüdigkeit)
2. Kataplektische Attacken (Kataplexien/affektiver Tonusverlust): Anfälle von Muskelschwäche, die durch plötzliche Affekte (Lachen, Ärger, Schreck, Überraschung, Angst) ausgelöst werden.
   Ausprägung sehr variabel, Bewußtsein nicht/kaum gestört.
3. Schlaflähmung
4. Hypnagoge Halluzinationen
5. Störungen des Nachtschlafes: vorgezogener REM-Schlaf, häufiger Schlafstadienwechsel mit häufigem Erwachen und z.T. stundenlangem Wachliegen. Siehe Abb.: oben ein gesundes Nachtschlafprofil, unten drei gestörte Nachtschlafprofile (die schwarzen «Balken» zu Anfang sind das berüchtigte «Sleep-Onset-REM»)

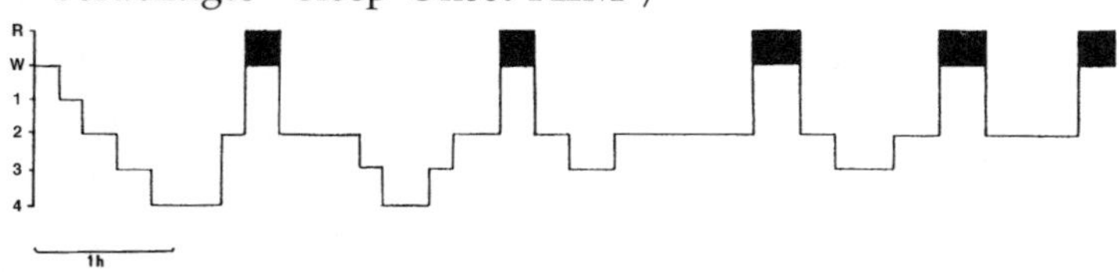

Normales Nachtschlafprofil eines jungen Erwachsenen. R=REM-Schlaf; W=Wach; 1,2,3,4=NREM-Stadium 1-4

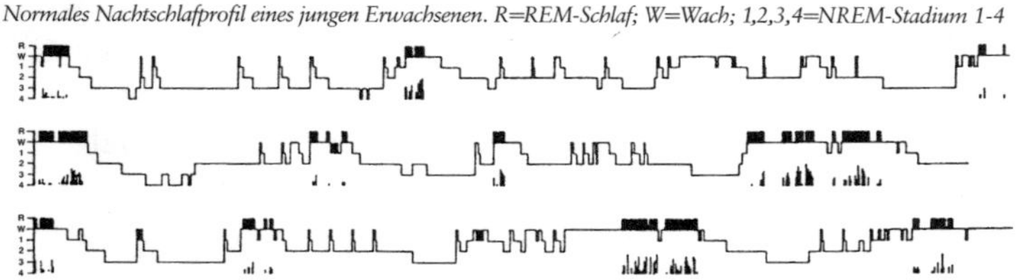

6. Automatisches Verhalten (unkontrollierte, «im Halbschlaf» ausgeführte fehlerhafte und unsinnige Handlungen)
7. Aufmerksamkeits- und Gedächtnisstörungen

Therapie der Narkolepsie

Vortrag von Dr. Susanne Kraemer, Berlin, für das Treffen der Jugendlichen der DNG; hier die Zusammenfassung:

Bisher gibt es keine Behandlung, die zur Heilung der Narkolepsie führen könnte. Die Therapie kann daher nur versuchen, die Beschwerden zu lindern und das Leben mit der Krankheit zu erleichtern. Dabei gibt es die Möglichkeit, Medikamente einzusetzen, aber genau so wichtig sind viele Strategien, die Menschen mit einer Narkolepsie beherzigen können, um sowohl ihre Lebensqualität zu verbessern als auch den Bedarf an Medikamenten einzuschränken.

Wie die Betroffenen am besten wissen, ist die Narkolepsie ein sehr komplexes Krankheitsbild, das in unterschiedlicher Weise die Zustände «Schlaf» und «Wachen» verändert und vermischt. Man kann die Symptome der Narkolepsie einteilen in non-REM-Phänomene, REM-Phänomene und Schlafstörungen. Der sogenannte non-REM-Schlaf ist der Schlaf, der etwa drei Viertel der Nacht ausmacht und zu dem auch der Tiefschlaf gehört. Im REM-Schlaf ist die Muskulatur auf der Ebene des Hirnstammes vom Gehirn abgekoppelt, die Augen bewegen sich schnell hin und her, und meist können lebhafte Träume berichtet werden, wenn jemand aus diesem Schlafstadium geweckt wird. Das Wesen der Narkolepsie besteht darin, daß zum einen diese Schlafstadien zur falschen Zeit vorkommen, z.B. plötzliches Einschlafen, obwohl man gerade etwas tut (non-REM). Zum anderen können einzelne Schlafphänomene zur falschen Zeit auftreten, ohne daß das Gehirn schläft, z.B. Kataplexien (REM-Schlaf-typische Muskelerschlaffung während des Wachseins). Zusätzlich ist häufig der Nachtschlaf gestört, nicht nur durch das vorzeitige Auftreten von REM-Schlaf, sondern auch durch zu häufiges Erwachen, Schlaflähmungen oder hypnagoge Halluzinationen (die letzten beiden sind REM-Schlaf-Phänomene, die im Wachsein auftreten). Zusätzlich treten bei der Narkolepsie viele Schlaferkrankungen häufiger auf. Dazu gehören z.B. Formen der nächtlichen motorischen Unruhe (wie periodische Extremitätenbewegungen im Schlaf) oder schlafbezogene Atmungsstörungen (wie das Schlafapnoe-Syndrom). Daraus leiten sich die Therapie-Empfehlungen ab:

1. *nicht-medikamentöse Strategien:*

- ausreichend langer Nachtschlaf
- regelmäßige Mahlzeiten
- mehrere Nickerchen am Tage von 10 bis höchstens 20 Minuten Dauer
- Vermeiden von zu langem Tagschlaf
- Entspannungstechniken zur Verbesserung der Schlafqualität
- kleine kohlenhydratarme Mahlzeiten
- regelmäßige, aber nicht übermäßige körperliche Tätigkeit
- normales Körpergewicht
- Strategien zum Vermeiden von Kataplexien (z.B. Zähne zusammenbeißen, Rechnen, Festhalten)
- optimale Planung von Arbeitsabläufen mit adäquaten Pausen
- alle Maßnahmen zur Verbesserung der Müdigkeit und Verminderung der Kataplexien, die jeder einzelne für sich gefunden hat.

2. *medikamentöse Strategien:*

Mit Hilfe von Medikamenten kann man bestimmte Symptome der Narkolepsie unterdrücken. Dabei haben die Medikamente meist eine schwerpunktmäßige Wirkung auf die non-REM-Symptomatik, die REM-Symptomatik oder den Nachtschlaf. Dementsprechend muß die Entscheidung, wer welches Medikament zu welcher Zeit und in welcher Dosis nimmt, für jeden

Narkolepsie-Kranken ganz individuell mit seinem/ihrem Arzt abgesprochen werden. Es gibt keine allgemeingültigen Regeln.

Man setzt Medikamente mit folgenden Zielen ein:

A. Verbesserung der Wachheit und Verminderung der automatischen Handlungen (non-REM)
B. Verminderung der Kataplexien, Schlaflähmungen und hypnagogen Halluzinationen (REM)
C. Verbesserung des Nachtschlafes

Zu A.: Hier gibt es eine Staffelung der Medikamente, bezogen auf ihre Nebenwirkungen, ihre Gefahr, Sucht zu erzeugen und ihre vigilanzsteigernde Wirkung. Obwohl das Risiko süchtig zu werden, d.h. das Medikament ohne medizinischen Nutzen, z.B. um einen Kick zu bekommen, einzunehmen, für Narkolepsiepatienten geringer ist, ist es doch vorhanden! Zusätzlich bergen alle Stimulantien, unabhängig von ihren speziellen Nebenwirkungen, immer die Gefahr, die Nachtschlafqualität zu verschlechtern. Das wiederum verschlimmert die Symptome und steigert den Stimulantienbedarf. Allein schon deswegen ist sparsamster Gebrauch nötig.

Eingesetzt werden die Medikamente aus der Gruppe der möglicherweise die Hirnleistung verbessernden Medikamente, sogenannte Nootropika (z.B. Koffein, Piracetam), der Antiparkinsonmedikamente (Amantadin, L-Dopa) und der Bluthochdruckmedikamente (Betablocker). Diese Medikamentengruppen sollten versucht werden, bevor man übergeht zu potentiell suchterzeugenden Substanzen. Hierzu gehören auch die Appetitzügler wie Amfetaminil und Ephedrin. Medikamente mit deutlich vigilanzsteigerndem Effekt sind z.B. Pemolin (Tradon), Methylphenidat (Ritalin) und das nur über die Auslandsapotheke erhältliche Mazindol (Teronac). Abgesehen von der Gefahr der Suchterzeugung haben alle diese Medikamente Einfluß auf das vegetative Nervensystem und können u.a. Nebenwirkungen wie Kopfschmerzen, Übelkeit, Blutdrucksteigerung und psychische Veränderungen verursachen.

Zu B.: Gegen die mit dem REM-Schlaf in Verbindung stehenden Symptome setzt man Stoffe ein, die den REM-Schlaf beeinflussen, meist vermindern. Das sind überwiegend Antidepressiva, wie z.B. Clomipramin (z.B. Anafranil), Imipramin (z.B. Tofranil), Viloxazin (Vivalan) oder auch Fluvoxamin (z.B. Fevarin), Moclobemid (Aurorix); Selegilin (z.B. Movergan) kommt aus der Behandlung des Parkinson-Syndroms und kann auch versucht werden. Diese Medikamente unterscheiden sich deutlich in ihrem Nebenwirkungsprofil, so daß man meist ein geeignetes und im Einzelfall gut verträgliches Präparat finden kann. Dies umso mehr, als man zur Unterdrückung von z.B. Kataplexien oft mit relativ kleinen Dosierungen auskommen kann.

Zu C.: Schlafstörungen sollten möglichst nur phasenweise mit Medikamenten behandelt werden, weil diese sonst in ihrer Wirkung abnehmen. Dabei benutzt man Benzodiazepine, die Abkömmlinge des Diazepam (Valium) sind, oder auch die Gammahydroxylbuttersäure (Somsanit-Sirup).

Medikamente sollten bei der Narkolepsie dann angewendet werden, wenn es anders nicht möglich ist, den täglichen Anforderungen gerecht zu werden. Sie können aber auch in bestimmten Situationen eingesetzt oder in höherer Dosis genommen werden, wenn besondere oder längerdauernde Belastungen anstehen, z.B. Prüfungen, aber auch ein Theaterbesuch. Die meisten Narkolepsiekranken müssen in bestimmten Situationen auf Medikamente zurückgreifen, einige brauchen sie auch kontinuierlich.

Quellen:
Narkolepsie, Kurzinformation der DNG, Haan, 1996
Tagesschläfrigkeit, Meier-Ewert, K., Hephata-Klinik, 1989
Der Wecker, Nr. 23, S. 26-29, DNG, Haan, 1997

Die Selbsthilfegruppe – weil Medikamente und Strategien nicht alles sind!

Wie mein Bericht zeigt, kann eine Selbsthilfegruppe von sehr großer Bedeutung für die Patienten sein. Der Austausch mit Menschen, die selbst betroffen sind, ist etwas, das nicht einmal die liebste, vertrauteste Person ganz ersetzen kann – nur jemand, der dasselbe durchgemacht hat.

Die Deutsche Narkolepsie-Gesellschaft e.V. (DNG) bietet nicht nur solche Kontakte (auf Regionaltreffen und der großen Jahrestagung) und individuelle Betreuung/Hilfe, sondern setzt sich auch durch Aufklärung von Öffentlichkeit, Medizinern und Ämtern sowie durch Unterstützung der Forschung für Menschen ein, die an Narkolepsie und ähnlichen Erkrankungen der Schlaf-Wach-Regulierung leiden. Außerdem gibt sie die Mitgliederzeitschrift *Der Wecker* sowie Sonderhefte für diverse Themen heraus.

Die DNG arbeitet mit der Deutschen Gesellschaft für Schlafmedizin e.V. (DGSM) und mit ähnlichen Vereinigungen im In- und Ausland zusammen.

Ihre Mitarbeiter sind ausnahmslos ehrenamtlich engagiert.

Da die DNG zur Zeit nur ca. 500 zahlende Mitglieder hat und bei den Anträgen auf Fördergelder gegenüber größeren Organisationen oft zu kurz kommt – eben auf Grund des geringen Bekanntheitsgrades der Narkolepsie, und weil es so wenig Mitglieder sind, wird sie fast ausschließlich vom Idealismus von Einzelpersonen und von Spenden getragen.

Diese Situation ist verwunderlich, da doch das Thema «Schlaf und Schlafstörungen» an sich zur Zeit eine Art Mode-Thema in den Medien ist, wenn man auch den Tag, an dem dabei einmal das Wort «Narkolepsie» oder gar «Kataplexie» fällt, im Kalender rot ankreuzen muß.

Betroffene werden in der Regel mit «Schlafhygiene-Regeln» abgespeist, von Allgemeinmedizinern oft nicht ernst genommen (hausgemachte Schlafstörungen, arbeitsscheu ...), selbst von Angehörigen und Arbeitskollegen manchmal für faule, dumme «Penner» gehalten (solange man es nicht besser weiß) und können auf diese Weise psychische und soziale Folgeschäden erleiden, die bei rechtzeitiger Aufklärung und Hilfe vermeidbar gewesen wären.

Wenn Sie, liebe Leser, die engagierten Mitarbeiter der DNG unterstützen möchten, ähnlichen Betroffenen wie Susanne zu helfen und ihnen vielleicht eine so lange Odyssee zu ersparen, haben Sie mit dem Kauf dieses Buches bereits ein gutes Werk getan.

Die als förderungswürdig anerkannte DNG wäre aber sicher sehr froh und dankbar für jede zusätzliche Spende (Quittung wird erstellt).

Spendenkonto:
Postgiro Ffm 2099 71-603
BLZ 500 100 60
Stichwort «Pappkarton»

Gegen Rückporto (DM 4.40) kann auch ein Informationspaket angefordert werden:

Deutsche Narkolepsie-Gesellschaft e.V.
Vorsitzender Günter Baus
Postfach 1107 Tel. 02129 - 53723
42755 Haan Fax 02129 - 32945

Neujahr 1998: Aktuelle Geschehnisse und Theorien

(kurz vor Drucklegung)

Nun ist genau ein Jahr vergangen, seit ich das Vorwort zu diesem Buch schrieb, doch es brennt mir regelrecht unter den Nägeln meiner Schreibhand, vor dem Druck noch einige neue Gedanken hineinzuquetschen. Nach altmodischer Tradition denkt man über das Vergangene nach, zieht Bilanz, schmiedet neue Pläne. Zumindest sollte man das tun, denn wenn man keinen Lebensplan mehr hat, dann ist der Kampf schon verloren. Aber: «Ein Klingone läuft nicht vor seinen Schlachten davon!»[1]

Wieder war Weihnachtszeit, und wieder machte ich «Drogenexperimente», dieses Mal aber offiziell abgesegnet und von Dr. Mayer und meiner Mutter sogar während der Feiertage streng überwacht. Wir testeten ein in Deutschland noch nicht zugelassenes Medikament namens Modafinil, nachdem mein Schlafprotokoll im letzten Monat wieder zusehends «schwärzer» geworden war. Das Modafinil wurde schon von manchen Narkoleptikern als neue «Wunderdroge» gelobt, doch die Geschichte der Medizin hat gezeigt, daß es keine Wunderdrogen gibt (egal ob sie Kokain, Cortison, L-Dopa oder Modafinil heißen).

Verlockend war der Gedanke, daß Modafinil weniger Nebenwirkungen als andere Stimulantien haben soll und ich es evtl. *durchgehend*, d.h. auch am Wochenende nehmen könnte. Doch dieses Medikament ist derart teuer, daß es eigentlich unerschwinglich ist, erst recht bei den Susanne-üblichen Dosierungen. Optimistisch gerechnet, d.h. bei relativ geringer Dosis von 2x3 Tabletten à 100mg pro Tag, würden allein die Kosten für das Modafinil für 4 Arbeitswochen DM 800

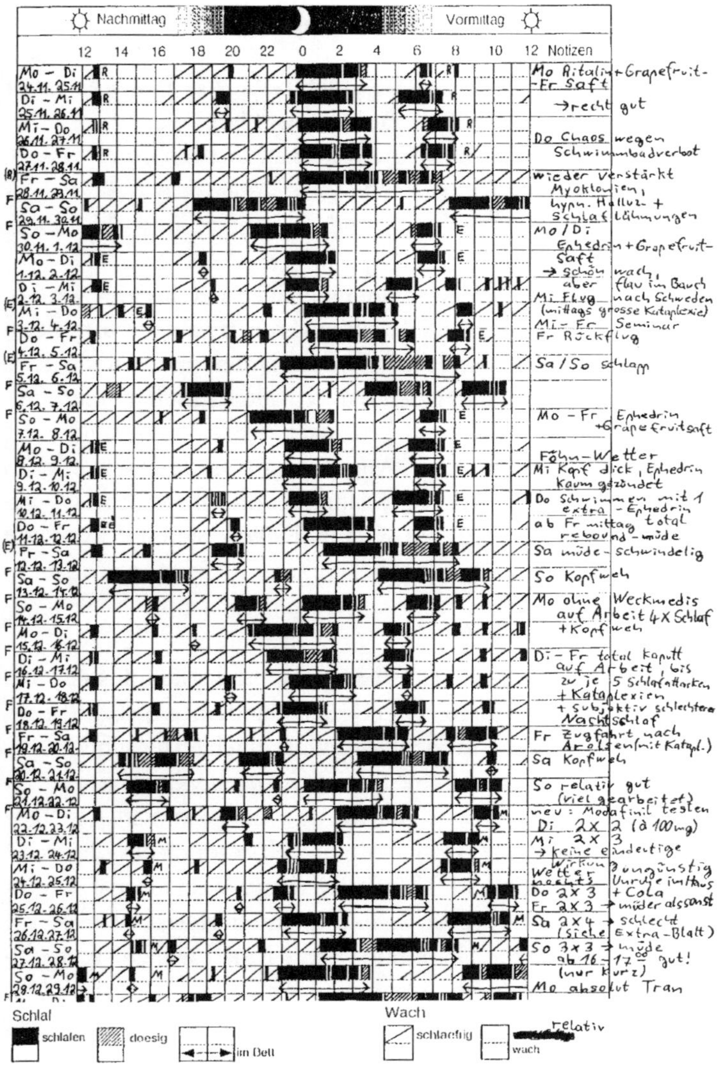

Schlafprotokoll vom Dezember 1997: Versuch mit Grapefruitsaft (R+E), Chaos an medikationsfreien Tagen (F), Ausschleichen in der letzten Arbeitswoche vor Weihnachten … und eine traurige Woche mit Modafinil (M)

betragen, für einen Monat bei durchgehender Einnahme DM 1.200! Irgendwo stimmt da das Preis-Leistungs-Verhältnis nicht mehr! Die Frage, ob solch hohe Ausgaben bei einer nicht-lebensbedrohlichen Krankheit wie Narkolepsie gerechtfertigt seien, löste sich von selbst, als sich nach einer Woche herausstellte, daß ich von Modafinil eher noch müder als sonst wurde und mich allgemein ziemlich unwohl fühlte. Wieder eine kleine Hoffnung weniger!

Mein ganzer Stolz ist eine Jahresbilanz von null Krankmeldungs-Tagen und ein Stechuhr-Stundenkonto von exakt plus einer *Minute* (wir dürfen plus/minus 10 *Stunden* zum Jahresende haben). Genauer hat es wohl keiner in der Optisch' geschafft.

Auf der Zugfahrt nach Arolsen gab es mal wieder das Chaos: Kataplexie auf der Rolltreppe des Frankfurter Tiefbahnhofs, Brustbeutel mit Geld, Tickets, Chip-Cards und Ausweisen während eines Nickerchens im Zug gestohlen.

Oh ja, es war 1997 ein *Kampf* auf fast allen Fronten:

- Ein Kampf gegen die Müdigkeit und Kataplexien; die Waffen: verschiedene Medikamente, «coping strategies», Verständnis und Unterstützung durch liebe Menschen.
- Ein Kampf gegen die Knauserigkeit beim Verschreiben von Btm-Rezepten.
- Ein Kampf um die Aufhebung des «Hausverbotes» beim X-Städter Schwimmbad: Man hatte mir (wieder einmal) verboten, ohne Begleitperson schwimmen zu gehen, obwohl die letzte Zeit *mit* Medikation im Bad gar nichts mehr vorgefallen war. Erneut mußte ich eine ärztliche Bescheinigung herbeibringen – und nun darf ich wieder alleine ins Wasser, aber nur, wenn ich voll «Dopingmittel» bin!
- Einige Nerven und Geduld hat auch der Kampf gegen die Unwissenheit (Ignoranz möchte ich mal nicht unterstellen) der Amtsärzte gekostet. Wenn man dabei seine Rechte nicht kennt, ist man völlig aufgeschmissen.

Dank der Hilfe des zweiten DNG-Vorsitzenden, Herrn Steiner, der meinen Fall betreut, und dank des ausführlichen medizinischen Gutachtens von Dr. Mayer bekomme ich nun einen Grad der Behinderung von 100 zugestanden[2] (plus Merkzeichen).* Nicht daß ich dies jemals ausnutzen möchte, doch es ist gut, wenn man sich ein wenig sicherer und anerkannter fühlen darf. Jede andere Entscheidung des Versorgungsamtes wäre mir – nach allem erlittenen Unrecht – erneut wie eine Bagatellisierung meiner Schwierigkeiten vorgekommen, nach dem Motto: Du stellst dich nur blöd an! Das habe ich mir 30 Jahre lang schon oft genug selber vorgeworfen, ich mit meinem starrsinnigen Klingonenkrieger-Ehrenkodex:

* Das heißt: Die Merkzeichen «G» (Gehbehinderung) und «B» (Begleitung nötig) habe ich bereits, wenn ich auch nicht viel damit anfangen kann; darum geht es auch gar nicht. Um den GdB wird noch vor höherer Instanz gestritten, weil eine inkompetente Amtsärztin meinte, sie könne das Gutachten eines führenden Somnologen Deutschlands, die Stellungnahmen mehrerer Vorstandsmitglieder der DNG und nicht zuletzt die meiner Mutter einfach vom Tisch fegen, ohne auch nur mit einer Silbe darauf einzugehen.
Die nächsthöhere Stelle speiste uns mit schematisierten Amtsfloskeln und der «Begründung» ab, da ich ja noch arbeiten gehen könne, sei es wohl nicht so schlimm. Ein Schlag ins Gesicht für jeden Schwerbehinderten, der weder Frührente noch Pflegeversicherung beantragt (was alles schon bei Narkoleptikern vorkam – und auch bewilligt wurde), sondern täglich seinen müden, steifen Körper mit starken Medikamenten hochpeitscht, um überhaupt arbeiten zu können!
Wäre ich allein, hätte ich schon längst vor den Ämtern kapituliert. Es kostet viel Nerven und Zeit, die wir alle für Wichtigeres bitter nötig hätten.
Doch inzwischen ist das Ganze zu einer Prinzip-Sache ausgeufert, die zu verteidigen auch für spätere Narkolepsie-Patienten wichtig sein mag. Ich habe eine Menge guter Fürsprecher, die ihre starke Hand über mich halten. Wenn *Gesetz* zugleich auch *Recht* bedeutet, dann kann es nur gut ausgehen.
Wieder einmal zeigt sich, wie sehr es darauf ankommt, klarzumachen, daß unsere Krankheit nicht bloß aus ein paar Tagesnickerchen besteht!

«Klingonen werden nicht krank.
Klingonen liegen nicht im Bett.
Ein Krieger beschwert sich nicht
über physische Unannehmlichkeiten.»

Der «Gag» bei dieser Angelegenheit ist, daß die 100 GdB komplett aufgrund der Diagnose «sehr schwere Form der Narkolepsie-Kataplexie», die zudem noch schlecht einzustellen ist, zustande kamen. Demgegenüber verschwindet der Grad, der mir für die Hüftdysplasien zustehen würde, und den «Autismus» hat man mir völlig aberkannt – was ich nach einigem Ringen um meine neue Identität dann lachenden Auges geschehen ließ, zumal der damals für die Diagnosestellung zuständige Experte es wohl unter seiner Würde befand, diese Diagnose zu verteidigen oder auch nur mit einer Silbe auf die jüngsten Erkenntnisse und Untersuchungsergebnisse der Schlafmedizin einzugehen. Zuerst hatte ich noch freundlich meine Fragen gestellt, eine fachliche Zusammenarbeit der verschiedenen viel zu spezialisierten Teilgebiete der Medizin angeregt. Ich hatte von einer fantastischen Entwicklung berichtet, die mir selbst manchmal beinahe unheimlich vorkam, weil ich auf einmal Dinge denken, verstehen und ausführen konnte, die man mir früher niemals prognostiziert hätte: «Susanne will continue to have symptoms of autism and there is currently no highly effective treatment method for all cases of autism.» («Susanne wird weiterhin Symptone von Autismus haben, und es gibt zur Zeit keine wirklich effektive Behandlungsmethode für alle Arten von Autismus.»)[3] Aber irgendetwas ist da mit mir geschehen, in Schwalmstadt und in dem Jahr danach! Etwas, das über ein paar weiße und ein paar schlecht wirkende gelbe Pillen weit hinausgehen muß.

Mag sein, daß einzelne Leute glauben, man habe mir im Schlafbunker das Gehirn gewaschen oder mich mit Drogen konditioniert. Aber ich habe mich noch nie derart Herr meiner Sinne wie in diesem Jahr gefühlt. Mag sein, daß man eine fundierte Kritik – eine Kritik ist für mich so lange berechtigt, wie sie nicht mit logischen Argumenten oder Erklärungen entkräftet wird – mit Frechheit verwechselt. Dann lieber wach und «frech» als schlafend und hilflos! Doch ich habe mich nie aufgedrängt; selbst jetzt, nach dem großen Diagnose-Knall, werde ich noch auf skandinavische *Autismus*-Konferenzen eingeladen. Dort muß ich nicht mehr nur langweilige Fragen beantworten, sondern kann komplette Vorträge quasi aus dem Ärmel schütteln; vor allem die *Thematik* hat sich geändert!

Ich habe vieles neu überdenken und werten müssen, ein oft schmerzhafter Prozeß, weil man von Menschen, zu denen man oft aufgeschaut hat, enttäuscht und mit metaphorischen Füßen getreten wurde, bloß weil sie Wahrheit, Rückgrat und deutliche Worte als Provokation ihrer Persönlichkeit auffaßten. Ich hätte weiß Gott eine sachliche Diskussion vorgezogen; an einem Austausch von persönlichen Beleidigungen bin ich nicht interessiert und weiß, wann es an der Zeit ist, einen Kontakt abzubrechen.[4] Erneut greife ich zur «Klingonen-Ethik»:

«Man erlangt keine Ehre durch ehrloses Handeln.»

«Erdulde den Schmerz, um das Leben zu verstehen.»[1]

Schließlich mußte auch ich ein paar eigene frühere Aussagen modifizieren. Bitte nicht falsch verstehen: Ich stehe zu allem, was ich damals gesagt und geschrieben habe. *Sterne, Äpfel und rundes Glas* beschreibt mein Leben unvollständig, aber von damaliger Sicht aus korrekt, so wie es knapp 30 Jahre lang nun einmal war. Man wußte es halt nicht besser.

Ja, und dann hat man mich aufgeweckt, und das Abenteuer des «Sehens und Verstehens» begann. (Diese Erklärung bin ich den Lesern meiner früheren Texte schuldig gewesen. An dieser Stelle möchte ich alle grüßen, die mir daraufhin so lieb geschrieben haben! Dank auch an Frau Helen Blohm für die Versöhnung mit «Hilfe für das autistische Kind». Freuen Sie sich mit mir über mein neues Leben, und kämpfen Sie mit mir und mit allen anderen, denen es noch viel schlechter geht, denn: «Das Überleben muß verdient werden.»[1] Es ist wahrhaftig nicht leicht, und gratis ist nun mal nichts auf diesem Planeten.) Im Herbst habe ich in Schweden den guten alten Bengt und Viviann, eine ebenso kompetente und aufgeschlossene Ärztin, die mich bereits von der großen Autismus-Konferenz vom März 1996 her kannte, wiedergetroffen. Beide meinten, sie hätten mich fast nicht mehr wiedererkannt, und zwar im durchweg positiven Sinne! Mehrere Teilnehmer sagten mir: Hey, du hast ja richtig Humor! (Auch das kann man mit Autismus angeblich nie lernen!) Ein anderer Psychiatrie-Oberarzt, den ich dort kennenlernte, war an den Themen «Schlaf & Co., Zusammenhänge, sich überlagernde Störungen usw.» so interessiert, daß er sich prompt zu einem Studienaufenthalt nach Schwalmstadt anmeldete.

Ich habe mittlerweile etliche «Komplizen» im Kampf gegen den Fachidiotismus gefunden. Es gibt tatsächlich noch Menschen, denen Geld und Status nicht alles bedeuten, bei denen die Theorie noch mit der Praxis übereinstimmt! So etwas zu erleben macht mich froh. Besonders wenn dann Echo von Betroffenen und Angehörigen kommt, die ihre Problematik und auch ihre Machtlosigkeit wiedererkennen, ist das sehr anrührend. Sogar in meiner eigenen Familie scheint seitens meines Vaters eine gewisse Akzeptanz zu wachsen. Es war noch nie so lange am Stück so «ruhig» wie im vergangenen Jahr.

Es ist fast nie zu spät für einen Neuanfang – gute Gedanken, wenn das Jahr zu Ende geht. Ich habe keine Angst mehr vor dem nächsten Jahr, auch wenn ich weiß, daß mein Zustand so stabil ist wie ein Nagel, der auf die Spitze gestellt und ansonsten den vier Ur-Elementen überlassen wird.

Mein früheres «Spezialinteresse Nummer Eins», die Astronomie, habe ich, wie es scheint, mit dem Fach Medizin/Neurologie vertauscht. Weil es auf dem Gebiet der Schlafforschung noch so viel Neuland gibt, habe ich mir ein paar Gedanken über die bei der Narkolepsie beteiligten Prozesse gemacht und eine laienhafte Theorie, die «Dopamin-Hypothese» aufgestellt. Weil man bei narkoleptischen *Hunden* bereits etwas in dieser

Richtung herausgefunden hat, möchte ich sie hier kurz vorstellen, auch um zu ermutigen, vielleicht in dieser Richtung weiterzuforschen.

Während des nur halb gezielten Herumlesens über die verschiedenartigsten neurologischen/psychiatrischen Erkrankungen fielen mir verblüffende Ähnlichkeiten zwischen Narkolepsie und vor allem dem Parkinson-Syndrom auf. (Ich kann nicht für *alle* Narkoleptiker sprechen, da es wahrscheinlich ebenso viele Narkolepsie-Varianten wie Narkoleptiker gibt.) Um zu testen, ob ich da nicht bloß Gespenster sehe, schickte ich meiner Mutter eine «Symptomliste» mit der Preisfrage, an wen oder was sie das erinnern würde. Sie meinte, das seien alles Symptome, die auch bei Susanne vorhanden seien. Die genannten Symptome entstammten jedoch der aktuellen Literatur über die Parkinson-Krankheit (von der es ebenfalls zahlreiche Varianten gibt).

Ohne Medikation, von Mama verniedlichend als «Weckerlis futtern» bezeichnet, treffen die Kardinalsymptome Brady- oder Akinesie (verlangsamte Bewegungen bis hin zur völligen Steifheit, vor allem manchmal im Bett und bei Unterstimulation) und Rigor (verkrampfte Muskeln) auf mich zu. Der Rigor der Nacken- und Schultermuskulatur kann sogar für den Spannungskopfschmerz verantwortlich sein. – Das schlurfige Gangbild mit kleinen Schritten, Starthemmung, fehlendem Schwung, schlaffen Armen und schneller Ermüdbarkeit paßt ebenso dazu wie die arme Gestik, die schlaffe/erstarrte Mimik, besondere Schwierigkeiten bei Bewegungen entgegen der Schwerkraft und die Myoklonien (Zuckungen) beim Einschlafen. Hinzu gesellen sich eine Reihe sogenannter «vegetativer Begleitsymptome» wie Appetit-, Schlaf-, Atem- und Thermoregulationsstörungen (frieren/schwitzen), Schuppen auf der Kopfhaut, erhöhte Talgproduktion im Gesicht, Sabbern (d.h. entweder vermehrte Speichelproduktion oder verminderter Schluckreflex – in meinem Fall besonders aufs Kopfkissen und bei Kataplexien), niedriger Blutdruck sowie Probleme mit

Magen und Darm (verzögerte Magen-Entleerung, was zu verschlechterter Aufnahme von Medikamenten führen kann).

Unter «psychischen Begleitsymptomen» beim Parkinson-Syndrom werden Intervalle mit scheinbar depressiven Zuständen, schlechte Konzentrationsfähigkeit, Sprachstörungen (die Beschreibung erinnert stark an die Sprache bei müden Narkoleptikern), schlechtes Kurzzeitgedächtnis (bei intaktem Langzeitgedächtnis) und die Bradyphrenie (verlangsamtes Denken, mangelhafte Entschlußfähigkeit, Antriebsmangel ohne eigentliche intellektuelle Beeinträchtigung) genannt.

Parkinson-Patienten reagieren meist mit einer allgemeinen Symptomverschlechterung nach besonderen psychischen Belastungen; ja manchmal scheint die Krankheit gerade in Folge solcher einschneidender Erlebnisse, aber auch nach Unfällen oder anderen vorübergehenden Schwächungen des Gesundheitszustandes erst ausgebrochen zu sein – obwohl sie *zweifellos* organischen Ursprungs und wahrscheinlich viele Jahre vor Ausbruch der klinischen Symptome latent vorhanden ist. – Ähnlich ist es bei der Narkolepsie – und war es auch bei den Postencephalitikern (in Folge der Epidemie «Encephalitis lethargica» der 20er/30er Jahre). Zur Erinnerung: Jene Patienten litten an einer Sonderform des Parkinson-Syndromes, aber sie zählten ebenso zu den «Schlafkranken».

Affektive Stimulierung bewirkt plötzliche, unerwartete Beweglichkeit, Reaktions- und Denksteigerung (freilich nur solange der Reiz von außen andauert), ebenso gewisse Medikamente. Manche Anti-Parkinson-Medikamente werden bei der *Narkolepsie*behandlung als Weckmittel und zur Vigilanzsteigerung eingesetzt (siehe auch Kapitel: «Informationen über Narkolepsie»). Dennoch schwankt das Befinden und das Ansprechen auf die Medikamente über längere Zeiträume, von Tag zu Tag, ja manchmal sogar von einer Stunde zur anderen – bei «Narkies» ebenso wie bei «Parkies». (Diese Abkürzung ist keinesweg diskriminierend oder diffamierend gemeint, sondern eher als liebevoller Spitzname; schließlich bin ich selbst davon betroffen und habe schon weitaus abfälligere Bezeichnungen für meine Krankheit zu hören bekommen.)

Sogar das *Wetter* beeinflußt den Zustand: Ganz schlecht werden Hitze, Tiefdruckgebiete, heranziehende Gewitter, aber auch feuchte oder extreme Kälte (auch zu kaltes Wasser im Schwimmbad, weniger als 28°C) vertragen. Optimal ist trockenes Hochdruckwetter, nicht zu heiß, nicht zu kalt, also etwa 18 - 25°C – wie an meinen geliebten klaren «Indian Summer»-Herbsttagen, wenn ich Äpfel und Spätzwetschgen pflücken gehe (wobei ich den Herbst 1997 erlebte wie keinen zuvor).

Den parkinsonschen Tremor (Zittern), der in ca. ⅔ aller Fälle des Parkinson-Syndroms vorkommt, habe ich hier bewußt bis zuletzt aufgespart, weil das Zittern bei mir eindeutig eine Folge der Medikation ist, die Medikamente aber die vorher genannten Symptome stundenweise fast völlig *unterdrükken* können. Allerdings erinnert mein medi-induzierter Tremor in Frequenz und Art des Auftretens fatal an den parkinsontypischen Ruhetremor: stark in Ruhestellung und bei Aufregung, schwächer bei Bewegung/Arbeit, verschwindend im Schlaf, vorwiegend die Hände betreffend, wobei eine Seite verstärkt zittert. Tatsächlich gibt es einen sogenannten «medikamenten-induzierten Parkinsonismus», aber bei diesem entstehen in Folge des Medi-Konsumes auch jene Symptome, die bei mir bereits von Natur aus vorhanden sind und durch Medis unterdrückt werden.

In der Fachliteratur wird auch diskutiert, ob man ein «echtes» Parkinson-Syndrom, zu dem man von seiner Veranlagung her prädestiniert ist, *vorzeitig* durch Medikamente auslösen kann, d.h. bereits in relativ jungen Jahren Symptome hervorruft, die normalerweise vielleicht erst mit 60 aufgetreten wären. Schließlich gibt es auch ein paar juvenile Formen des Parkinson-Syndromes, die in den letzten Jahren häufiger als früher aufzutreten scheinen.

Ebenfalls interessant ist das, was in der Literatur als «Parkinsonsche Primärpersönlichkeit» beschrieben wird, also Charaktereigenschaften, die der Patient bereits *vor* Auftreten der ersten Symptome besessen hat: «Zwanghaftigkeit, Pünktlichkeit, Ordentlichkeit, Bedürfnis, Kontrolle auszuüben, pseudo-depressiv, rigide, eher schüchtern, zurückhaltend, introvertiert, wenig aktiv, latente Aggressivität, Neigung zum Rückzugsverhalten, Stimmungsschwankungen und Affektinkontinenz (!)» Ach, wo haben wir das alles bloß schon mal gehört??! Wer's vergessen hat, schaue bitte im Kapitel «Was war zuerst da, das Ei oder das Huhn?» und in «Weitere Parallelen und Wortklaubereien» nach.

Nun will ich mit dieser ganzen Aufzählung nicht sagen, daß ich Angst hätte, an irgendeiner Variante des Parkinson-Syndromes zu leiden. Es sollte nur auf die Ähnlichkeit der Symptomatik hingewiesen werden, aus der ich – rein spekulativ natürlich – ableite, daß *ähnliche Prozesse* in der Neurochemie des Gehirns für die Störungen verantwortlich sind, die Parkies und Narkies das Leben so schwer machen. Beim Parkinson-Syndrom weiß man zumindest, daß es von einem Mangel des Überträgerstoffes *Dopamin* verursacht wird – was auch eine Störung des Serotonin-, Noradrenalin- und Acetylcholin-Haushaltes uvm. nach sich zieht, wobei bereits jeder einzelne dieser Stoffe unter anderem für *Wachheit* bzw. *Schlaf*regulierung mitverantwortlich ist! Der mangelhafte Umsatz an Dopamin wird von einem Zellenuntergang in der *Substantia nigra* verursacht, der «schwarzen Substanz», einem Bereich, der zu den Basalganglien des Gehirns zählt; doch was diesen Zelltod letztendlich auslöst, darüber kann man nur spekulieren. Da die Kardinalsymptome der Parkinson-Krankheit sich erst zeigen, wenn bereits 70 bis 80% der Substantia nigra zugrunde gegangen sind, vermutet man eine lange präklinische Phase, während der sich der Dopamin-Mangel bereits auf unauffälligere Weise, z.B. in Stimmung und Persönlichkeit, bemerkbar macht. Da man an Narkolepsie weder stirbt noch selbst nach 40 Jahren Krankheitsverlauf befürchten muß, ein Pflegefall zu werden, kann es sich hier wohl kaum um einen relevanten Schwund der Substantia nigra handeln.

Fragen an die Fachleute:

- Könnte hier eine andere Form von gestörtem Umsatz an Dopamin & Co. vorliegen? Ein Zuviel an Dopamin wird u.a. für Schizophrenie verantwortlich gemacht, ein Zuwenig für die Parkinson Krankheit. Echte Schizophrenie kommt aber auch in Kombination mit Narkolepsie vor (nicht nur als Fehldiagnose), und zwar statistisch häufiger im Vergleich zur Normalbevölkerung.
- Gibt es auch eine statistische Häufung von Narkoleptikern, die später an einem Parkinson erkranken?
- Welche Rolle spielen der oft jahrzentelange Psychopharmaka-Konsum und der normale Alterungsprozeß?
- Gibt es vielleicht eine Art «Plus-Dopamin-» und eine «Minus-Dopamin»-Narkolepsie?

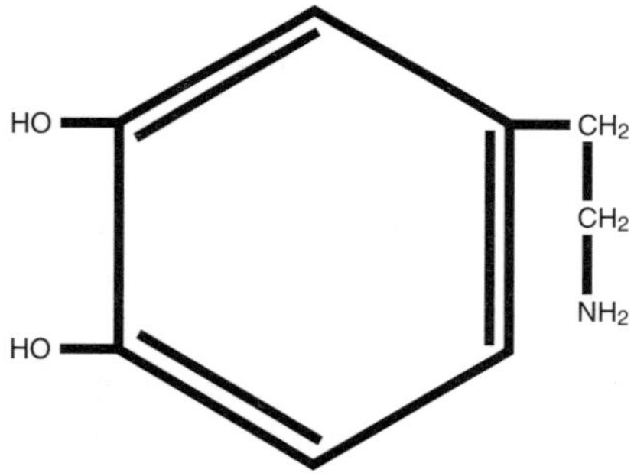

Strukturformel von Dopamin

Selbst wenn nur ein Teil der Narkolepsien, (speziell diejenigen, die auf Antiparkinson-Mittel (L-Dopa-Präparate u.a.) gut ansprechen – auch Ritalin und Ephedrin greifen über die Dopamin-Rezeptoren (= Reizaufnehmer) ein und setzen dort vermehrt Dopamin und Noradrenalin frei – mit einem gestörten Dopamin-Stoffwechsel zusammenhängt: Mensch, vielleicht kann man aufgrund dieser Erkenntnisse etwas dagegen unternehmen?! Man müßte halt noch vieles nachmessen, doch Grundlagenforschung (die nicht immer gleich zu umsetzbaren Resultaten führt) kostet Geld, viel Geld! Andererseits: Chronisch Kranke und Frührentner kosten auch 'ne Menge Geld!

Das Parkinson-Syndrom ist mehr erforscht als die Narkolepsie, aber hat man sich dort mal näher mit dem *Schlaf* befaßt? Mir fiel fast die Kinnlade herunter, als ich in der Literatur die detaillierten Beschreibungen von regelrechten *Schlafattacken* am Tage und *hypnagogen Halluzinationen* bei einigen Fällen von Parkinson entdeckte. Symptome, die ich den Narkies vorbehalten gewähnt hatte! Haben Narkies und Parkies vielleicht auch ähnliche Schlafprofile?

Vielleicht spintisiere ich das alles bloß zusammen, doch so ist der Mensch – er greift nach jedem Strohhalm.

Neulich las ich einen Artikel, in dem stand, daß Grapefruitsaft (genauer gesagt, die darin enthaltene Substanz «Naringin») Magen und Darm anregen würde, mehr von gewissen Medikamenten aufzunehmen.[5] Ich dachte, vielleicht hilft das ja auch bei Ritalin und Ephedrin, und drei Wochen lang preßte ich voller Hoffnung je morgens und mittags in der Optisch' Grapefruits aus (frisch sollte es schon sein!), um mein «Speed» damit hinunterzuspülen. Zumindest an einigen Tagen hatte ich den Eindruck, daß es tatsächlich half! Vielleicht müßte man zusätzlich etwas einnehmen, um den Magen zur besseren Aufnahme zu bringen (wie bei manchen Migränemitteln), evtl. einen noch neu herzustellenden, konzentrierten Grapefruit-Naringin-Extrakt? Vielleicht ist ja auch meine Blut-Hirn-Schranke besonders «dicht»? Auch da gäbe es inzwischen medizinische Möglichkeiten, diese Schranke zu «überlisten».

Was bleibt einem noch übrig, wenn nach Jahren des Stimulantiengebrauches die Rezeptoren ganz ausgereizt sind und nichts mehr von außen aufnehmen können? Dann muß man zur medizinischen Science Fiction greifen: Bei fortgeschrittener Parkinson-Krankheit, wenn die Medikamente kaum noch anschlagen, kann in einigen Fällen die Implantation eines «Gehirn-Schrittmachers» helfen, der durch genau dosierte kleine Elektroschocks direkt in das gestörte Hirnareal hinein zumindest eines der Hauptsymptome, vor allem ein extremes Zittern, «ausschalten» kann – im wahrsten Sinne auf Knopfdruck.[6] Wäre es mit solch einer Technik vielleicht einmal möglich, ein ähnliches Gerät zu konstruieren, das statt Tremor-unterdrükkender Impulse solche zur *Stimulierung* des Schlaf-Wach-Zentrums aussendet? Man könnte hier zu bedenken geben, daß ein Mensch nun mal keine Maschine ist, die man per Schalter ein- und ausstellt, doch unsere *heutige* Zivilisation fordert das «Funktionieren» von ihren Mitgliedern, vor allem von dem Großteil der arbeitenden Bevölkerung. Außerdem möchte ein Mensch mit Narkolepsie nicht nur im Arbeitsleben *funktionieren*, sondern auch ein gewisses Maß an persönlicher *Lebensqualität* erreichen. Bei stark ausgeprägter Narkolepsie aber bringen selbst zahlreiche Schlafpausen – möge es Gott meinem Personalchef vergelten, daß er mir *das* sogar auf der Arbeit erlaubt hat; welcher Arbeiter hat schon eine solche Möglichkeit?! – nicht jene Wachheit, die mit Hilfe von Stimulantien erreicht wird, außerdem ist sie, wenn überhaupt, auch nach erfolgreichen Nickerchen nicht von langer Dauer. Da die Stimulantien kaum für die Arbeitswoche ausreichen, können wir erst recht keine Ansprüche an Freizeit und Hobbys stellen. Wenn es technisch machbar wäre, ich glaube, ein solcher «Weck-Schrittmacher»wäre in diesen Fällen sehr gerechtfertigt. Man stelle sich das vor: Keine Tabletten mehr nehmen zu müssen, die Suchtpotential, Nebenwirkungen, mögliche Langzeitfolgen haben und in mehr oder weniger kurzer Zeit an Wirkung verlieren – glasklare Wachheit (außer nachts), solange die Batterie des Elektrostimulators noch voll ist – und wenn sie leer ist, gibt's eine neue! (Das wäre auch viel eleganter als den Chef mit dem Eiswasserkübel im Rücken stehen zu haben.) Wie gesagt, Science Fiction! Doch manche verschrobene Idee von realitätsfremden Phantasten ist später einmal realisiert worden. (Sollte sich oben genannte Idee o.ä. tatsächlich einmal verwirklichen lassen und auf lange Sicht funktionieren, ja, dann würde ich mich sogar noch einmal zum Schreiben hinsetzen, mit Freuden!)* – Eine andere, noch vage Hoffnung, wäre die «Gentechnologie».

Bei allem, was über die «Wissenschaft» und die «Medizin» gelästert wird, sie hat auch viel Gutes bewirkt, komplizierte Rätsel gelöst und vielen Patienten helfen können. Hauptsache, man bleibt dran und verliert vor lauter Details nicht den Blick auf den *ganzen Menschen.* Das Verhältnis von Realismus zu Hoffnung muß vernünftig sein. Falsche Illusionen zu wecken ist ebenso schädlich wie durch demotivierende Aussagen jeglichen Kampfgeist zu zerstören, z.B. einem jungen Menschen zu sagen, an dem «Autismus» könne man nichts ändern, behandeln oder gar heilen; die Umgebung habe sich gefälligst anzupassen – lebenslange Stagnation. Nicht aufgeben, bevor man den Versuch gestartet hat! Nicht sagen, auch in 10 bis 20 Jahren werde es auf dem Gebiet kaum eine wesentliche Änderung bzw. Hilfe geben.[7]

Wer maßt sich an, die Zukunft zu kennen?

An dieser Stelle ein passendes Zitat:

«*Gut ist*: Leben erhalten, Leben fördern, *entwicklungsfähiges Leben auf seinen höchsten Wert bringen. Böse ist*: Leben vernichten, Leben beeinträchtigen, *entwicklungsfähiges Leben hemmen.* Das Leben als solches ist das geheimnisvoll Wertvolle, dem ich in Gedanken und Tun Ehrfurcht zu erweisen habe.» (Albert Schweitzer)

* Die Schlafmediziner «leihen» sich von den Parkies seit vielen Jahren die Medikamente, um sie den Narkies zu geben:
Gerade habe ich neue Literatur u.a. über die chronische Hochfrequenz-Stimulation bestellt, die spannender als jeder Krimi ist … und mir Hoffnung macht, daß es einmal aktuell werden könnte, sich nicht nur Medis, sondern auch die «neuen Technologien» der Parkies «auszuborgen»![9]

Zu hemmen ist also «böse»! Ein wahrer Arzt will Leben erhalten, fördern und entwickeln.

Dr. Mayer ist ein solcher Arzt, kein «Halbgott in Weiß», sondern ein Mediziner, der auch Mensch ist – ein *guter* Mensch!

Es scheint, ein Teil meines neu entdeckten Humor- und Ironie-Verständnisses hat auch von Ihnen «abgefärbt».

Ich habe hier noch einen Job zu machen und ein Leben täglich neu zu entdecken: Bitte halten Sie Ihre Laborratte noch eine Weile in der Welt der Wachen!

Susanne, 1.1.1998

1 Ocrand, Marc: *Star Trek – Die Ehre der Klingonen – Das offizielle Handbuch der Krieger*; HEEL Verlag GmbH, Königswinter, 1997
2 Mayer, Geert: Gutachten; Schwalmstadt, Dezember, 1997
3 Gillberg, Christopher: Brief an Susannes Mutter; Göteborg, 23.9.1992
4 Faxbriefwechsel mit Susanne; Göteborg, November 1997
5 Reformhaus Rundschau Nr. 11/1997: «Grapefruitsaft und Medikamente»
6 *Neue Apotheken-Illustrierte* Nr. 12/97: «Schrittmacher im Gehirn», Eschborn, 1997
7 *Autism och autismliknande tillstand hos barn och ungdomar;* Natur och Kultur, Stockholm, 1992
8 *Albert Schweitzer, Zitat*, Friedrichsdorf, 1997
9 Schäfer, Susanne: «Stereotaxie und Hochfrequenz-Stimulation in der Narkolepsie-Behandlung – «Science Fiction» oder neue Chancen?»; Artikel für *Der Wecker*, Nr. 22 in Vorbereitung, (unter Zuhilfenahme der Vorträge und Diskussionsbeiträge von A. Kupsch, D. Müller, F. Mundinger, J.R. Moringlane und W.H. Oertel am 8./9. März 1996 auf dem 10. Frankfurter Parkinson-Symposion), 1998

Im Text benutzte Literatur über das Parkinson-Syndrom:
Birkmayer/Danielczyk: *Die Parkinson-Krankheit*; TRIAS Thieme Hippokrates Enke, Stuttgart, 1996
Deuschl, Günther: *Alpha-Dihydroergocryptin – ein neuer Dopamin-Agonis*; Georg Thieme Verlag, Stuttgart, 1995
Ludin, Hans-Peter: *Das Parkinson-Syndrom*; Verlag W. Kohlhammer, Stuttgart, Berlin, Köln, 1995
Steinwachs, Klaus C.: *Der Parkinson-Patient*; Verlag Hans Huber, Bern, 1994

Persönliche Kommunikation:
Ehlert, Uli
Flodin, Mia
Grimm, Marga
Kleven, Ellen
Mandre, Eve
Mayer, Geert
Mollvik, Ove
Nordin, Viviann
Schäfer, Bärbel
Steiner, Gerhard
Aagren, Kenneth

Nachwort der Mutter

Bärbel Schäfer

Neues Leben mit meinem Schlafküken

In meinem Nachwort kurz vor Erscheinen des Buches *Sterne, Apfel und rundes Glas* im März 97 hatte ich angedeutet, daß in der letzten Zeit viel Neues und Bewegendes geschehen sei und neue Erkenntnisse vielleicht unbekannte Perspektiven eröffneten. Daß dies eingetroffen ist, das zeigt Susannes zweites Buch über ihre Erfahrungen mit der Narkolepsie nur allzu deutlich. Es ist ganz unter dem gravierenden Einfluß der Diagnose Narkolepsie-Kataplexie geschrieben worden.

Als ich im letzten Sommer von ihrem Aufenthalt im Schlaflabor hörte, dachte ich: Was mag denn nun wieder auf uns zukommen? War das mit dem Autismus nicht schon genug?

Gewiß, ich erinnerte mich auf einmal an einige merkwürdige Vorfälle in puncto Schlaf (nach einer aufregenden Diskussion auf der Bank im Wald, nach dem Laternenumzug im Bathildisheim, als sie sich während der Vorstellung einfach auf den Boden legte und schlief; vor dem Walme-Bad lag sie schlafend auf der Wiese, als ich sie abholen wollte etc.), hatte das aber nicht so besorgniserregend gefunden, weil sie ja nachts immer wenig schlief und ich froh war, wenn sie etwas von dem fehlenden Schlaf nachholte.

Aber solche Vorkommnisse ereigneten sich immer öfter. «Du kannst doch nicht so rumhängen, immerhin bist du bald dreißig Jahre alt», schimpfte ich, wenn sie beim Einkaufen wie eine alte Oma sich auf den Einkaufswagen stützte oder an der Kasse mit den Armen auf dem Laufband lag. Im Schwimmbad trieb ich sie an, nicht in der Ecke zu hängen, sondern zu schwimmen, wenn sie im Wasser hängend in Schlafstellung ging. Aber ich legte alles in mein vorprogrammiertes Denkschema «autistische Macken» ab, ebenso die «katatonischen Anfälle», die, wie sich jetzt herausgestellt hat, eindeutig Kataplexien sind.

Früher wurden meine Vermutungen, sie hätte geschlafen, mit Vehemenz abgewehrt, so daß ich in dem Punkt sowieso vorsichtig war.

Wenn sie in der Schulzeit manchmal mittags nach Hause kam und sich beklagte, daß eine Schulkameradin sie besuchen wollte, dann sah sie wohl ihren so nötigen Schlaf bedroht und war deshalb so mißmutig. Und wenn wir dann beim Tee gemütlich auf der Terrasse saßen (das Gespräch bestritten meistens nur der Besuch und ich), machte sie sich oft davon, was bei mir natürlich wieder Ärger hervorrief. Daß sie dann aber ein Nickerchen in ihrem Zimmer hielt, das wußte keiner, das hätte sie auch nie zugegeben. Über viele andere Begebenheiten dieser Art berichtet Susanne in ihrem Buch.

Im Dezember letzten Jahres stand nun die Diagnose «Narkolepsie-Kataplexie» nach langen Wochen in der Klinik fest, und wir mußten uns erst einmal mit dieser neuen, für uns unbekannten Krankheit auseinandersetzen. Wir suchten in der Vergangenheit und fanden immer mehr heraus, was wir plötzlich erklären konnten. Was war dem Autismus zuzuschreiben und was der Narkolepsie? Da unser persönliches Verhältnis zu diesem Zeitpunkt wesentlich offener war als zur Zeit der Autismus-Diagnose, konnten wir nun über alles reden und wieder neu recherchieren. Es war, als wenn ein Knoten zerschlagen worden wäre. Wir sahen so vieles mit anderen Augen.

Es ist nicht so, daß mit den neuen Erkenntnissen alles leichter geworden wäre, aber bei allen Schwierigkeiten, die immer noch bestehen, haben wir eine Diagnose, die irgendwie «greifbarer» ist als der Autismus.

Seit der Autismus-Diagnose habe ich zwar viel mehr Verständnis für Susannes Eigenheiten bekommen, aber außer dem Verständnis war *konkrete* Hilfe kaum möglich. Man steckte in einer Sackgasse, ohne weiter zu kommen.

Nun hat sich eine Straße geöffnet. Da ich nun eine Menge weiß über Narkolepsie und die vielen Begleiterscheinungen wie Kataplexien («Lach- und Schreckschlag»), kann ich doch weitaus gezielter verschiedene Dinge steuern und praktische Hilfe geben.

Früher habe ich sie z.B. nach einer großen Kataplexie («autistischer Anfall» bzw. «Katatonie» damals genannt) zum Spaziergang an der frischen Luft überredet; dabei hätte sie viel dringender einen Schlaf gebraucht, was sie natürlich nie sagen konnte. Nun kann man gezielter und praktischer helfen.

Da sie im Straßenverkehr mit ihrem Fahrrad sehr unsicher war, hat sie jetzt ein Tricycle (Fahrrad mit drei Rädern, «Therapie-3-Rad»), auf dem sie nun weitaus sicherer durch den Straßenverkehr fährt. Wie gut, daß es solche Hilfsmittel heutzutage gibt.

Das Reisen allein ist sehr gefährlich, wie etliche Erlebnisse der letzten Jahre zeigten. So unwürdige Dinge dürfen nicht wieder vorkommen! Ich hoffe, daß Susanne ein «B» in den Behindertenausweis bekommt, damit sie die Möglichkeit einer Begleitung auf ihren Reisen hat. Früher erzählte sie mir oft nach einer Zugfahrt in den Norden, es seien viel Abenteuer und Chaos passiert. Da konnte ich mir wenig drunter vorstellen. Als einige Male die Bahnpolizei bei uns anrief, dachten wir, daß sie wegen eines verpaßten Zuges oder eines geklauten Rucksacks die «Nerven verloren» hatte. Nun weiß ich, was da alles geschehen ist.

Für die nächste anstehende Reise nach Schweden, wo sie auf einem Autismus-Kongreß über ihr Leben berichten soll, haben wir einen Flug mit Betreuung gebucht. Das wird hoffentlich ohne Komplikationen klappen.

Ich kann mich gut in ihre Lage versetzen. Wenn *ich* mich sehr müde fühle, daß ich nichts mehr schaffe, dann geht mir jede Kleinigkeit auf die Nerven, und ich werde meiner Umgebung gegenüber ungerecht. So ungefähr muß das ein Dauerzustand für Susanne gewesen sein – und erst durch die Medikamente erlebt sie, daß es anders sein kann.

Ich erlebe Susanne nur selten unter Medikation (da sie in den Ferien zu Hause fast nie etwas einnimmt, damit die Gewöhnung nicht noch schneller voranschreitet) – aber das sind dann bewegende Stunden! Dann erlebe ich mein Kind ganz anders. Dann wünsche ich mir sehr, daß dieser Zustand – oder ich möchte es gar Wunder nennen – immer anhielte!

In den wenigen Stunden, in denen das Medikament wirkt, ist sie wirklich ein «neuer Mensch» für mich. Sie bewegt sich sicher und schnell, sie spricht klar (nicht umständlich-haftend wie sonst) und hat wache Augen, sie ist einfach ganz *normal*. Sie ist auch weitaus belastbarer und kann vieles besser verkraften! Es ist anrührend zu beobachten, wie sie dann voller Dankbarkeit für diese Wachheit das Leben wahrnimmt, mit welcher Intensität sie jede für uns selbstverständliche Kleinigkeit sieht. Es ist ein *Traum*, daß es immer so sein könnte, denn nach wenigen Stunden läßt die Wirkung des Medikamentes nach, und der alte Zustand stellt sich ein. *Trotzdem:* Den «Autismus» sind wir nun ein- für allemal los, egal wie schlecht es Susanne manchmal noch gehen mag!

Susanne kämpft hart, ihren Alltag zu bewältigen. Ihre Arbeit steht an erster Stelle, weil sie große Angst hat, ohne diese in Passivität zu verfallen – und nur zu den Arbeitszeiten nimmt sie die Medikamente. Für den Feierabend, für das Wochenende und die Ferien bleibt dann nur noch die Müdigkeit, die durch den Entzug zumindest am ersten Tag noch größer ist. Wo bleibt da die Lebensqualität? Wenn die Kollegen sie fragen, was sie in ihrer Freizeit unternimmt, bleibt ihr nur ein müdes Lächeln.

Manchmal ist sie so froh über ihre Wachheit, daß sie mich aus der Firma anruft, um mir am Telefon zu übermitteln, wie gut es ihr gerade geht. Ich freue mich dann sehr und denke, eigentlich müßte sie noch viel nachholen, was ihr das Leben bisher versagt hat. Aber das geht wohl nur mit den Medikamenten. Abgesehen davon, daß diese nicht nur schnell an Wirkung verlieren, bringen sie auch eine irritierende Nebenwirkung mit sich, die Susanne (mit Galgenhumor) als die

«Schüttellähmung» bzw. einen «parkinsonoiden Ruhe-Tremor» bezeichnet.

Ich hoffe sehr, daß in der noch sehr jungen Schlafforschung für die Behandlung der Narkolepsie neue Wege gefunden werden. Ich bin froh, daß sie ein großes Vertrauensverhältnis zu ihrem Arzt, Dr. Geert Mayer aus der Hephata-Klinik, hat. Er hat sie mit großem Respekt, Einfühlungsvermögen, Verständnis und auch Humor behandelt. Bei Fragen, die auch jetzt noch immer wieder auftauchen, ist er Susanne ein geduldiger und zuverlässiger Berater und ermutigt sie zu ihren Nachforschungen. Dafür bin ich ihm sehr dankbar, denn das kann man heutzutage von den meisten Ärzten gar nicht mehr erwarten. Ich übertreibe nicht, wenn ich sage, er hat uns ein neues Leben geschenkt.

In ihrer neu entdeckten Wachheit liest Susanne alles, was sie im Zusammenhang mit der Narkolepsie und verwandten Krankheiten (z.B. Parkinson-Syndrom uvm.) an Literatur auftreiben kann. Sie ist hochmotiviert und interessiert an den verschiedenen medizinischen Schriften, und es verblüfft mich immer aufs Neue, wie leicht ihr das Lesen und Begreifen solcher Texte fällt.

Dabei sieht sie oft große Zusammenhänge zwischen manchen Krankheiten und stellt fest, daß die verschiedenen Fachärzte viel mehr ihre Erfahrungen austauschen müßten. Das wäre ein großer Wunsch an alle Spezialisten!

Gerade wir und andere Betroffene sind davon abhängig, daß *gemeinsam* neue, effektivere und stabilere Behandlungsmöglichkeiten gesucht und gefunden werden.

Die Arbeitskollegen haben nun auch noch mehr Verständnis für sie bekommen und können mit den verschiedenen Auswirkungen der Narkolepsie-Kataplexie umgehen. Ich war bei einem Telefongespräch mit ihrem Chef Hardy erstaunt, mit welcher Ruhe und Selbstverständlichkeit er ihr bei Problemen zur Seite steht. Aber auch Karl und die anderen verstehen sie und helfen ihr.

Einen ebenfalls sehr entscheidenden Beitrag zu Susannes

neuem Leben haben die Menschen von der DNG-Selbsthilfegruppe geleistet, allen voran die liebe Frau Grimm und auch Herr Steiner, der uns jetzt in Sachen Versorgungsamt hilft.

Das ist alles sehr wichtig. Wenn das Umfeld stimmt, dann schafft Susanne sehr viel. Sie sagt selber: «Ohne meine Kumpel im Zentrierraum hätte ich nicht so lange durchgehalten!»

Durch die vielen Berichte, Recherchen und die enge Zusammenarbeit beim Bücherschreiben, bei denen ich Susannes vollstes Vertrauen erhielt, hat sich unsere Beziehung sehr zum Positiven hin gewandelt. Wir sind ein kleines verschworenes Team geworden.

Das schönste Geschenk am Muttertag war, als sie mir spontan fest die Hand drückte und in die Augen sah. Beim letzten Besuch durfte ich sie sogar in den Arm nehmen – und was das für eine Mutter bedeutet, die das selbst zu Kindheitstagen kaum durfte, das kann sicher jeder nachempfinden!

Wir werden versuchen, gemeinsam zu kämpfen um Gerechtigkeit, um Fortschritt und ein menschenwürdiges Leben.

Wenn es möglich wäre (aber auch das ist nur ein Traum), dann würde Susanne noch Medizin studieren, um die großen Zusammenhänge der vielen neurologischen Krankheiten zu erforschen, um den Menschen zu helfen.

«Ich will nicht mehr schlafen!» schrieb sie mir vor ein paar Tagen, und meinte damit, daß sie nie mehr ein Leben wie früher leben möchte, als sie sich im Nebel durch den Tag quälte und nie solche Gedanken und Ideen wie seit ihrem «Awakening» hatte. Sie vergleicht das mit einem Menschen, der blind war, nun sehen kann und nie wieder blind sein möchte.

Auch die rein körperliche Kraft und die nie oder lange nicht mehr gefühlte Beweglichkeit möchte sie verständlicherweise nicht auf Dauer an die frühere Lahm- und Steifheit verlieren.

Aber manchmal fühlt sie ihre wache Zeit ablaufen, wenn Fehlzündungen oder Nebenwirkungen der Medikamente sich bemerkbar machen. Dann fehlt der Antrieb des Motors, dann hat sie Angst, ihre Kraft und Energie zu verlieren, zu erstarren und nur noch ein vages Gefühl dafür zu haben, daß es einmal für kurze Zeit anders war.

(Einen *Vorgeschmack* davon haben wir bereits mehr als einmal bekommen.)

Wir müssen die wache Zeit nutzen, um alles auszuschöpfen, was möglich und machbar ist. Es gibt sicher noch viele Wege und immer wieder neue Erkenntnisse in der Medizin, denn die Forschung schreitet rapide voran.

So leicht geben wir nicht mehr auf; wir haben noch vieles vor, zu experimentieren. Wir sind gerade erst am Anfang mit allem.

Wir wollen gemeinsam kämpfen, und ich werde alles, was in meiner Kraft steht, in Bewegung setzen, um ihr weiterzuhelfen!

Bärbel Schäfer
Bad Arolsen, September 1997

Danke, Mama, ich habe dich doch immer so gern gehabt – aber noch nie zuvor so *lieb* wie dieses Jahr!

War das eben eine Kataplex-xieehh?!

Susanne

Wie kam es zur Diagnose «Autismus»?

SUSANNE SCHÄFER

Sterne, Äpfel und rundes Glas

Mein Leben mit Autismus.
Mit einem Vorwort von Christopher Gillberg, Professor für Kinder- und Jugendpsychiatrie, Göteborg.
256 Seiten, gebunden mit Schutzumschlag.

Noch keine sechsundzwanzig Jahre alt, macht sich Susanne Schäfer auf den abenteuerlichen Weg in die renommierte Annedalsklinik in Göteborg, Schweden – über Mainz, Frankfurt, Hamburg, Kopenhagen und dann mit dem Nachtzug nach Göteborg. Dort erhält sie die Diagnose «Autismus» und die Prognose für die Zukunft: «lebenslänglich».
Wie es dazu kam und welche Hilfe ihr diese Diagnose zunächst gab, das beschreibt Susanne Schäfer auf ihre frische, sympathisch-nüchterne Art in ihrem ersten, ursprünglich norwegisch geschriebenen Buch, das in Schweden unter dem Titel «Stjärnor, linser och äpplen» erschien.
Die deutsche Ausgabe ist eine wesentlich erweiterte und aktualisierte Neufassung. Sie zeigt, wie wichtig es für jeden Menschen ist, über die Gründe seines Andersseins mehr zu erfahren.

Ein bewegendes biographisches und autobiographisches Zeugnis

HELEN KELLER

Teacher

Meine Lehrerin Anne Sullivan Macy.
Aus dem Amerikanischen von Monika Pasch.
256 Seiten mit 30 schwarzweißen Abbildungen.
Gebunden mit Schutzumschlag.

«Mitleid im hergebrachten Sinne kann die Quelle von Teachers Motiven nicht beschreiben. Es war der Zweifel an der Natur als einem unerschütterlichen Freund des Menschen, der ihren Bemühungen zugrunde lag, Helen zu befreien. Unermüdlich war ihr Ansturm gegen die Blindheit, Taubheit und Stummheit, die ihre kleine Schülerin in einem dreifachen Kerker gefesselter Instinkte festhielt. Kühn beschloß sie, sich selbst an die Stelle der Natur zu setzen und deren ziellose Herrschaft über Helen zu beenden, indem sie die rohe Grausamkeit gegenüber dem Schicksal des Kindes durch Liebe und Erfindungsreichtum ersetzte.»
Mit diesen Worten würdigt Helen Keller, die mit neunzehn Monaten erblindete und taubstumm wurde, die außerordentliche Leistung ihrer Lehrerin Anne Sullivan und den eigentlichen erzieherischen Impuls, für den diese ihr ganzes Leben einsetzte. Was Helen Keller in ihrem persönlichsten Werk verfaßt hat, ist das Zeugnis einer untrennbaren Schicksalsbeziehung zweier Frauen, die sich in ihrem Wirken gegenseitig befruchteten und gemeinsam Ungeahntes leisteten.